제3판

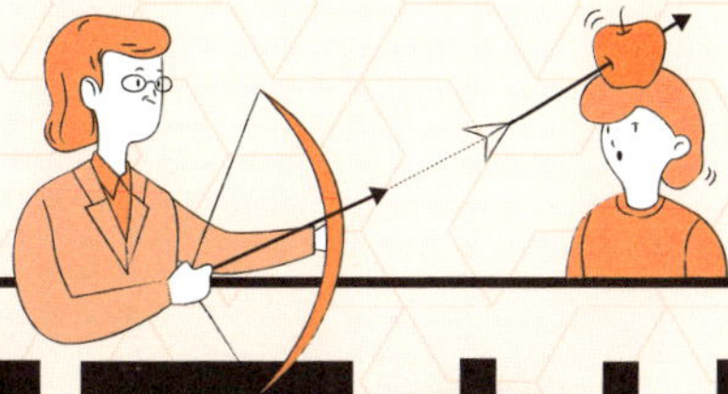

성공하는 의사들의 진료비법 24

의사들을 위한 **진료커뮤니케이션 바이블**

이혜범 지음

성공하는 의사들의 진료비법 24

첫째판 1쇄 발행 | 2008년 02월 12일
둘째판 1쇄 발행 | 2014년 02월 10일
셋째판 1쇄 인쇄 | 2023년 10월 30일
셋째판 1쇄 발행 | 2023년 11월 17일

지 은 이 이혜범
발 행 인 장주연
출판기획 이성재
책임편집 배진수
일러스트 이다솜
표지디자인 김재욱
편집디자인 주은미
제작담당 황인우
발 행 처 군자출판사(주)
등록 제 4-139호(1991. 6. 24)
본사 (10881) **파주출판단지** 경기도 파주시 회동길 338(서패동 474-1)
전화 (031) 943-1888 팩스 (031) 955-9545
홈페이지 | www.koonja.co.kr

ISBN 979-11-7068-068-0 (93510)
정가 35,000원

성공하는 의사들의 진료비법 24

의사들을 위한 **진료커뮤니케이션 바이블**

| 저자소개 |

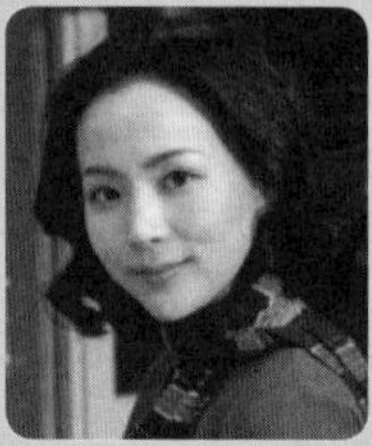

이 혜 범

speechcom1@hanmail.net

현재 의사와 법조인들에게 전문적으로 커뮤니케이션을 교육하고 있다. 과거 아나운서로 활동했고 이화여대 언론홍보영상학부와 연세대 언론대학원에서 커뮤니케이션을 전공하고 연세대 대학원에서 의료커뮤니케이션 연구로 박사학위를 받았다. 한양대학교 미디어커뮤니케이션학과 겸임교수를 역임했고, 사법연수원생 변호사 실무수습 중 〈의뢰인과의 커뮤니케이션〉 교육을 수년간 담당했다.

그동안 〈중앙일보〉, 〈세계일보〉, 〈월간조선〉, 〈조선일보〉, 서울시의사회 〈의사신문〉, 대한한의사협회 〈한의신문〉, 월간 〈샘터〉 등 다양한 매체에 커뮤니케이션 칼럼을 꾸준히 연재하며 인기를 얻었다.

MBC, KBS, SBS, EBS, CBS, 일본 NHK 등 다양한 방송에서 커뮤니케이션 전문가로 소개되었고 강의 및 인터뷰를 진행했다. 대한민국 노동부 산하의 한국산업인력공단 직업방송에서 커뮤니케이션 명강사로 8회에 걸쳐 한국경제 TV에서 강의했다. 또 청와대, 선관위 등 유수의 정부 기관과 대기업, 로펌, 종합병원, 대학 교수회의 등에 초청 강연하였고 한양대, 홍익대, 세종대 등 여러 대학에 출강하였다. 유럽의학교육학회(Association for Medical Education in Europe, AMEE)의 연자로 참여하여 커뮤니케이션 관련 연구를 발표하였고, 대한의사협회, 서울시의사회, 서울시개원내과의사회, 대한내과학회, 대한가정의학회, 대한부인종양학회, 부산내과학회, 전남치과의사회, 광주한의사회 등 전국의 다양한 학회와 세미나, 공중보건의 교육, 서울대학병원, 세브란스병원, 고려대의료원, 한양대병원, 삼성의료원, 가톨릭병원, 청주의료원, 부산백병원, 한림대의료원 등 전국에 있는 병원에서 의사들에게 필요한 의료커뮤니케이션을 교육했다. 한국여자의사회 임원진 리더십 강의를 비롯하여 서울지방변호사회 변호사 보수 교육을 진행하였고 현재 분과별 의료커뮤니케이션 연구를 진행하며 의사들에게 환자와의 진료면담 기법, 병원 내 원활한 소통을 위한 조직 커뮤니케이션 교육, 변호사들에게 논리적인 말하기 등을 교육하고 있다.

2023년 세 번째 개정판을 출간하며…

서울특별시 의사회 <의사신문>에 의사들을 위한 커뮤니케이션 칼럼을 처음 연재했던 것이 2007년도인 약 16년 전입니다. 당시 국내 의료커뮤니케이션 관련 서직이 번역서가 주를 이루었고 환자의 진료 만족을 고개 서비스(Customer Service) 측면으로 바라보던 시기였습니다. 당시 저는 그것이 안타까웠습니다. 환자의 진료 만족 및 진료 신뢰도는 단순히 진료 시 의사의 친절함과 같은 서비스 측면을 넘어서기 때문입니다. 물론 의사 선생님이 친절하시면 환자와의 라포르(rapport) 형성에는 확실히 도움이 됩니다. 나아가 환자의 불평이나 클레임 역시 줄어들게 됩니다. 그 모든 사람이 자신에게 잘해주는 사람에게는 호의적이고 긍정적인 감정을 갖게 되는 것은 심리학적으로 당연하기 때문입니다.

그러나 환자가 의사의 처방을 적극적으로 따르고 의사가 권유하는 시술이나 수술의 필요성을 제대로 인식하고 있는지, 초진 환자가 재진 환자로, 나아가 충성 환자가 되어서 열심히 치료와 처방에 따르는 지는 분명히 의사의 친절을 넘어서 의사의 논리적인 설명, 환자의 니즈와 목적에 맞는 맞춤 진료, 환자의 성향과 이해수준에 맞는 여러 진료면담 기법들이 좌우하게 됩니다.

과거 박사 공부를 하며 <의과대학 우수 강의자의 특성에 관한 연구>라는 연구주제로 연구를 진행했던 적이 있습니다. 연구결과 우수 강의자들은 학생들의 수준과 눈높이에 맞춰 이해하기 쉽게 잘 설명해주는 공통점을 갖고 있었습니다. 물론 그들에게는 학생들의 머리에 쏙쏙 들어오게 가르쳐주는 그들만의 교수 방법들이 있었습니다. 오랜 세월 진료와 연구를 진행하신 그 분야 최고 전문가이시면서도 학생들에게 혼자 일방적으로 설명하시거나 임상경험이 많지 않은 학생들이 이해하기 어렵게 설명하지 않았습니다.

진료를 잘 보는 의사들 역시 그렇습니다. 의사와 환자는 기본적으로 의학지식 수준이나 양에서 큰 차이가 납니다. 그렇기에 의학지식을 어떻게 효과적으로 전달하여 환자가 적절한 치료를 받을 수 있을지 환자의 지적 수준을 이해하고 적절한 진료면담 방법을 알고 있어야 합니다. 의과대학 우수 연구자들이 그 분야 전공 의사분들이 모인 의료 학회에 가서 발표할 때와 의과대학 학생들에게 강의할 때가 다르듯이 진료실에서도 환자의 질병에 대한 경험, 이해수준에 따라 소통방법이 달라져야 합니다.

진료면담 기법은 환자의 이야기를 어떻게 잘 들어야 하는지부터 대상이나 특성, 지적 수준에 따라 어떻게 설명을 해야 하는지, 환자나 보호자의 특성에 따라 어떤 식으로 동의를 얻어야 하며 교육해야 하는지, 나아가 의사의 말을 듣지 않고 고집을 피우거나 치료를 따르지 않는 환자들은 어떻게 대처해야 하는지, 나쁜 소식을 효과적으로 어떻게 전해야 하는지, 치료 효과가 없거나 치료 결과에 만족하지 않는 환자의 클레임 상황에서는 어떻게 대처해야 하는지 등까지 의사-환자 간의 진료면담 전반을 포함합니다.

오늘날과 같은 글로벌 정보화 시대에는 넘쳐나는 정보 중에서 옥석을 가려내어 전달하는 능력이 무엇보다 필요합니다. 의사들에게도 당연히 적용되는 문제입니다. 실제 실력이 뛰어나도 환자와 상담을 하며 횡설수설한다거나 대화 중 앞뒤가 안 맞는 논리적 모순을 보인다면 그 의사는 환자에게 결코 좋은 의사로 인정받지 못합니다. 요즘 환자들은 대다수가 처음 상담 시 의사의 커뮤니케이션 능력을 보고 의사의 실력을 가늠하며 치료를 받을지 여부를 결정합니다.

여기서 의사의 커뮤니케이션 능력이란 첫인상부터 말을 할 때의 말투와 말씨, 논리적 말하기, 경청하는 자세 등 의사소통에 관여하는 언어적, 비언어적 요소 모든 것을 말합니다. 그러므로 이제는 의사도 커뮤니케이션 능력이 부족하면 자신의 의술을 보여줄 수 있는 기회조차 얻지 못하는 것입니다.

사실 과거에는 의사가 실력만 좋으면 조금 불친절하거나 무뚝뚝하더라도 환자는 그 의사를 찾았습니다. 설령 마음속으로는 '의사 선생님이 너무 불친절하다.'라는 불만을 가졌을지라도 아쉬운 마음에 어쩔 수 없었던 것입니다. 그러나 최근 몇 년 사이, 우리 사회 전체적으로 인식에 큰 변화가 일기 시작했습니다. 바로 커뮤니케이션(의사소통)이 원활하게 이루어지는 사람이 일도 잘한다는 것입니다. 사회 여러 분야에서 기존 하향식 의사 전달방식이 수평적 의사 전달방식으로 변화하면서 자신의 의견을 전달하고 상대를 설득하는 커뮤니케이션 능력이 실제 실력만큼 중요히 부각된 것입니다. 병원에서도 과거에는 환자가 일방적으로 의사의 말을 조용히 듣기만 했다면 이제는 자신이 하고 싶은 이야기, 궁금한 것들을 여과 없이 의사에게 질문하며 말하고 듣는 쌍방향 커뮤니케이션이 중요한 부분을 차지하게 된 것입니다.

그러므로 진료 시 환자와 의사가 서로 원활한 커뮤니케이션이 이루어지지 않는다면 환자는 바로 답답함을 느낄 것이며 의사가 자신의 병을 치료해줄 것이라는 믿음을 갖지 못하게 됩니다. 재차 강조합니다. 환자는 자신과 커뮤니케이션이 원활히 이루어지는 의사가 자신의 병 또한 잘 고쳐줄 것이라는 믿음을 갖습니다. 즉 병의 증상을 너무 어렵게 설명하거나, 환자나 보호자 이야기에 제대로 경청하지 않고 자기 할 말만 하는 동문서답하는 의사, 혹은 환자에게 권위적이고 불친절한 의사는 '병도 잘 못 고칠 것 같은 의사'라는 인식이 생겨 환자들이 치료를 받지 않게 된다는 것입니다.

커뮤니케이션이란 '너와 나의 의미공유'입니다. 상대를 배려하지 않고 혼자 이야기하는 것은 커뮤니케이션이 아닌 독백입니다.

의사의 커뮤니케이션 능력은 환자와의 신뢰도 구축에 절대적이며, 병원의 흥망을 좌우함을 반드시 기억하길 바랍니다. 의사-환자의 원활한 커뮤니케이션이 의사의 실력을 잘 모르는 환자에게는 진료를 신뢰할 수 있는 첫걸음이 됩니다.

이 책에서는 의사들에게 꼭 필요한 환자와의 원활한 의사소통을 위한 커뮤니케이션의 모든 것들을 체계적으로 다루고 있습니다. 아마도 국내 최초, 의사들을 위한 맞춤 커뮤니케이션이 될 것입니다. 실제 병원에서 일어나는 의사와 환자의 여러 커뮤니케이션 상황들을 예화로 들었으며, 구체적인 문제점들을 정확히 짚고 그에 따른 효과적인 해결책을 함께 제시하였습니다.

아울러 의사분들이 저자인 저에게 질문한 것들과 강의 시 설문을 통해 의사분들이 가장 많이 궁금해하시는 질문 리스트를 뽑아 그 해답을 제시했습니다.

이 책을 읽으며 고개를 끄덕이는 의사분들이 많을 것이라 생각합니다. 그 동안 환자와의 커뮤니케이션에 답답함과 풀리지 않는 문제를 느꼈던 모든 의사분에게 피가 되고 살이 되는 유용한 정보가 되길 희망합니다.

1판 2008년, 2판 2014년이 이어 2023년 세 번째 개정판을 출간하게 되었습니다.

1판 출간 이후 15년이 흐른 현재 이제는 의료커뮤니케이션이 여러 의과대학에서도 정규과목으로 개설되고 국가 의사고시 실기시험에서도 중요성이 강조되고 있습니다.

현재 의과학과 술기는 놀라울 만큼 발전하고 있습니다. 앞으로 다가올 미래사회에서는 더욱 과학이 발전할 것이며 의료 기술 역시 놀라울 만큼 발전이 기대됩니다. 그러나 의과학이 발전할수록 휴머니즘은 더욱 반짝거리며 빛을 발할 것입니다. 환자의 마음을 읽는 따뜻한 의사의 눈빛과 공감 어린 표정, 환자의 특성과 이해수준에 맞는 정감 있고 배려 있는 소통은 더 소중하게 기억될 것입니다.

대한민국 의사 선생님들, 모두 파이팅하시길 바랍니다.

다음 개정판이 나오는 그날까지 저도 열심히 의료커뮤니케이션을 연구하며 교육하겠습니다.

2023년, 10월의 어느 멋진 가을날

저자 **이 혜 범** 드림

| 추천사 |

진료의 핵심은 환자의 만족에 있습니다. 환자에게 만족을 주는 것은 의술이 좋아서 환자의 질병 부위를 최선의 상태로 개선하는 것 그리고 환자와의 원활한 커뮤니케이션 바로 소통입니다. 바람직한 진료는 환자가 의사를 100% 신뢰할 때 시작됩니다. 신뢰감이 없으면 환자는 마음을 열지 않으며 그것은 결국 치료까지도 더디게 만듭니다. 요즘의 환자들은 병원에 들어서는 순간부터 병원 분위기, 의사의 미세한 행동과 말씨 등도 놓치지 않고 관찰하고 평가한다고 들었습니다.그것이 곧 의사에 대한 신뢰로 연결된다는 것입니다. 곧 병원을 방문할 때 역시 단순한 치료 이상을 바라고 있다는 것이죠. 그러나 사실 의사들이 환자에게 정서적 서비스를 제공하여 만족토록 하는 것은 매우 어려운 과정입니다. 또 감성진료,감성경영은 아주 작은 것부터 하나씩 제대로 실천할 때에만 가능합니다.

의사가 환자와 마주 대하는 진료실은 사회의 축소판입니다. 단순한 감기 환자이건 만성적인 질환자이건 의사를 찾는 모든 사람은 육체적 혹은 정신적으로 스트레스 상황에 놓여 있고 정신적인 지지

와 위로를 받아야 하는 우리의 이웃들입니다. 그러나 불행히도 우리는 환자와의 효과적인 커뮤니케이션과 진료 상담 기법 등을 기껏해야 나보다 앞서간 다른 의사를 역할 모델로 삼거나 스스로 시행착오를 대가로 깨달은 것을 환자에게 적용하는 과정을 반복하고 있습니다. 이러한 이유에서 의사에게 의학적 도움을 필요로 하는 환자와의 올바른 커뮤니케이션 기술과 상담 요령에 대한 체계적인 교육이 절실합니다. 그럼에도 지금까지는 마땅한 지침서가 없었던 것이 사실입니다, 그런 면에서 이 책은 국내 최초 의사들을 위한 진료 커뮤니케이션 책입니다. 이 책에서는 환자와의 원활한 의사소통을 위한 진료커뮤니케이션의 모든 것들을 체계적으로 다루고 있습니다. 실제 병원에서 일어나는 의사와 환자 간의 다양한 커뮤니케이션 상황들을 예화로 들었으며, 구체적인 문제점들을 짚고 해결책을 제시하였습니다. 현장에서 여러 의사들에게 커뮤니케이션을 강의하고 있는 저자가 현장의 이야기와 사례들을 충실히 담아냈다고 생각합니다. 많은 의사들이 이 책의 내용을 자기화하고 습관화한다면 머지않아 진료실에서 각자의 환경에 맞게 환자에게 최적의 진료를 펼치게 될 것이라 믿어 의심치 않습니다. 나아가 의사 자신뿐만 아니라 환자들도 만족하고 보람을 느끼는 숭고한 의업을 행할 수 있을 것입니다.

현재 국내 의료환경은 의사와 환자 간의 의사소통(communication) 부재로 서로 간의 불신과 오해의 벽이 높아져서 때로는 안타깝게도 불미스러운 의료소송으로 이어지고 있습니다. 하지만 진료 현장에서 환자 중심의 서비스 정신을 담은 커뮤니케이션의 논리를 접목한다면 환자를 편하게 해 주는 의사, 다시 찾아가 진료 받고싶은 의사,

가장 든든하고 필요한 의사라는 인식을 환자로부터 확보 받을 수 있을 것입니다. 오늘날의 열악한 의료 환경 속에서 끊임없이 노력하고 연구하는 우리 의사들에게 '진료 커뮤니케이션'을 체계적으로 다룬 이 책은 환자와의 신뢰도 구축을 복원하는데 큰 디딤돌이 될 것으로 확신합니다.

전 서울대학교병원 원장 **성 상 철**
(제35대 대한병원협회 회장 및 대한정형외과학회 회장 역임)

CONTENTS

II 의사들이 많이 하는 커뮤니케이션 질문 모음 Q&A

부록

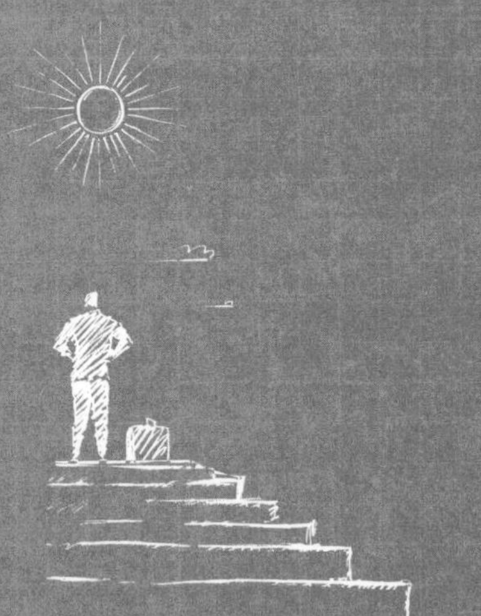

I

환자와의 원활한 커뮤니케이션 기법 24

⊕ 설명 잘하는 의사되기

⊕ 신문기사

01

환자와의 원활한 의사소통을 위한, 의사들의 논리적 말하기

요즘 환자들은 대다수가 처음 진료 상담 시 의사의 커뮤니케이션 능력을 보고 의사의 실력을 가늠하며 치료를 받을지 여부를 결정한다고 한다. 즉 대화를 통해 의사의 실력을 떠본다고도 볼 수 있다. 그러므로 이제는 의사도 커뮤니케이션 능력이 부족하면 실제로 가지고 있는 실력을 보일 기회조차 얻지 못하는 세상이 되었다.

그럼 진정 환자와 원활한 커뮤니케이션을 이룰 수 있는 논리적 말하기는 무엇이며 어떻게 이야기하는 것일까? 흔히 논리적 말하기라 하면 법정에서 검사가 피고에게 요목조목 따지고 드는 것을 생각하며 많은 이가 미리부터 부담을 가진다. 하지만 병원에서의 논리적 말하기란 서론, 본론, 결론이 명확한 법정에서의 말하기와는 조금 다르다. 즉 의사와 환자가 그 순간 서로 의미를 공유하며 원활한 커뮤니케이션을 이룬다면 그것이 바로 논리적 말하기인 것이다.

논리적 말하기를 음식에 비유하면, 전달력을 높이는 탄탄한 기본 말하기 그릇에 실제 메시지를 먹음직스럽게 담아내는 것과 같다. 전달력을 좌우하는 기본 말하기 그릇인 정확한 발음, 적절한 말의 속도, 편안한 목소리와 크기, 억양과 톤 등을 잡고 우리 생각의 표현 즉 말을 하는 목적을 담은 실제 메시지를 담아 낸다. 그러나 흔히 논리적 말하기라 하면 많은 사람들이 자신이 전하고자 하는 메시지만을 생각하며 그것을 담는 그릇을 간과하는 경우가 많다. 분명한 것은 실제 메시지가 좋아도 그것을 담는 말하기 그릇 자체가 부실하면 내용이 정확히 전달되지 않는다는 것이다. 메시지 자체가 무용지물이 될 수 있다는 뜻이기도 하다. 그러므로 논리적 메시지를 만드는 것과 동시에 전달력 있는 탄탄한 말하기 그릇 만들기에도 신경을 써야 한다.

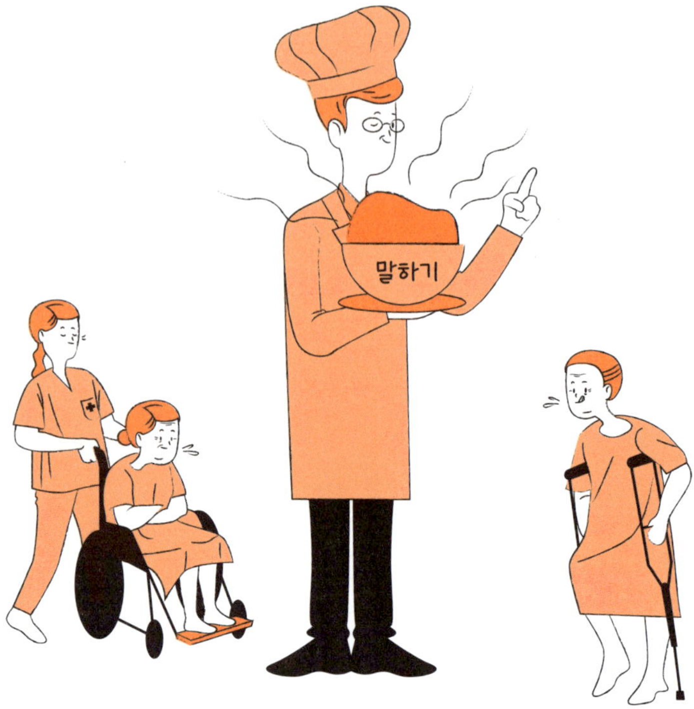

그래서 지금부터 전달력 있는 말하기 그릇과 논리적 메시지를 만드는 효과적인 방법을 공개하려고 한다.

우선 전달력을 좌우하는 첫 번째 요소인 정확한 발음은 정확한 입모양에서 비롯된다. 실제 발음이 부정확한 사람들을 보면 대다수가 입을 정확히 벌리지 않고 웅얼거리며 말하는 것을 볼 수 있다. 그러므로 평소 내가 발음이 부정확하다고 생각되거나 환자가 내 말을 못 알아듣고 되묻는 경우가 많다면 아-에-이-오-우 기본 5모음을 입을 크게 벌려 수시로 연습함과 동시에 말을 할 때 의식적으로 발음에 맞는 입모양을 잡아 소리를 내도록 한다. 분명 발음이 놀라울 만큼 정확해질 것이다. 다음으로는 메시지의 신뢰도를 좌우하는 말의 속도다. 병원에 가보면 의외로 말의 속도가 빠른 의사들을 많이 보는데, 말의 속도가 빠르면 환자는 일단 내용 자체를 알아듣기 힘들고 나아가 말을 하는 의사에 대한 신뢰도도 떨어진다. 그러므로 자신의 품격을 높이고 말에 힘을 싣기 위해서는 가급적 천천히 또박또박 말하는 연습을 해야 한다. 효과적인 방법으로 신문이나 인터넷 뉴스 등을 띄어쓰기를 정확히 지키며 또박또박 소리를 내어 읽는 것을 권하고 싶다. 아울러 목소리 크기와 톤도 중요한데, "잘한다"는 말도 그 뉘앙스에 따라 정말 잘하는 것으로도, 잘못한 것을 기분 나쁘게 비꼬는 것으로도 들릴 수 있기 때문이다. 매번 환자에게 또는 그 보호자에게 명령하고 지시하듯 말하고 있지는 않은가. '의사 선생님이 불친절하다, 차갑다' 등의 이야기를 단 한 번이라도 들은 적이 있다면 먼저 나의 말투와 톤, 어조 등을 반성하자. 내 목소리가 실제 나의 마음과 달리 격양되었거나 거칠지는 않았는지, 나도 모르게 순간적으로 톤이 올라가서 환자의 감정을 상하게 하지는 않았는지 말이다. 당장 오늘부터 메시지에 맞게 목소리와 톤을 바꿔보자. 진료가 즐거워지고, 인생이 행복해진다고 해도 과언이 아니다. 또 내가 말을 할 때 습관적으로 말끝을 흐린다면 반드시 말끝을 정확하게 맺는 습관도 길러야 한다. 말을 하면서 말끝을 흐리는 것은 단순히 말끝을 흐리는 사실을 넘어 내용의 의미 파악에 혼돈을 줄 수 있다. 특히 우리나라 말은 말끝 즉 서술어 부분에서 의미가 -하다, -하지 않다, 좋다, 좋지 않다 식으로 결정되는 경우가 많으므로 의지를 나타내는 서술어 부분은 힘들더라도 명료하게 마무리 짓도록 하자.

지금까지 다룬 이러한 언어적 커뮤니케이션(발음, 속도, 목소리 등)에 더해 비언어적 커뮤니케이션 요소들(시선과 표정, 자세 등)도 환자와의 원활한 커뮤니케이션을 이루는데 매우 중요하다. 의사가 환자와 대화하면서 다른 곳을 쳐다보거나 환자와 눈을 잘 맞추지 못하고 자주 시선을 피한다면, 환자는 의사가 성의가 없다고 생각하거나 '내가 무슨 중병에 걸렸나?' 하고 오해할 수도 있다. 특히 얼굴 표정은 무슨 일이 있어도 반드시 말의 내용과 함께 가야 한다. 말의 내용은 긍정적인데 반해 표정이 어둡다면 대다수의 사람들은 말보다 표정을 먼저 믿기 때문이다. 단순히 내가 묵묵히 잘 듣고 있다고 해서 환자의 이야기를 잘 듣고 있다고 생각하면 오산이다. 커뮤니케이션은 '너와 나의 의미공유'인만큼 내가 잘 듣고 있다는 것을 어떠한 방식이든 적극적으로 표현하고 상대에게 전해야 한다.

이렇게 탄탄한 기본 말하기 그릇이 만들어졌다면 다음으로는 그 그릇 안에 담아낼 실제 메시지가 중요하다.

커뮤니케이션은 듣는 사람에게 어떻게 전달되는지가 가장 중요하기에 핵심을 명확하고 알기 쉽게 전달하는 기술이 특히 더 필요하다는 것을 경험했을 것이다. 환자에게 내가 말하고자 하는 내용을 단도직입적으로 전달하는 것, 결론 및 근거를 얼마나 쉽게 이해시키느냐가 핵심임을 기억하고 평소부터 '핵심이 무엇인지' 생각을 정리해서 말하는 습관을 길러보자. 결론을 명확하게 전달하는 가장 손쉬운 방법은 메시지의 핵심을 앞에 두는 두괄식 말하기를 하는 것과 문장을 되도록 단문으로 만드는 것이다. 한 문장에 접속사가 두 번 이상을 넘지 않도록 주의하며 주어와 서술어 간격을 가까이 둔다면 전하고자 하는 핵심을 전달하는 게 쉬워진다. 흔히 말을 하면서 하나의 문장이 길어져서 횡설수설해지고 결론도 맺기가 힘들어져 말끝을 흐리는 경우가 많다. 또 말을 할 때는 딱딱한 문어체가 아닌 이해하기 쉬운 구어체로 하고, 적재적소에 적절한 수사로 메시지에 힘을 넣어 상대의 눈앞에 그려지듯 말한다면 효과적이다. 환자에게 수술을 권하면서도 수술 후의 결과를 환자의 눈앞에 그려질 만큼 생생히 이야기하면 성공적이다.

이처럼 내 앞에 앉아있는 환자에게, 내가 전하고자 하는 메시지를 잘 전달하는 커뮤니케이션 능력이야 말로 우리 시대 의사들에게 반드시 필요한 능력이다. 가장 능력 있는 의사는 이러한 능력과 함께 따스한 인간미를 갖춘 의사라는 것도 잊지 않길 바란다. 우리가 어린 시절 읽었던 '해와 바람' 이야기를 기억하는가? 결국 길 가는 나그네의 옷을 벗긴 것은, 거세고 차가운 바람이 아닌 따스한 햇볕이었다는 것 말이다. 다양한 환자들에게 존경받는 의사, 신뢰받는 의사가 되기 위해서는 의사로서 권위의 힘이 아닌 인간적인 따스함을 바탕으로 진정한 이해와 공감대를 형성해야 한다. 그래서 유능한 의사는 기능적 전문적 능력(전문의), 경영능력(실제 병원 운영 능력)과 함께 인간적인 능력까지 겸비해야 하는 것이다. 특히 인간의 생명을 다루는 의사의 말 한마디는 환자를 살리기도 하고 또 죽이기도 하는 큰 힘을 갖고 있다는 것을 늘 명심하고 가급적 부정적인 언어가 아닌 희망의 언어, 긍정의 언어로 환자들에게 힘을 북돋아 주어야 한다. 의사의 따스함과 친절에서 나오는 '따뜻한 카리스마'야 말로 진정으로 환자의 이해와 공감을 얻어, 병원을 성공적으로 발전시킬 수 있다.

Key Point

병원에서의 논리적 말하기란, 의사와 환자가 그 순간 함께 의미를 공유하며 원활한 커뮤니케이션을 이루는 것. 전달력을 좌우하는 탄탄한 기본 말하기 그릇(정확한 발음, 적절한 말의 속도, 편안한 목소리와 크기, 억양과 톤 등)에 생각의 표현 즉 메시지를 담아낸다.

02

경청하기와 말의 매너, 환자의 말 중간에 자르지 않고 잘 듣기

"선생님 제가 조금만 신경을 쓰면 배가 아프고 열이 나는데.. (중략) 이 증상이 꽤 오래된 것 같습니다."

"네? 정확한 증상이 뭐라고 하셨죠? 언제부터 시작되었다고 하셨나요? 다시 한번 차근차근 이야기해 보세요."

실제 병원에서 종종 경험하는 상황이다. 병원을 찾은 환자는 의사를 전적으로 의지하며 병의 증상과 경과 기간 등을 구구절절 설명했는데 잠시 후 의사가 너무나 단호하게 "다시 한번 차근 차근 이야기해 보세요."하는 경우 말이다. 물론 때에 따라서는 환자가 이야기하는 중에 흥분해서 횡설수설할 때도 있지만, 그 상당수는 의사가 환자의 말에 진지하게 경청하지 않는 경우가 많다. 물론 수많은 환자들을 진료하면서 그들 각각의 이야기에 귀 기울여주는 것은 매우 힘든 일이기에 지치고 짜증이 날 의사들의 마음과 상황은 이해된다. 그러나 다른 의사들이 일일이 환자에게 해주기 힘든 일, 많은 환자들을 진료하면서 의식하지 못하고 놓칠 수 있는 '경청하기' 능력은 의료 무한 경쟁시대 2% 경쟁력이며 환자와의 신뢰도 구축의 척도다. 환자 입장에서 가장 좋은 의사는 자신의 증상과 앞으로의 치료 과정에 대해 원인과 결과 등을 논리정연하게 설명해 주는 의사다. 그리고 그것은 가장 먼저 의사가 환자의 이야기를 끝까지 잘 들어주고 이해하는 데서 시작된다. 환자의 말을 진지하게 잘 들어주면서 시기적절한 맞장구(고개 끄덕임, 적절한 표정 연출)와 적극적인 호응 "아~ 그러셨군요", "아~ 네" 등만 잘 해도 그 의사는 본격적인 치료도 시작하기 전, 환자에게 이 세상 최고의 명의가 될 수 있다는 것이다. 특히 환자와의 대화에서는 환자가 겉으로 하는 말 이외의 숨은 의미를 파악하는 자세 또한 요구된다. 사실 몸이 아픈 환자들은 의사의 질문에 간접적인 표현을 사용할 때가 의외로 많다. 자신의 체면 등을 고려해 하고 싶은 말을 정확히 표현하지 않는 것이다. 따라서 의사는 환자의 이야기를 들을 때 과연

이 환자가 그 말을 통해서 하고 싶은 말이 무엇인지 정확하게 파악하는 것이 중요하다. 섣불리 환자가 하는 말을 있는 그대로 받아들이면 치료 도중 생각지 못한 문제가 발생할 수도 있기 때문이다.

환자와 원활한 커뮤니케이션을 이루기 위해 환자와의 대화 시 '대화의 123 법칙'을 지키면 매우 효과적이다. 여기서 '대화의 123 법칙'이란, 한 번 말하고 두 번 듣고 세 번 맞장구치라는 것인데 이 법칙은 서로가 깊은 유대를 쌓을 수 있으며 믿음을 줄 수 있는 좋은 방법이다. 사실 아직도 실제 많은 병원에서는 의사 혼자서 일방적인 커뮤니케이션을 하고 있는 경우가 많다. 그러나 진료 시 의사가 환자의 말을 잘 듣는 것은 환자에 대한 기본 배려를 넘어 가장 빠른 치료제라는 것을 반드시 기억하자. 아울러 상대의 말을 잘 듣는 경청의 방법에는 여러 가지가 있지만, 대화 상대로 하여금 스스로 열정을 갖고 말하게 하는 것이 가장 좋다. 그러므로 기왕이면 환자가 적극적으로 이야기할 수 있도록 질문 자체를 "네, 아니오"식의 닫힌 질문이 아닌 이유를 설명할 수 있는 열린 질문으로 하자. 또 종종 진료 도중에 환자의 말에 대해 먼저 결과를 예단하고 의사의 의견만을 밝혀 오해를 사는 일도 있는데 이는 환자의 기분을 해칠 뿐 아니라 인간적으로도 예의에 벗어난 행동이니 조심하길 바란다. 일단 환자의 기분이 상하면 아무리 실력 있는 의사라 할지라도 환자에게는 불쾌하게 기억되

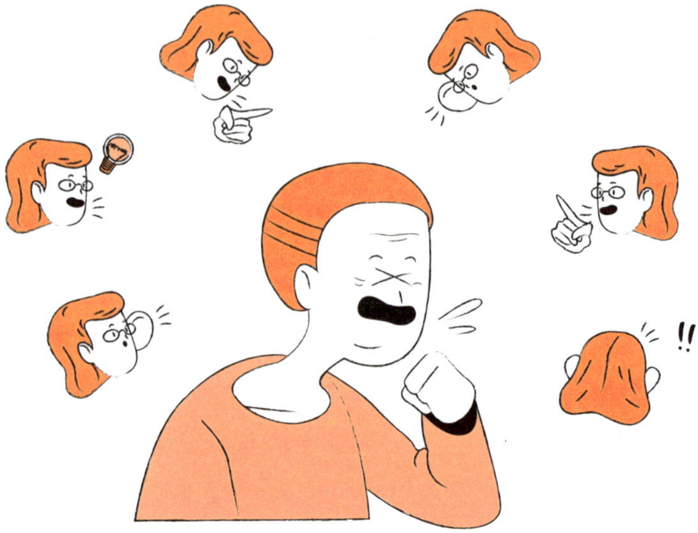

며 병의 치료에도 방해가 된다. 대화란 서로를 배려하면서 상승 작용을 일으켜야만 최상의 좋은 결과를 끌어낼 수 있는 법이다. 잘 듣고 잘 말하는 것은 그만큼 대화 상대를 존중함으로써 자연스럽게 녹아들게 되는 좋은 습관이다. "사람의 귀가 둘이고 입은 하나인 이유는 말하기보다 듣기를 두 배로 하라는 뜻이다."라는 탈무드의 한 구절을 진료 시 나의 대화 모습을 떠올리며 다시금 반성해 보길 바란다.

진료 시 환자와의 대화에서도 기본 말하기 매너가 있다는 것을 꼭 기억하자. 경청하기와 함께 환자가 질문을 하고 있는데 환자의 말을 무 자르듯 중간에 자르고 자신의 이야기를 일방적으로 하는 것은 반드시 고쳐야 한다.

"저… 선생님 저번에 그 약을 먹었는데도 증상이 별로..."

"네. 네. 또 먹어야 됩니다. 계속 드세요.

환자분 다음에는 언제 시간 되세요?"

이런 식으로 환자의 말을 끝까지 듣기가 귀찮아서, 순간적으로 의사가 할 말이 생각나서 환자의 이야기를 중간에 끊고 일방적으로 말을 하는 경우다. 정신없이 바쁜 진료 상황에서 많은 환자들 이야기를 일일이 끝까지 들어주기 힘들다는 이유가 조금은 합당할지라도 이것은 기본 말하기 매너에 어긋난 행동이다. 의사 입장에서 증세가 비슷한 환자들을 반복적으로 보고 그들의 유사한 질문에 답하고 끝까지 들어주는 것은 분명 많은 인내심을 필요로 할 것이다. 하지만 상대의 나이나 지위, 때와 장소에 관계없이 상대의 이야기를 끝까지 잘 들어주는 것은 인간관계에서 가장 중요한 법칙이다. 사실 거의 모든 사람들이 상대의 말을 들어줄 때 가장 어려운 것이 '나도 말하고 싶다.'는 유혹을 이겨내는 것이라고 한다. 즉 환자들 또한 듣기보다는 말하기를 원한다는 것을 명심하며 의사들이 먼저 노력해 보자.

커뮤니케이션(communication)이란 너와 나의 의미 공유다. 즉 너와 나, 환자와 의사가 서로 의미를 공유하기 위해서는 환자가 이야기할 때 환자의 말을 끝까지 잘 듣고 거기에 맞는 적절한 반응과 대답을 해주어야 한다. 몸이 아파서 심적으로 약해진 환자가 자신의 병을 치료하는 의사에게 의지하고 싶은 마음을 인간적으로 이해하면서 조금 반복적인 질문을 하더라도 그것을 무 자르듯 "네. 네"식으로 자르는 것만은 지양하자. 그 순간 환자는 매우 당황스럽고 민망할 것이기 때문이다. 대신 그냥 가벼운 웃음을 지으면서 환자의 말에 고개를 끄덕여주고 들어주자. 사실 환자의 말을 끝까지 참고 들어주는 것은 대단한 인내심을 필요로 하는 것 같지만 기껏해야 1~2분 내외다. 그럼에도 실제로 환자나 보호자의 이야기를 끝까지 듣기도 전에 내가 할 말을 놓칠까 봐, 다 듣기가 지겨워 환자의 이야기를 중간에 끊거나 알아서 혼자 마무리 짓는 의사가 많다. 반드시 기억하길 바란다. 대화 습관을 보면 그 사람의 인격을 알 수 있다고 했다. 말에도 매너가 있고 수준이 있다는 것이다. 입장 바꿔 생각해보라는 역지사지(易地思之) 정신을 떠올리며 환자를 조금만 더 배려하며 말하자. 당장 내 앞에 있는 환자 말을 중간에 끊지 않고 끝까지 들어주기, "네. 네"와 같이 형식적으로 대답하지 않고 질문에 신중하게 답해주기, 지시하듯 명령조로 이야기하지 않고 조금 더 친절한 음색으로 이야기하기 등을 오늘부터 실천에 옮기자. 인간적 따스함을 바탕으로 환자의 기분이나 아픔을 이해하며 대화에 임한다면 환자들의 존경과 사랑을 받는 의사는 결코 멀리 있는 것이 아니다.

이전에도 강조했지만 커뮤니케이션은 투웨이(Two-Way)다.

의사가 실제 논리적으로 말을 잘해도 환자의 말에 귀 기울지 않거나 환자가 이야기하는 중간에 마음대로 자르고 끼어든다면 커뮤니케이션 능력의 부재를 넘어 인격 자체를 의심받아야 한다. 그러므로 오늘부터 말하기와 듣기의 균형을 맞춰 환자의 말을 경청하자. 정 바쁘다면 환자의 말을 중간에 무 자르듯 자르는 대신 바쁜 상황을 설명해서 환자 스스로 말을 멈추게끔 하자. 말은 말을 하는 사람 입장이 아니라 듣는 사람 입장에서 이야기되어야 한다. 내가 무슨 말을 해야 할지보다 내 앞의 상대가 나에게 무슨 말을 듣고 싶어 하는지를 먼저 고려해 상대가 듣고 싶어 하는 이야기, 궁금해하는 부분을 긁어준다면 분명 좋은 의사, 능력 있는 의사로 인정받을 것이다.

의사들이여, 마음의 문을 활짝 열고 환자들의 이야기에 진정 귀 기울이다 보면 지금까지 느끼지 못한 진료의 즐거움, 인생의 새로운 행복을 느낄 수 있을 것이리라.

Key Point

'경청하기' 능력은 의료 무한 경쟁시대 2% 경쟁력이자 환자와의 신뢰도 구축의 척도. 환자 입장에서 가장 좋은 의사는 병의 증상과 앞으로의 치료 과정에 대해 논리 정연하게 설명해주는 의사다. 그것은 환자의 이야기를 끝까지 잘 들어주고 이해하는 데서 시작된다.

03

목소리는 환자에 대한 감정의 표현, 너 화법과 나 화법

"어서오세요. 어떻게 오셨죠?"

"네? 저…"

"언제부터 아팠죠?"

밝고 편안한 목소리로 증상을 묻는 의사와 피곤한 목소리로 형식적인 질문을 던지는 의사가 있다면 어떤 의사의 말에 답하고 싶을까? 누구나 밝고 편안한 목소리로 이야기하는 사람의 말에 귀를 기울이게 되는 것은 당연하다. 사실 친한 사람일 경우는 상대의 됨됨이나 성격 등을 이미 알고 있기에 사람을 판단하는 데 목소리는 부차적인 것이 될 수도 있다. 그러나 병원에 처음 방문한 환자는 처음 진료 시 느낀 모습으로 의사를 평가한다. 이렇게 처음 느낀 인상으로 상대의 이미지가 결정되는 것을 심리학에서는 '초두효과(Primacy Effect)'라고 하는데 먼저 제시된 정보가 추후 알게 된 정보보다 더 강력한 영향을 미치는 현상이다. 곧 첫 인상, 첫 느낌이 좋을 경우 그 이후의 상대의 행동이나 말까지도 긍정적으로 생각되는 반면 첫인상이 좋지 않거나 불편할 경우는 이후 모습이나 행동까지도 안 좋게 인식되는 것이다.

환자 입장에서는 한참을 기다리다 겨우 진료실에 들어갔는데 진료실에 들어가기가 무섭게 굳은 표정의 의사가 귀찮은 듯 피곤한 목소리로 "어떻게 오셨죠?"라고 (형식적으로) 물어본다면 환자는 순간 할 말을 잃고 자신의 증상조차 제대로 전하지 못하게 된다. 이렇게 환자들이 의사에게 첫인상에서 부정적인 느낌을 갖게 되면 앞서 말한 '초두효과'로 인해 이후에 의사가 아무리 잘해주어도 의사에 대한 이미지나 감정은 쉽게 좋아지지 않는다. 의사 입장에서는 그날 유난히 환자가 많아서, 진료 직전의 감정 상태가 좋지 않아서, 너무 지쳐 있어서 본의 아니게 피곤한 목소리로 이야기했을지라도 환자는 처음 느낀 느낌과 이미지로 자신을 진료하는 의사의 고정된 이미지를 형성한다는 것을 잊지 말자. 원래 사람은 좋은 정보와 좋지 않은 정보가 함께 들어오면 좋지 않은 정보를 먼저 기억하는 특성이 있다. 이것을 '부정성효과'라고 하는데 환자들도 의사의 좋지 않은 점, 자신이 불편했던 점을 좋았던 점보다 먼저 떠올릴 것이 분명하다. 그러므로 '초두효과'와 '부정성효과'를 늘 기억하고 매번 새로운 환자를 보는 의사들은 평소 표정 관리에 각별히 신경을 써야 한다.

사실 우리가 사회 속 구성원으로 여러 사람들과 어우러져 생활을 하는 이상, 목소리가 듣기 불편하거나 안 좋으면 본인에게 엄청난 마이너스가 된다. 시끄럽게 소리 높여 말하는 격양된 목소리 때문에 진심으로 사과를 해도 상대는 내 진심을 느끼지 못하고, 예의 바르게 인사를 해도 상대는 전혀 공손하게 느끼지 않는다면 얼마나 억울하겠는가. 또 비슷한 실력의 의사라면 목소리가 편안하고 듣기 좋은 의사가 여러모로 유리하다. 사람이란 누구나 좋은 것, 편한 것을 찾는 것이 기본 심리이기 때문에 환자들 역시 목소리가 밝고 편한 의사를 찾는 것이 당연하다. 그러므로 밝고 편안한 목소리는 말의 실질적 내용만큼이나 중요하다.

이처럼 말을 담는 귀중한 그릇인 목소리는 타고나는 것도 있지만 분명 스스로의 마음가짐에 따라 만들어진다. 내가 진심으로 환자를 반기며 인사를 하고 증상을 물어본다면 형식적으로 인사하고 묻는 것과는 분명 다른 목소리가 나올 것이다. 우리가 목소리만 듣고도 "너 목소리가 왜 그러니? 오늘 기분 안 좋은 일 있니?"라고 쉽게 느낄 수 있는 것은 마음 상태가 목소리로 여실히 드러나기 때문이다.

혹시 내가 선천적으로 목소리가 둔탁하거나 허스키하다면 혹은 시끄러운 고음, 무거운 저음의 목소리라도 각각의 목소리 교정법을 통해 전달력 있는 편안한 목소리로 만들 수 있으니 희망을 갖자. 혹시 내가 높은 톤의 격양된 목소리라면 평소 말할 때 조금 낮은 톤으로 천천히 또박또박 말하는 연습을 해야 한다. 만약 높은 톤의 목소리로 속도까지 빠르면 그야말로 시끄러운 소리가 되기 때문이다. 반대로 목소리가 허스키하거나 둔탁하다면 목소리 톤을 약간 중고음으로 올려주는 것이 효과적이다. 그렇다고 일부러 가성을 내거나 시끄러운 고음을 내라는 것은 아니고 의식적으로 말의 느낌을 살려서(단어 하나하나의 음가를 살려) 정확히 말하다 보면 전달력도 높아지고 허스키하거나 둔탁한 목소리가 나만의 매력적인 목소리로 탈바꿈될 수 있다. 말의 속도는 높은 톤의 목소리와는 달리 조금 빠르고 생동감 있게 하는 것이 좋다.

현재 내 목소리가 어떤지 객관적으로 판단하여 평소 목소리 훈련이나 정확한 말하기 교정법, 복식호흡 등을 통해 편안하고 좋은 목소리로 만들자. 특히 증상이나 경과 등 환자에게 어떤 설명을 할 때 의사의 목소리 상태가 좋으면 환자는 신뢰가 매우 높아진다. 만약 스스로의 목소리를 잘 듣지 못한다면, 실제 진료 시 환자와의 대화를 녹음기에 담아 모니터할 것을 추천하고 싶다. 환자에게 거칠게 또는 우물우물 말하는 자신의 목소리를 듣고는 많이 놀랄 것이며 반성하게 될 것이다.

종종 실제 병원에 가서 진료를 받다 보면 의사의 목소리 자체가 너무 작아 잘 들리지 않는 경우도 있는데 편안한 목소리만큼 적당한 음량도 중요함을 기억하자. 아울러 이러한 음량과 함께 높은 목소리, 낮은 목소리라는 음정의 차이도 있는데 이 높낮이도 이야기하는 방법에 영향을 주므로 함께 고려하면 좋다. 일례로 TV 주요 뉴스를 전하는 앵커와 날씨를 전하는 기상 캐스터는 목소리 높이가 다르다. 주요뉴스를 전하는 앵커는 중저음 톤으로 침착하게 얘기하지만 날씨를 전하는 기상 캐스터는 중고음 톤으로 밝게 이야기한다. 의사들도 환자와의 대화에서 이렇게 '내용에 맞는 목소리'를 내면 효과적이다. 우리 얼굴에 다양한 표정이 있듯 목소리도 다양하게 만들 수 있다. 이야기 중간중간 높낮이를 적절히 조절하여 음정에 적절한 변화를 주는 것은 듣는 이를 질리게 하지 않게 하면서 내용을 잘 이해할 수 있도록 한다. 대체적으로 처음에는 환자가 흥미를 갖고 이야기를 들을 수 있도록 밝고 가벼운 소리로 이야기를 시작하여 점점 본제에 들어가면 낮은 목소리로 진지하게 (차근차근) 이야기하다가 마무리는 다시금 긍정적인 느낌으로 밝게 하면 좋다. 상황에 따라 조금씩 다르겠지만 의사가 말하는 내용의 흐름에 맞춰 목소리를 효과적으로 변화시키는 것은 환자가 의사가 말하는 내용에 집중할 수 있도록 도와준다.

끝으로 목소리만으로 내 마음을 전하기 힘들 때 '나 화법, 너 화법' 기법을 적절히 이용하면 환자와의 신뢰도 구축에 효과적일 것이다. '나 화법, 너 화법'은 상담 심리에서도 유용하게 쓰이고 있는데, 이는 말을 할 때 주어를 너(You)에서 나(I)로 바꿔 이야기하는 것이다. 일례로 병원 엘리베이터에서 내릴 때 앞사람에게 "비켜주세요!"가 아니라 "제가 좀 지나가도 될까요?"식으로 말하는 것이다. 즉 상대를 주어로 상대에게 어떤 행동을 지시하고 강요하는 것이 아니라 나를 주어로 내가 느끼는 감정과 행동을 이야기하는 것이다. 이것은 같은 내용이라도 지시와 명령, 강요의 느낌에서 설득과 권유의 부드러운 느낌으로 바꿀 수 있다. 오늘부터 환자와의 대화에서 "환자분, 약 좀 꼬박꼬박 챙겨 드세요."보다는 기왕이면 주어를 나로 바꿔 "환자분께서 처방해 드린 약을 제때 잘 챙겨 드시면 좋겠습니다."라고 말해보면 어떨까. "약 다 드시고 나오시라고 했는데 왜 안 나오셨어요?"라는 훈계 대신 "환자분이 약 다 드셨을텐데 병원에 왜 안 나오실까 걱정했습니다"식으로 말한다면 환자는 매우

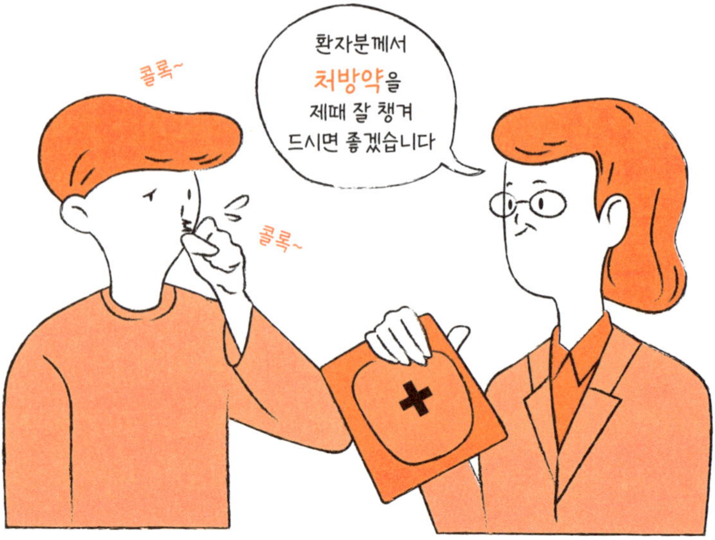
콜록~
환자분께서
처방약을
제때 잘 챙겨
드시면 좋겠습니다
콜록~

특별한 느낌을 받을 것이다. 매번 환자와의 대화에서 주어를 바꾸기는 힘들겠지만 상황에 따라 이렇게 주어를 환자에서 의사로 살짝 바꿔 이야기하는 것만으로도 환자들은 의사에게 좋은 느낌을 받는다. 그러므로 '나 화법 너 화법'만이라도 기억하여 진료 시에 의사들이 적극적으로 활용하길 바란다.

Key Point

비슷한 실력의 의사라면 목소리가 편안하고 듣기 좋은 의사가 유리하다. 그러므로 밝고 편안한 목소리는 말의 실질적 내용만큼이나 중요한 것이다. 아울러 목소리만으로 마음을 전하기 힘들 때 '나 화법 , 너 화법'을 적절히 이용하면 환자와의 신뢰도 구축에 효과적이다.

04

아이 콘택트와 표정, 자세는 신뢰를 좌우하는 제2의 언어

"식이요법과 함께 정기적으로 치료를 받으시면 곧 좋아질 겁니다."

환자는 의사의 말에 별로 신뢰가 가지 않는다. 그 이유는 바로 의사가 말을 하면서 계속 눈을 돌리고 시선을 못 맞추기 때문이다. 사실 종종 진료를 받다 보면 시선이 불안정한 의사, 환자와 눈을 잘 못 마주치고 눈이 마주치면 급히 눈을 피하는 의사들을 볼 수 있다. 이러한 의사들과 이야기하다 보면 일단 그 의사가 하는 말에 집중하기 힘들고 말의 내용에도 신뢰가 잘 가지 않는다. 그만큼 말을 할 때 시선은 중요하며 시선이 불안정한 것은 내용의 신뢰도 측면에서 치명적이다. 특히 말을 하는 사람에 대한 믿음을 감소시키기 때문에 실질적인 말의 내용이 좋다 나쁘다, 논리적이다 논리적이지 않다는 평가 자체가 무의미해질 수 있다. 이렇게 말할 때의 자세는 말의 내용에 믿음을 주는데 큰 영향을 미치므로 환자에게 신뢰감을 주는 것이 생명인 의사들은 반드시 챙겨야 한다. 사람은 말로만 의사소통하는 것이 아니다. 말은 물론 신체적인 언어 또한 의사소통의 도구가 된다. 따라서 언어 이외의 요소를 효과적으로 이해하지 못하면 성공적인 커뮤니케이션은 힘들어진다.

특히 진료 시, 환자 시선에 의사의 시선을 맞추는 일은 성공적인 치료를 위해서라도 반드시 필요하다. 이야기를 시작할 때나 끝마칠 때뿐만 아니라 이야기 중간에도 마찬가지다. 내가 말을 할 때나 환자의 말을 들을 때도 언제나 시선은 맞춰져야 한다. 구체적으로는 대화 상대 즉 환자나 보호자 쪽으로 상체를 약간 숙이면서 주의를 집중하고 있음을 암시하는 것이 좋다. 이것은 '경청'이란 열쇠를 강조하는 것이기도 한데 화자의 얼굴을 똑바로 바라보면 그의 말에 주의를 기울이는 것이 훨씬 쉬워지기 때문이다. 또한 그때그때 상황에 맞는 보디랭귀지는 스스로 세심하게 경청할 때 자연스럽게 나오는 몸짓이어야 한다. 환자의 의견에 관심이 있거나 궁금한 게 있으면 환자가 말할 때 나도 모르게 절로 고개가 끄덕여지고 의심이 나면 나도 모르게 고개를 갸웃거리게 되었던 것을 실제 많이 경험하지 않았던가.

단, 환자와의 대화에서 시선을 맞추는 것이 중요하긴 하지만 하염없이 바라보면 환자는 불편할 수도 있다. 자칫하면 그것을 의심의 눈초리로 오해할 수 있기 때문이다. 그러므로 적절한 선에서 아이 콘택트를 하되 환자가 말할 때와 내가 질문할 때는 반드시 집중하는 것이 좋다. 반면 내가 말을 할 때는 가끔 차트로 눈길을 돌려도 괜찮다. 하지만 절대 허공을 응시해서는 안 된다. 그러면 화자는 자신이 무시당하는 인상을 받을 수도 있기 때문이다. 허공을 쳐다보는 대신 뭔가 생각하는 듯, 새로운 의문점을 떠올리는 포즈를 취하면서 시선에 여유를 주는 것이 효과적이다.

사실 대화 상대로부터 눈을 돌리는 것은 두려움, 불안, 자신 없음, 혐오감 등의 원인 때문이다. 따라서 눈길을 외면하는 것은 상대에게 '이 사람이 나에게 유감이 있거나 싫어하는 것이 틀림없다.'는 오해의 소지를 불러일으킬 수 있다. 따라서 단 몇 초의 짧은 시간을 만날지라도 대화 상대 즉 환자의 시선을 부드럽게 받아들여야 한다.

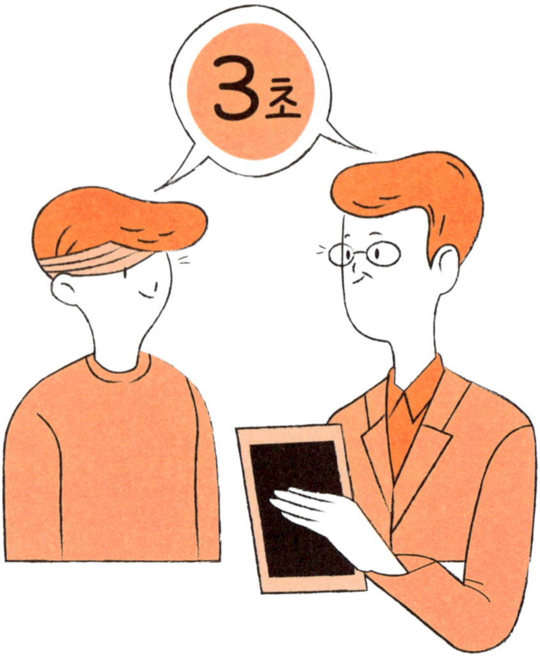

우선 환자가 진료실에 들어오면 2~3초간이라도 환자와 시선을 맞춘다. 밝은 표정으로 인사말을 건네고 나면 자연스럽게 차트를 보거나 다른 곳을 보아도 좋다. 앞서 이야기했듯 환자의 얼굴을 뚫어지게 쳐다보고 있으면 오히려 그쪽에서 부담감을 느낄 수 있기 때문이다. 시선을 다른 곳으로 옮길 때는 급작스럽게 한 번에 옮길 것이 아니라, 상대의 눈 주위, 다음은 얼굴의 다른 부분, 그리고 내가 원하는 방향 순서로 차츰차츰 옮겨가야 한다. 환자가 눈길을 거둔다고 해서 곧장 함께 눈길을 거두지 말고 1초 정도 더 바라보도록 하자. 만약 상대가 5초 이상 눈길을 마주쳐 온다면 그때는 이쪽에서 먼저 눈길을 거두어도 좋다. 환자를 부드러운 눈길로 바라보는 것은 환자의 마음을 편안하게 함과 동시에 의사에 대한 믿음과 신뢰를 구축한다는 것을 반드시 기억하길 바란다.

특히 환자와 이야기하는 도중 강조하고 싶은 점이 있을 때의 핵심 포인트는 반드시 환자와 아이 콘택트(eye contact)를 하는 것이다. 사실 바쁜 의사일수록, 혹은 불친절하거나 권위적인 의사일수록 환자와의 아이 콘택트 시간은 짧다. 너무 바빠서 아주 짧은 시간 동안 환자를 만날지라도 그 순간만큼은 반드시 눈을 맞추고 의사로서 환자에게 신뢰를 주어야 한다. 만약 대화를 할 때 환자의 어느 부분을 봐야 할지 잘 모르겠다면, 환자의 얼굴 중 좌우의 눈과 입을 연결하는 삼각형 부분을 75%, 이마와 머리를 10%, 턱을 5%, 그 밖의 부분을 10% 정도로 본다고 생각하면 쉽다. 만약 이런 방법조차 복잡하다고 여겨지면 양쪽 눈과 입 사이를 바라보는 것이 대체적으로 자연스럽고 무리가 없다.

말할 때의 자세 또한 간과할 수 없다. 의사가 자세가 곧고 반듯하면(어깨와 허리는 곧게 펴고, 얼굴은 턱을 약간 당겨 정면을 응시하며 눈은 상대방의 눈이나 미간을 바라봄) 환자는 의사가 하는 말에 강한 믿음이 가고 이야기를 들으면서 그 내용에 집중할 수 있다. 그러나 의사의 자세가 구부정하거나 반듯하지 않으면 보이는 모습에 신경이 분산되어 듣는 내용에 집중하기 힘들고 신뢰도 떨어진다. 즉 결과적으로 내용 전달이 힘들어진다. 그러므로 시선처리와 함께 반듯한 자세 잡기에도 의사들은 노력해야 한다.

사실 이러한 시선 불안정과 불안정한 자세는 평소의 모습인 경우가 많다. 평소 친한 사람들에게도 눈을 잘 못 마주치고 늘 구부정한 어깨와 비뚤어진 고개로 생활하면서 진료를 볼 때만 의식적으로 구부정한 어깨를 펴고 비뚤어진 고개를 바로잡으려고 하니 어색해지는 것이다. 구부정한 자세와 시선 맞춤은 진료를 떠나 자신의 평소 이미지 관리 차원에서도 반드시 바로잡길 바란다. 구부정한 자세로 눈조차 못 마주치는 사람을 누가 믿고 능력을 인정하겠는가. 평소 생활 모습이 내 진료할 때의 모습이라고 생각하고 일상에서부터 바른 자세와 정확한 시선 맞춤을 습관화하자.

심리학에 '메러비안의 법칙'이라는 것이 있다. 심리학자 메러비안이 커뮤니케이션에 관여하는 요인을 분석한 것인데, 그 결과를 보면 실제 대화 내용은 7%, 말하는 방법(목소리, 크기, 속도 등)은 38%, 보디랭귀지(몸짓, 손짓, 표정, 시선, 외모, 복장 등)는 55%를 구성한다는 결과를 보였다. 이것은 다시 말하면 커뮤니케이션에서 메시지 내용 자체는 단 7% 정도 영향을 미치고 메시지를 전달하는 방식과 비언어 등이 93%를 미친다는 것을 알 수 있다. 물론 상황에 따라 조금씩 다르겠지만 그만큼 환자에게는 의사의 실제 답변 내용, 처방만큼이나 표정과 시선처리가 중요하다는 것을 의미하는 결과이기도 하다. 그러므로 말할 때의 자세와 제스처, 시선 맞춤은 '너와 나의 의미를 공유'하게 하는 커뮤니케이션의 중요한 요소들임을 기억하기 바란다. 곧은 자세와 안정된 시선은 남녀노소 누구에게나 사회 활동을 할 때 플러스 요인으로 작용한다.

만약 나의 진료 시 모습을 객관적으로 볼 수 없다면 진료실에 며칠간 캠코더를 설치해 보는 것을 권하고 싶다. 환자에게 심각한 이야기를 하면서 나도 모르게 환자의 시선을 피하고 모니터만 보고 있지는 않는지, 환자가 질문을 하는데 허공을 응시하고 있지는 않은지, 늘 구부정한 자세와 비뚤어진 고개로 혹은 우물우물 잘 들리지 않는 목소리로 말끝을 흐리며 진료를 보고 있지는 않은지 점검해볼 필요가 있다. 그래서 만약, 신체언어상의 문제가 하나라도 발견된다면 앞으로 진료 시에 의식적으로 그 부분을 고쳐 나가자(한 번쯤 책상에 핸드폰을 고정해놓고 나의 진료 모습을 동영상으로 촬영해보시길 바란다. 나도 모르게 짓는 어색한 표정이나 잔뜩 찡그린 미간, 환자의 말을 들으며 한쪽만 올라가는 입꼬리 등을 발견할지도 모른다. 또 녹음된 오디오 부분에서도 무의식적으로 쉬는 한숨이나 훈계하는 말투 등을 발견할지 모른다). 말은 온몸으로 하는 것이다. 환자와의 대화에서도 적재적소에 필요한 보디랭귀지를 사용하여 의사의 말에 더욱 힘을 싣고 설득력을 높일 수 있다. 말의 내용과 표정 동작이 모두 일치한다면 환자와의 원활한 커뮤니케이션은 더 이상 문제가 없다. 이러한 비언어적 커뮤니케이션 즉 제2의 언어가 언어적인 커뮤니케이션과 함께 조화를 이룰 때만이 내가 전하고자 하는 바를 100% 오해 없이 환자에게 전할 수 있다.

Key Point

진료 시 환자 시선에 의사의 시선을 맞추는 일은 성공적 치료를 위해서라도 반드시 필요하다. 말은 온몸으로 하는 것인 만큼 환자와의 대화에서도 적재적소 필요한 보디랭귀지를 사용함으로 의사의 말에 더욱 힘을 싣고 설득력을 높일 수 있다.

한국일보, 2012년 1월 5일

환자와 소통하는 '눈높이 의사선생님'이 늘어난다

권위의 흰 가운 벗고 청진기 대신 마이크… 찜질방도 달려가

의사가 달라지고 있다. 가운 벗은 셔츠 차림으로, 청진기 대신 마이크를 들고, 수술실이 아니라 찜질방으로 달려간다. 아픈 이들과 좀 더 가까이 소통하기 위해서다. 수술 잘하고 처방 잘하는 것만이 능사가 아니다. 의사의 따뜻한 말 한마디와 속 깊은 배려는 첨단의술이나 특효약 못지않게 환자에게 큰 힘이 되기 때문이다.

(중략)

가정주부 임00씨. "유방암 수술을 받은 지 벌써 10년이네요. 한쪽 가슴을 잃은 상실감은 이루 말할 수가 없었어요. 목욕탕에 가면 얼마나 창피했는지. 왜 나만 이런 일을 겪나 화도 치밀었지요. 뭘 먹는 게 좋은지, 어떻게 건강 관리를 해야 하는지, 물어보고 싶은 것도 얼마나 많게요. 하지만 의사는 벽을 사이에 두고 있는 것처럼 어렵고 어색하고 불편했어요.

같은 고민을 하는 환우들과 함께 용기를 냈지요. 벽을 허물어 보

자고 제안한 거죠. 하루 동안 찜질방을 통째로 빌려 마음껏 목욕하고 이야기도 나누는 거죠. 의사들도 와요. 똑같이 찜질복 입고 만나는 의사의 모습은 진료실에서와 전혀 다르죠. 자유롭게 물어보고 편하게 대답하다 보면 불안함도 점점 가셔요. 암 환자들이 우릴 부러워하던데요."

서울 00병원 A 유방암 센터장. "매달 둘째 주 수요일 오전은 진료도 수술도 빼고 찜질방에 가요. 8년째죠. 진료실에선 시간에 쫓기면서 나도 모르게 얼굴이 굳는데, 찜질방에는 즐거운 마음으로 가요. 환자들이 궁금해하는 점들을 여러 명에게 한 번에 답해줄 수 있는 것도 장점이고요.

5년 전에는 병원 근처에 50평대 아파트를 융자받아 마련했어요. 6개월 걸리는 방사선 치료를 받으러 지방에서 올라온 환자들이 고시원이나 여관 전전하는 게 안타까워서 아예 그 아파트에서 지내게 했죠. 5~10명이 머물면서 하루 만 원씩 모아 관리비도 내고 끼니도 해결해요. 우리 의료팀이 2명씩 조를 짜서 한 달에 한 번씩 그 집에 찾아가 함께 저녁식사를 하며 환자들이 궁금해하는 점을 상담해 줘요. 시간요? 물론 많지 않아요. 그래도 비워야죠. 생각하기 나름이에요. 편하게 환자를 만나 충분히 얘기할 수 있는 기회도 중요하니까요."

과거에는 의사들의 의료 정보 독점을 당연하게 여겼다. 사람들은 아플 때만 의사를 찾고, 의사는 치료해 주면 그뿐이었다. 의사도 환자도 모두 그 이상을 기대하지 않았다. 이젠 시대가 바뀌었다. 의료 정보가 쏟아져 나오고 평균 연령이 높아지면서 건강에 대한 관심이 급격히 늘었다. 의사가 갖고 있는 정확한 지식이나 정보에 목말라하는 사람도 많아졌다.

하지만 진료시간은 여전히 제한되어 있다. 최근 서울대병원과 국립암센터 공동 조사에 따르면 국내 암 생존자 2,556명 중 37.1%인 985명이 의사와의 면담시간이 불충분하다고 답했다. 특히 젊은 환자나 여성 환자, 고학력 환자, 불안이나 우울함을 느끼는 환자일수록 그렇게 느끼는 경향이 강했다. 서울대병원 건강증진센터 신동욱 교수는 "최적의 치료를 위해서는 환자의 주관적인 요구사항을 고려할 수 있을 정도로 충분한 면담시간을 확보하는 게 중요하다."고 강조했다. 치료하는 데 수술이나 약이 전부가 아니라 정서적인 비중이 크다는 얘기도 된다. 뜻있는 의사들이 일부러 진료실 밖으로 나가는 이유다.

00이비인후과 B원장. "선영이(가명)는 선천성 고도난청 때문에 5살 때 인공와우 수술을 받았어요. 재활치료도 꾸준히 받아 말하고 들을 수 있게 됐고, 초등학교에도 입학했어요. 그런데 워낙 어릴 때부터 생긴 문제라 언어발달이 또래보다 좀 늦을 수밖에 없었어요. 의사소통이 더디니 선생님과 친구들이 선영이를 마치 장애학생처럼 대

했나 봐요. 선영이는 점점 자신감을 잃으며 학교 생활에서 소외되어 갔어요.

아이들 인공와우 수술을 많이 하다 보니 선영이 같은 경우가 적지 않다는 걸 알게 됐어요. 아이들의 사회생활을 돕고 싶어 재활치료사, 심리상담사와 같이 특별한 캠프를 기획했어요. 인공와우를 쓰는 아이들과 1박 2일 여행을 떠나는 거죠. 캠프에서 만난 선영이는 병원에서와 사뭇 달랐어요. 조용하고 얌전하기만 한 줄 알았는데, 생각보다 훨씬 활발했거든요.

캠프는 아이들의 소외감을 없애 주는데 주안점을 뒀어요. 교실 안에선 짝꿍 이름 묻기도 주저하던 아이들이 같은 처지의 친구들과 함께 있으니 금세 친해지던데요. 선영이 어머니는 선영이가 캠프에 참여한 뒤부터 눈에 띄게 밝아졌대요. 친구가 자기 말을 못 알아듣던 때에는 대화를 금방 포기했는데, 지금은 끝까지 의사를 전달하려고 애쓴다는 거예요."

퇴직 남성 황00씨. "허리 통증에 다리 마비까지 와서 걷질 못했어요. 허리디스크 파열이었죠. 척추전문 0병원에서 수술받고 나았어요. 그 병원에선 '척 페스티벌'이라는 완쾌 환자 동창회를 하더군요. 처음엔 호기심에 참석했는데 지금은 '죽돌이'가 됐어요.

수술 전 입원했을 때 주치의 C 원장이 일단 담배부터 끊어보자 권했는데, 척 페스티벌에서 만날 때마다 그때 상황을 얘기하며 금연 잘 되고 있냐고 물어요. 벌써 5년 다 된 일인데 기억해 주는 거예요. 재발방지 팁도 일러주더군요. 무거운 물건을 들 때 허리만 굽히지 말고 무릎을 굽힌 상태에서 짐을 들고 무릎으로 일어나면 허리에 부담이 덜 간다고요. 치료 다 끝났는데 의사가 내 아픔을 기억해 주고 계속 건강을 챙겨주니 참 고맙죠."

사회가 고령화되면서 치료 못지않게 건강관리나 예방에서 의사의 역할이 강조되고 있다. 환자뿐 아니라 건강한 사람도 평생건강 정보를 접하고 싶어 한다. 이기옥 한국 헬스 커뮤니케이션학회장(세종대 신문방송학과 교수)은 "의사의 힘만으로는 쉽지 않은 일"이라며 "이런 변화가 의료커뮤니케이션이라는 영역을 만들어냈다."라고 말했다. 의료커뮤니케이션학은 의료 정보를 생산하고 전달하는 다양한 방안을 모색하는 새로운 학문 분야다.

이러한 변화를 의료계 한 편에서는 곱지 않게 바라보기도 한다. 환자와 자주 만난다는 한의사는 "동료들에게 가끔 너만 잘났냐고 싫은 소리도 듣는다."며 "의사로서 실력 쌓기보다 과외활동에 더 열심인 것으로 비치는 것 같다."고 말했다. 우리 의료 현실에 맞는 현실적인 커뮤니케이션 방식이 필요하다는 지적이 나오는 것도 이 때문이다.

000이비인후과 D 원장. “2살짜리 꼬마 환자를 만났어요. 편도선염이 잦아 병원을 여러 군데 다녔는지 진료실만 들어오면 울더군요. 의사를 무서워하는 것 같아 아예 가운을 벗었어요. 올 때마다 손등에 스티커를 붙여주고 치료를 잘 받으면 반지도 선물했지요. 아이 어머니가 너무 울어 진료받기 힘들었는데 저에게 오니 안 운다며 계속 우리 병원을 찾았어요. 4살 때 수술로 많이 나아졌는데, 알레르기 비염 때문에 유학 간 지금까지도 방학마다 찾아오네요. 최근 귀국했을 땐 손수 만든 곰돌이 의사 인형을 선물해 줬어요. 우리 병원을 다니며 아이가 의사 꿈을 키운다고 하네요. 언젠가 저를 뛰어넘는 실력 있는 의사가 되겠죠. 그때까지 좋은 멘토가 되어 주려고 해요.”

가정주부 이00씨. “소화 안되고 설사가 잦아 소화기 전문 00병원엘 처음 간 게 2년 전이죠. 의사 첫인상이 딱 ‘KFC 할아버지’였어요. 나비넥타이가 멋지다고 조심스럽게 말을 건넸더니 넥타이가 길면 균을 옮길 우려가 있어서 짧은 걸 맨다고 했어요. 친절한 답변이 고마워서 계속 다니다 보니 점점 가까워진 것 같아요. 요즘은 진찰이랑 관계없는 것도 거리낌 없이 물어요. 나비넥타이가 30개 정도 있고, 넥타이를 처음 만든 나라가 크로아티아란 것도 들었어요. 종종 방송에 나오면 내가 아는 의사라고 주변에 소개도 하지요.”

많은 환자들이 의사 앞에서 위축되고 주눅 든다. 아픈 걸 고치는 사람 앞에서 아픈 사람은 대등한 입장이 되지 못한다. 그래서 먼저 권위를 내려놓는 의사에게 환자들은 친근감을 느낀다. 흰 가운, 긴 넥타이와 격식 차린 정장, 딱딱한 말투 등은 환자에게 권위의 상징으로 비칠 수 있다. 00병원 E 병원장은 “사람 대 사람으로 환자를 대하는 겸손이 의사가 가져야 할 가장 기본적인 덕목 중 하나”라고 말했다.

직업군인 김00씨. “무릎 연골파열로 관절전문 00병원에서 수술받았어요. 수술 당일 마취하고 나니 간호사가 헤드폰을 씌우고 클래식 음악을 틀어 주더군요. 가뜩이나 긴장된 상태에서 수술 준비하는 소리만 들리면 참 불안했을 것 같은데, 편안해진 느낌이었어요. 잠시 후 모니터가 켜지더니 난생처음 보는 내 무릎 속 뼈와 연골이 나타났어요. F 원장이 여기가 연골, 여기가 인대라고 가리키면서 수술 과정을 실시간으로 설명해 줬어요.”

00안과 G 원장. “진료실에서 시술 방법이나 약 처방 등 꼭 필요한 설명을 다했는데 환자가 머뭇거린다 싶을 때가 있어요. 뭘 물어보고 싶은데 차마 말을 못 꺼내는 눈치에요. 그래서 점심시간이나 진료 사이사이 짬을 내 스마트폰으로 환자들과 카카오톡을 시작했어요. 어떤 분은 라섹 수술 후 사물이 겹쳐 보인다며 걱정을 하더군요. 사실 일시적인 현상이거든요. 라식 수술보다 회복이 좀 늦죠. SNS 상담을 하면서 의사 입장에선 당연한 내용들을 생각보다 많은 환자들이 궁금해한다는 걸 알게 됐어요. 시력교정술 후 색조화장은 언제부터 해도 되나 같은 사소한 질문도 진료실에선 꺼리지만 문자로는 스스럼 없이 하세요.”

수술 전 과정을 공개하는 생중계나 의학정보를 글로 쓰는 과정에서 오해의 소지가 있을 수 있는 문자 상담은 의사에게 사실 부담이 된다. 그럼에도 의사에게 직접 설명을 듣는 환자로선 만족도가 높다. 이런 경험을 한 환자들이 내는 입소문은 병원 마케팅에도 도움이 된다. 안과 관계자는 “여러 안과병원에서 최근 의사들 문자 상담을 시작했다”며 기업의 고객만족(CS) 개념이 개원가로도 확산되는 추세라고 말했다.

한국일보 / 2012.1.5

05

상대에게 맞는 말하기. 애매한 표현은 분명하게, 전문 용어는 풀어서

"네. 그런 증상을 보이는 환자들도 많으니 너무 걱정하지 마세요."

그러나 환자가 "정말 많아요? 몇 명이나 되는데요?"하고 구체적으로 수치를 물어보면 당황하는 의사들이 많다. 즉 '많다'고 말하면 다소 설득력이 있어 보이지만 조금 더 자세히 묻는 순간 그것은 바로 설득력을 잃는다. 그러므로 '다', '다들', '아주', '굉장히', '엄청' 등의 애매한 표현은 환자와의 대화에서 지양하는 것이 좋다. 내용을 정확히 전달하기도 어렵고 설득력도 없어지기 때문이다. 대신 가능한 한 구체적으로 말하는 습관을 들여 보자. 아주 정확한 수치까지는 밝히기 어렵더라도 어휘가 한정 짓는 한도 내에서 구체적으로 말하는 것이 좋다. "조금 아픕니다."라는 한 마디도 듣는 환자에 따라서는 '조금'이라는 통증 정도를 다르게 떠올리듯 사람에 따라 같은 표현에 대해 각각의 다른 해석이 가능하다. 그래서 의미가 모호해질 수 있는 표현은 진료할 때 특히 더 주의해야 한다. 같은 사물을 보더라도 어떤 말을 선택할지는 100% 그 사람이 느끼는 방식과 해석에 달려있다. 물론 이러한 표현도 감정 상태와 사물의 전체 이미지를 전달하고 싶을 때는 효과적일 수 있으니 이야기 도입부나 감각적인 내용에서는 활용하기 좋다. 그러나 의미를 정확히 정의해야 하는 부분에서는 사용을 자제하는 센스가 요구된다. 이렇게 언어를 효과적으로 선별하여 적시적소에 사용하는 능력이 바로 우리가 지향하는 논리적 말하기 능력이다.

흔히 의사들이 많이 쓰는 애매한 표현들로 '가능한 한', '거의', '많이', '조금' 등을 들 수 있는데, 구체적으로 살펴보면 다음과 같다.

- **'가능한 한'**: "가능한 한 빨리 오시는 게 좋습니다."라는 말에서 '가능한 한'은 '최대한, 노력이 가능한 범위에서' 라는 의미로 사용된다. 즉 환자에게 빨리 오라고 강하게 말하고 싶지만 차마 그렇게 말하기 어려워 배려 차원에서 말하는 경우가 많다. 이와 비슷한 말에는 '되도록', '힘을 다해' 등이 있다. 그러므로 '가능한 한' 대신 '최대 24시간 안에는' '하루 3번 중에 최소 1번 이상은'과 같이 시간이나 조건을 한정 지어서 구체적으로 표현하자.

- **'거의'**: "치료가 거의 끝나가고 있습니다."라는 의사의 말을 듣고 환자는 앞으로 며칠만 더 나오면 되겠다고 생각했는데, 뒤 이어 "한 달 더 치료 받으세요."라는 말을 듣고 당황했다면 그것은 의사와 환자가 '거의'라는 어휘의 의미를 다르게 인식했기 때문이다. 이와 비슷한 표현으로 '대개', '대부분', '대체로' 등이 있다. 그러므로 "100퍼센트 중 80퍼센트 정도" "절반 정도" "약 10회~12회" "지금부터 3개월"식으로 객관적인 수치로 표현하자.

- **'많이'**: "운동 좀 많이 하세요."라는 말에서 '많이'도 가급적 구체적인 개수나 정확한 수치로 이야기해 주는 것이 좋다. "병원 1층부터 5층까지를 하루 두 번씩 왔다 갔다 하세요." 하는 식으로 말이다.

- **'조금'**: "조금 아플 겁니다."라는 통증을 나타내는 말도 환자가 그 통증의 정도를 정확히 상상할 수 있도록 "체력장 다음 날 다리가 욱신거리는 정도입니다."라든지 "피멍이 들었을 때 아픈 정도입니다." 등 구체적으로 실감나게 이야기해 주는 것이 효과적이다. 그 밖에 '충분히', '조금', '적당히' 등도 마찬가지다.

이렇게 의미가 모호한 표현들은 나중에 뜻하지 않은 큰 오해를 불러일으킬 수도 있으니 내가 상대하는 환자의 타입에 맞추어 각 요소마다 구체적인 일시와 숫자를 넣어서 이야기하길 바란다.

이와 함께 전문적인 의학용어도 피해야 한다. 사실 의학용어를 보면 아주 쉬운 말도 영어로 번역되어 있는 경우가 많아 이미 사용되고 있는 용어를 바꾸기는 힘들다. 그러나 그러한 용어라도 환자가 이해하기 쉽도록 풀어서 설명해 주는 것이 좋다. 환자 입장에서는 의사가 전문 용어를 잇달아 사용하면 '이 의사 능력 있네, 똑똑하네.'식으로 생각되기보다 '왜 이렇게 어렵게 말하는 거야?', '일부러 어렵게 말하는 거 아니야?'식으로 괜한 오해를 할 수 있다. 심하면 의사에게 괴리감이나 불편함까지 느낄 수 있다. 그러므로 경험이 많고 열심히 공부하는 의사일수록 알기 쉽게 설명해 준다는 것을 놓치지 말자. 사실 의학 전문 용어는 의사들에게는 매우 익숙한 표현이기에, 환자와 대화를 나눌 때 자신도 모르게 빈번히 사용한다. 그러나 같은 의사가 아닌 환자들에게 이야기할 때는 의식해서 그들이 이해하는 말로 바꾸어 주는 것이 진료 시 소통을 잘하는 의사다. '누군가의 상식은 다른 누군가의 비상식'이라는 말도 있듯이 어떤 사람은 당연히 아는 말도 어떤 사람은 전혀 모르는 경우가 있기 때문이다. 상대가 이해하기 쉽게 설명하려면 우선 '사람에 따라 이해력이 다르고, 어떤 사람에게는 알기 쉬운 말도 다른 어떤 사람에게는 어렵다.'는 전제를 이해하고 상대에게 적합한 말을 선택해야 한다.

역사상 대화를 통해 많은 친구를 사귄 것으로 유명한 미국의 루스벨트 대통령이 있다. 그를 만난 사람은 누구나 예외 없이 그로부터 존중받았다는 느낌과 그가 박학다식한 사람이라는 느낌을 받았다고 한다. 그리고 루스벨트 대통령이 이런 평가를 받게 된 이면에는 그의 끊임없는 노력이 있었는데 그것은 바로 그가 누군가와 대화를 할 때 그 사람이 어떤 사람인지, 직업과 취향 등을 파악해 거기에 맞춰 대화를 진행한 것이다. 이는 상대방의 마음을 서로 잡으려면 상대에게 맞는 대화법과 표현법을 사용해야 한다는 것을 증명하는 대표적인 사례다.

이렇게 이야기의 구성과 표현 방법이 완벽해도 말을 구사하는 방법이 미흡하여 상대가 정확히 이해하지 못했다면 그것은 좋은 정보라고 할 수 없다. 그러므로 말을 고르는 방법도 진지하게 생각해야 한다. 실제 가슴 X-ray를 찍을 때, "옷을 벗고 가운으로 갈아입으세요."라는 말만 듣고, 많은 환자들이 겉옷만 벗어야 하는지 속옷까지 벗어야 하는지 잘 몰라 당황했다고 한다. 그러므로 "내가 알고 있는 말은 타인도 알고 있다."라는 착각을 버리고 언제나 상대 입장에서 생각하고 말하는 것은 원활한 커뮤니케이션을 하는 데 매우 중요하다. 인쇄매체나 영상으로 기록된 것은 언제든지 다시 꺼내 볼 수 있지만, 말이란 한번 뱉고 나면 바로 사라져

버리므로 즉석에서 환자 뇌리에 각인되는 쉽고 명확한 말을 해야 한다. 상대가 이해하기 쉽게 이야기하는 효과적인 방법 두 가지가 있다. 첫째는 주어와 서술어를 멀리 떨어뜨리지 않는 것이다. 주어와 서술어 사이가 벌어질수록 이야기가 횡설수설해지고 어렵게 되기 때문이다. 가급적 '~했고', '~했으나', '~했기에' 등 접속사 사용은 한 문장에 두 번 이상 넘지 않도록 주의하며 단문으로 말하자. 둘째는 전하고자 하는 요점의 수를 처음에 정확히 알려주고 하나씩 정리하는 방법이다. 하나의 주제어를 설명하기 위해 장황하게 이야기를 늘어놓다 보면 듣는 사람은 집중력도 떨어지고 그 말이 언제 끝나는지 몰라 지루할 수 있다. 그러므로 "이 말은 다음의 세 가지로 정리해 드리겠습니다. 첫 번째는..."식의 방법으로 하나하나 요점을 짚어가면서 말하면, 증상이나 설명을 듣고 있는 환자는 집중해서 잘 듣게 된다. 물론 기억도 오래간다.

말은 간결하고 명확히 해야 한다. 이야기 초반에 환자에게 하고 싶은 핵심 내용을 간략하게 이야기하고 불필요한 수식어는 쓰지 말자. 필요 없는 억측이나 비교, 중복되는 말을 빼고 나면 문장은 한결 깔끔해진다. 간결한 말이란 짧으면서도 정확하게 핵심을 찌르는 말이다. 환자에게 구구절절 한참을 설명하면서도 원하는 것을 단 하나도 전달하지 못하는 의사가 있는 반면 단 몇 초 동안 몇 마디만으로 환자의 마음을 바꾸는 의사도 있다. 과연 나는 어떤 의사인가? 스스로를 반성해 보자. 간결한 문장과 함께

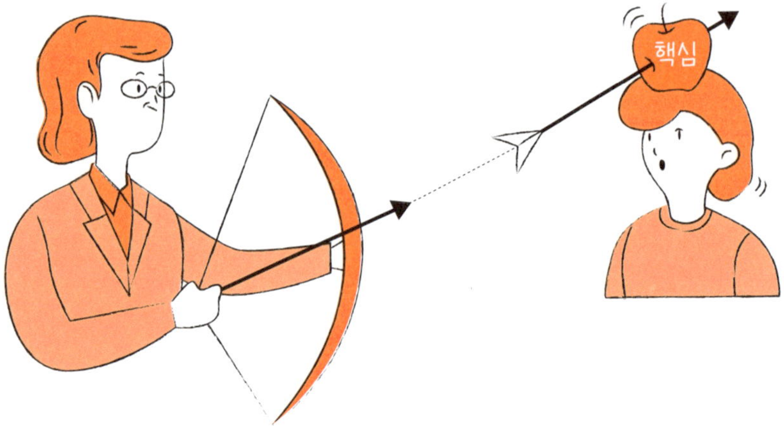

말하고자 하는 것을 쉽게 전달하려면 세련된 단어 선택도 중요하기에 비슷한 표현이라도 중복 단어들은 쓰지 않는 것이 좋다. 평소 다양한 단어에 관심을 갖고 상황에 가장 적합한 단어를 간결한 문장으로 만들어 사용하자.

의사들이여, 환자에게 호감 있는 의사로 다가서려면 우선 환자의 마음에 라포르(Rapport, 서로 마음이 통한다는 뜻의 프랑스 말로 심리학 용어)를 형성해야 한다. 이것은 진정한 커뮤니케이션(communication)의 의미인 '너와 나의 의미 공유'와 상통한다. 사실 의 외로 많은 의사들이 숙련된 의술과 노하우는 갖추고 있으면서도 환자와의 관계를 결정짓는 능력이 많이 부족하다. 혹 라포르 형성이 어렵게 느껴진다면 환자의 마음에 호소하기 전 라포르를 방해하는 스스로의 버릇(전문용어 사용, 어렵게 말하는 것)부터 하나씩 고쳐 나가보자. 커뮤니케이션은 쌍방향이다. 환자의 수준에 맞춰 환자가 이해하기 쉽게 그에 맞는 눈높이로 이야기하는 것은 환자 입장에서 가장 호감이 가는 의사다.

Key Point

말은 간결하고 명확히 해야 한다. 이야기 초반에 환자에게 하고 싶은 핵심 내용을 간략하게 이야기하고 불필요한 수식어는 쓰지 말자. 간결한 말이란 짧으면서도 정확하게 핵심을 찌르는 말이다.

06

환자 성향을 고려한, 개별 맞춤 설명

(성향별/감각별/생활 방식)

설명을 잘하는 의사가 환자에게 가장 큰 신뢰를 줄 수 있음에도 모든 환자에게 '설명을 잘한다'는 평가를 받기는 힘들다. 의사 나름대로는 설명을 한다고 했는데, 그야말로 각양각색의 환자들을 상대로 하니 어떤 환자는 척하면 척인데 반해 어떤 환자는 같은 이야기를 몇 번씩 해줘도 못 알아듣는 경우가 있기 때문이다. 즉 같은 의사의 같은 설명에도 어떤 환자는 '그 선생님은 조근조근 참 설명을 잘해주셔'라는 만족감을 표하지만 어떤 환자는 '그 선

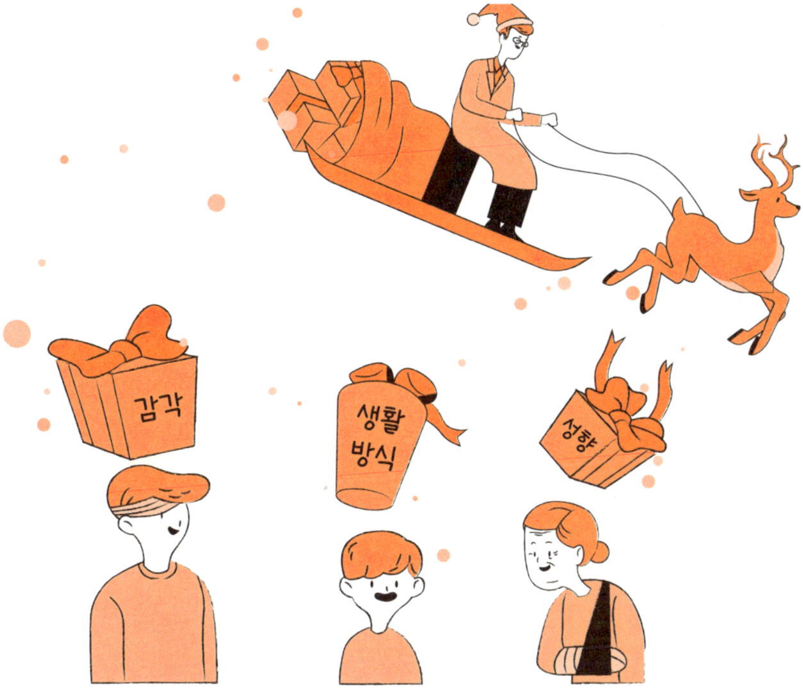

생님은 너무 답답해. 그래서 뭘 어쩌라는 거지?'식으로 불만을 표한다는 것이다. 그러므로 어떤 하나의 일관된 설명 방식으로는 다양한 환자 모두에게 만족감을 주며 신뢰를 얻기는 힘들다. 즉 환자에게 환자의 성향과 생활방식, 감각적 선호도 등에 맞춰 개별 맞춤 설명을 한다면 훨씬 큰 만족을 줄 수 있다.

그런 측면에서 환자의 기본 성향에 맞춰 대화 방법을 바꾸면 매우 효과적이다. 사실 사물을 이해하는 방법과 순서는 사람의 성격에 따라 무척 다르다. 일례로 무엇이든 머리로 먼저 이해하려는 이론파가 있는 반면 실제 자신이 경험해 보지 않으면 인정하려 하지 않는 경험파가 있다. 또 병원의 환자들을 보더라도 약을 먹으며 복용 설명서를 꼼꼼히 읽고 약의 성분과 부작용 등을 일일이 따져 먹는 환자가 있는 반면 그런 점은 신경 쓰지 않고 일단 약을 먼저 복용하면서 직접 부작용을 겪으며 알아 나가는 환자도 있다. 의사의 간단한 설명만으로도 모두 다 안 것 같은 착각에 빠지는 성급한 환자가 있는 반면, 여러 방면에서 충분히 설명을 듣고 싶어하는 신중한 환자도 있다. 그러므로 환자의 다양한 성격에 따라 그 설명 방법은 적절히 바뀌어야 한다.

흔히 사고방식과 판단의 경향을 바탕으로 사람의 성격을 크게 네 타입으로 나눌 수 있는데(꼼꼼하고 신중한 타입, 합리적이고 요령이 좋은 타입, 직감적이고 호기심이 왕성한 타입, 논리적이지만 단순한 타입) 실제 환자를 볼 때 참고하면 꽤 효과적이다.

첫째로 꼼꼼하고 신중한 타입의 환자는 기본적으로 진중한 성격이 많다. 그러므로 간단한 대화를 통해 환자가 꼼꼼하고 진중한 스타일이라 생각되면 환자의 설명에 더욱 집중해서 귀 기울여 주고 필요하다면 자료도 찾아주어야 한다. 특히 이런 타입의 환자는 요점을 일일이 이해하지 않으면 다음 단계로 나아갈 수 없기 때문에 설명하는데 시간이 걸리므로 의사는 시간적 여유를 갖고 이야기해 주어야 한다. 참고로 성공한 전례 등을 이야기해주면 효과적이다.

두 번째로 합리적이고 요령이 좋은 타입의 환자는 기본적으로 머리가 좋고 분석력과 비판 정신이 왕성하며 이해력 또한 빠르다. 그렇기에 오히려 의사가 환자를 배려한다는 생각에 끈질기게 설명하면 미움을 받거나 핀잔을 받을 수 있다. 이들에게는 요점만을 간략하게 말하자. 자료도 문장보다는 정보, 그래프 등 객관적인 수치를 나타내는 도표화된 것이 좋다.

세 번째로 직감적이고 호기심 왕성한 타입의 환자는 자신이 좋아하는 일에만 흥미를 보이기 때문에 일단 의사의 질문이나 주의사항에 환자가 관심을 갖게 하는 일이 중요하다. 자세한 설명보다 인상적인 문구나 일러스트 등 감성에 호소하는 것이 효과적이다. 또 이치보다 체험과 실용성을 중시하기 때문에 체험남과 실물 견본(컴퓨터 상의 수술 전/후의 모습) 등을 보여 주면서 이야기하는 것도 좋다. 일례로 "금연하세요." 보다는 "담배 피면 각종 암에 걸려 빨리 죽습니다."식으로 강력하게 이야기할 때 효과가 있다. 마지막으로 논리적이고 단순한 타입의 환자는 자신의 생각대로 논리적으로 판단하려고 하는 경향이 강하다. 사고 방식도 원인-결과 식으로 비교적 단순하기 때문에 집요한 설명보다 이야기를 단순하게 조립해서 요점만을 이야기하는 것이 효과적이다. 자신의 신념을 중시하는 타입이기 때문에 이야기할 때 그 이유와 배경을 충분히 이해할 수 있도록 충분한 정보나 자료를 제공해야 하며(수술이나 치료에 관한) 최종 결정권은 환자에게 주는 것이 현명하다.

이처럼 다양한 환자들 모두에게 이해하기 쉽게 설명하기 위해서는 각 환자의 타입에 맞춰 적합한 시도를 하는 것이 중요하다. 의사 스스로 자신이 어떤 타입인지를 먼저 자각하고, 자신과 다른 타입의 환자에게는 그에 맞는 방식으로 대해 보자. 지금까지 왠지 모르게 내 마음에 맞지 않거나 대하기 어려웠던 환자에게도 어렵지 않게 호감을 얻을 수 있다.

아울러 환자의 생활 체험에 맞춰 이야기하는 것도 매우 효과적이다. 환자가 어떤 생활을 하고 있는 사람인가? 이것이 바로 '생활 방식'인데 같은 나라 사람이라도 도시 사람과 농촌 사람은 생활 체험이 다르고, 같은 도시 사람이라도 기혼자와 미혼자는 분명 생활 체험이 다르다. 따라서 각각의 환자에게도 대화하는 방법이 달라져야 한다는 것이다. 얼마 전, 가까운 지인 중 한 사람도 병원에 갔었는데 의사가 할리우드 배우들의 식이요법과 건강관리를 예로 드는 등 평범한 자신과는 괴리감이 드는 이야기를 하여 심한 거부감이 느껴졌다고 한다. 환자의 연령이나 직업, 간단한 대화를 통해 상대의 수준을 파악한 후 거기에 맞는 적절한 설명 방법을 찾자. 환자가 생활하는 모습을 상상하고, 무엇에 흥미를 갖고 있는지 생각하면서 이야기하자. 진정 환자와 대화를 잘하는 의사, 환자를 편하게 하는 의사는 환자에 대해 나아가 인간에 대해 늘 관심을 갖고 끊임없이 연구하고 노력하는 의사다.

끝으로 환자에게 효과적으로 설명하는 방법으로 환자의 감각적 선호도에 맞춰 설명하는 것을 권하고 싶다. 즉 내 앞의 환자가 시각형 사람인가, 청각형 사람인가, 혹은 신체 감각형 사람인가를 파악하여 거기에 맞춰 설명해야 하는 것이다. 신체 감각형 사람인가를 파악하여 거기에 맞춰 설명하는 것이다. 사람은 누구나 자신이 좀 더 선호하는 감각이 있다. 일례로 '바다에 가자'고 설득을 할 때도 시각형 사람에게는 시각적으로 보이듯 이야기할 때 설득이 되고(예: 눈부신 푸른 파도와 반짝이는 금빛 모래알을 볼 수 있어), 청각형 사람에게는 소리로 들리듯이 이야기할 때 설득이 된다(예: 철썩거리는 파도 소리와 갈매기 소리를 들을 수 있어). 또 신체 감각형 사람에게는 신체적으로 느껴지듯 감각적으로 이야기할 때보다 설득이 잘 된다(예: 시~원한 바닷물과 뜨거운 태양을 느낄 수 있어).

시각형 환자에게 설명을 할 때는 사진이나 동영상, 컴퓨터 시뮬레이션 등 시각적으로 보이는 데 초점을 맞춰 이야기하고, 청각형 환자에게는 이전 환자의 성공담이나 신문 보도 등을 인용하면 효과적이다. 또 신체 감각형 환자에게는 오감을 이용해 감각적으로 설득하면 효과적이다. 이러한 감각 선호도는 환자의 대화 방식이나 취향 등을 조금만 눈여겨보면 알 수 있다. 대부분

자기가 선호하는 감각에 치우쳐서 이야기하는 경향이 많기 때문이다. 환자가 진료실에 들어와서 증상을 이야기하는 것을 들으며 과연 환자가 어느 감각을 선호하는지 판단해 보자. 필자도 커뮤니케이션을 연구하는 만큼 말하고 듣는 것, 곧 청각적인 감각 선호도가 높은 편이다. 즉 소리에 민감하고 보이는 것보다 들리는 것에 관심이 많다 보니 병원에 진료를 받으러 가서도 의사의 목소리 톤이나 어조 등에 민감하고 의사의 말투로 병원의 전체 이미지를 그리게 된다. 필자와 같이 청각적 선호도가 높은 사람에게는 의사가 '아이 콘택트'을 잘하는 것보다 '부드러운 목소리'로 이야기하는 것이 더 좋은 의사로 인식될 수 있다는 것이다. 이처럼 환자의 감각적 선호도에 맞춰 이야기하는 것은 진료 시 환자와 대화할 때 매우 유용하다.

실제 의사들에게 도움을 드리고자 감각적 선호도에 따른 환자의 모습을 구체적으로 살펴보겠다. 우선 시각적 감각 선호도가 높은 환자들은 보통 높고 빠른 목소리로 말을 하며, 결정을 내리기 전 의사가 왜 그런 말을 하는지 그 증거를 눈으로 보고 싶어 한다. 또 진료를 받는 동안 의사가 자신의 눈을 쳐다보며 이야기하길 원한다. 그러므로 시각형 환자들에게는 '아이 콘택트'에 특히 신경 써야 한다. "제가 봤을 때는…" 등의 말을 자주 사용하면 그 환자는 시각적 감각 선호도가 높은 사람이다. 반면 청각적 감각 선호도가 높은 환자들은 대부분 말솜씨가 좋고, 듣기 좋은 목소리를 갖고 있다. 특히 기분 나쁜 소리나 소음, 의사의 격앙된 목소리를 들으면 크게 신뢰를 잃어버리므로 의사들은 대화 시 목소리에 주의해야 한다. 다른 감각형의 사람들보다 소문에도 민감하기에 다른 환자의 조언이나 진료 평가에 영향을 많이 받는다. 끝으로 신체 감각적 감각 선호도가 높은 환자들은 감상적이며 직관적이지만 종종 낯을 가리기도 하고 신중하다. 직접 만지고 느끼는 것에서 만족을 얻는 적극적인 사람들이기 때문에 비교적 알아내기 쉽다. 신체 감각적인 사람 중에는 감각적으로 이야기하다 보니 모든 얘기를 자세히 늘어놓기 바쁜 의사로서 난감할 때도 있으니 현명하게 대처해야 한다. 특히 중간에 환자의 말을 자르는 것은 절대 금물이다.

이렇게 환자의 성향과 생활방식, 감각적 선호도 등에 맞춰 현명하게 대화하면 환자와 즉각적으로 연결할 수 있는 용어로 말할 수 있기에 보다 깊은 신뢰를 얻을 수 있다. 의사가 환자와 진성으로 신뢰 관계를 형성할 수 있다면 좋은 의사로서 인정받는 것은 물론 병원 경영에도 성공을 거둘 수 있음을 꼭 기억하길 바란다.

Key Point

어떤 하나의 일관된 설명 방식으로는 여러 다양한 환자 모두에게 만족감을 주며 신뢰를 얻기는 힘들다. 즉 환자의 성향과 생활 방식, 감각적 선호도 등에 맞춰 현명하게 대화하면 환자와 즉시 이해할 수 있는 언어로 말할 수 있기에 보다 깊은 신뢰를 얻을 수 있다.

07

올바른 경어 사용, 예의 바른 말하기 올바른 호칭은 커뮤니케이션 시작

"응. 그래. 괜찮아. 약 잘 먹고 치료받으러 잘 나와라."

예전에 지도하는 학생이 몸이 아파서 병원에 데리고 간 적이 있다. 당시 그 병원 의사분이 20대 초반인 학생에게 초면에 반말을 하는 것을 보고 좀 놀랐었다. 물론 의사분은 자신의 딸 정도로 생각하고 별생각 없이 반말을 했을 것이다. 그러나 그 자리는 딸의 친구로 친구 아버지께 인사하러 온 자리가 아니다. 분명 엄

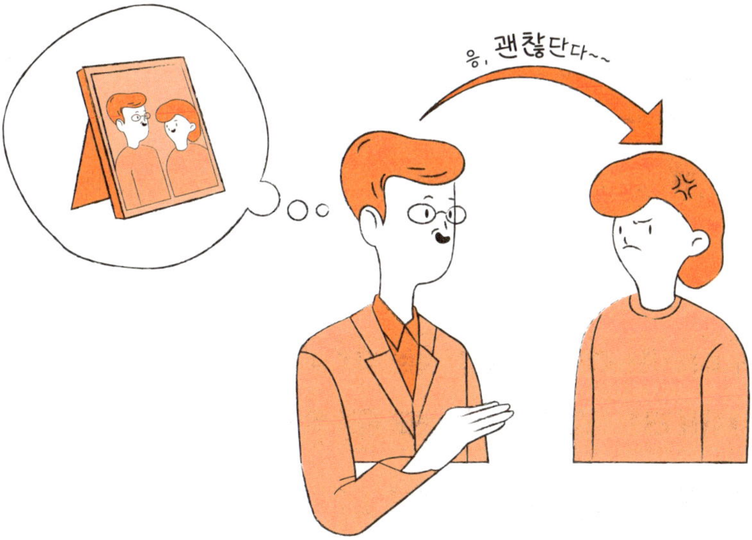

연한 환자로 찾은 자리다. 의사분이 상당히 친절했음에도 학생은 병원을 나오면서 자신에게 반말을 한 것에 대해 상당히 기분이 상했다. 이렇듯 환자에게 정중하게 말한다는 것은 진료 시 예의 바르게 표현하는 것을 의미한다. 예의 바른 말하기의 시작은 올바른 경어 사용이다. 사실 경어(존댓말) 사용은 어렸을 때 배운 내용이라 누구나 가볍게 생각하지만, 실생활에서 실천은 쉽지 않다. 특히 국어는 표현법이 여러가지여서 상황에 맞는 적절한 경어 표현 구사가 영 힘들다. 그러나 여러 가지 표현법을 상황에 맞게 구사하는 것은 예의 바른 의사의 첫째 조건이다. 작은 부분이지만 환자의 마음을 상하게 할지도 모르는 중요한 부분이기 때문이다. 존댓말, 환자에게 예의 바르면서 올바르게 표현하려면 어떻게 해야 할까?

백화점에 가보면 명품을 판매하는 명품관 직원과 식품을 판매하는 시식 코너 직원은 말하는 스타일이 확연히 다르다. 명품관 직원은 "손님, 어떤 게 좋아요?", "이건 어떤지?"식으로 손님에게 강요하거나 어설픈 반말을 하지 않는다. "손님, 어떤 스타일의 물건을 좋아하세요?", "이것은 어떠신지요?"식으로 손님을 배려하며 상당히 예의 바르게 말한다. 즉 스스로의 고급스러움을 손님을 귀하게 대하면서 얻는 것이다. 이것은 병원의 의사에게도 마찬가지다. 환자를 소중히 대하면서 예의 바르게 잘 말하는 것이 바로 의사의 이미지며 병원의 전체 모습이 된다. "환자분, 이쪽으로 따라오세요." 보다는 "환자분, 이쪽으로 안내해드리겠습니다."라는 말이 공손하다는 것은 누구나 안다. 병원에서 의사가 구사하는 말 중, 정중한 표현은 얼마나 되는지 생각해 보고 잘못되었다면 바꾸도록 노력하자. 다음은 의사들이 자주 사용하는 말이니 참고하길 바란다.

- 미안해요. ⇒ 죄송합니다.
- 오겠습니까? ⇒ 다시 한 번 와 주시겠습니까?
- 기다려주세요. ⇒ 잠시 기다려주십시오.
- 뭐라고요? ⇒ 한 번 더 말씀해 주시겠습니까?
- 왜 안 오셨어요? ⇒ 안 오셔서 기다렸습니다.
- 잘 좀 하세요. ⇒ 잘 하실 거라고 믿습니다.

올바른 경어 사용과 함께 말의 문장을 부드럽게 만들어주는 쿠션 단어를 사용하면 효과적이다. 쿠션 단어는 대부분 어려운 부탁이나 질문을 할 때 많이 쓰이는데 '죄송합니다만, 미안합니다만, 실례합니다만' 등 말의 내용 앞에 붙인다. 훨씬 공손하며 예의 바른 느낌이 든다. 뚱뚱한 환자에게 "체중이 어떻게 되세요?"보다는 "실례지만 체중이 어떻게 되십니까?"가 더 공손히 들리는 것과 같다. 그러므로 환자에게 질문을 하거나 행동을 요하는 말을 할 때는 가급적이면 쿠션 단어를 붙이는 습관을 들이자. "(실례지만) 연세가 어떻게 되십니까?", "(번거로우시겠지만) 이쪽으로 옮겨주세요." 다음의 쿠션 단어 사용을 참고하자.

- **환자에게 말하기 어려울 때:** 용기 내서 말씀드리면, 고민 많이 했는데, 이런 말씀 드려도 될지 모르겠지만….
- **환자를 배려할 때:** 죄송합니다만, 피곤하시겠지만, 송구스럽지만, 외람되지만, 바쁘시겠지만, 귀찮으실지 모르지만….
- **환자에게 부탁할 때:** 죄송합니다만, ~해주시겠습니까?, 잠깐만 실례해도 될까요….
- **적절한 타이밍을 기다릴 때:** 지금 시간 괜찮으신가요?, 시간 좀 내주시겠습니까?, 잠깐만 이야기해도 될까요?

이러한 의사의 예의 바른 태도는 환자가 의사에 대해 긍정적인 인상을 형성하도록 해주며 의사의 성격과 능력까지도 긍정적으로 평가받도록 한다. 이것을 심리학에서는 스트로크(Stroke, 상대에게 주는 자극)라고 한다. 반면 예의 바르지 못한 의사의 태도는 환자에게 부정적 이미지를 형성하여 의사의 성격이나 능력까지도 모두 부정적으로 평가받게 한다. 사실 예절이 인성의 외적 표현임을 상기한다면 이런 평가는 당연하다. 예의 있게 행동하고 말하는 것은 환자는 물론, 의사 스스로를 위해서도 꼭 필요하다. 의사가 예의 바르게 말하면 결국 의사와 병원의 가치가 높아진다는 것을 앞서 예로 든 명품관 직원의 말하기를 떠올리며 기억하길 바란다.

아울러 병을 고치는 의사라 해서 환자의 우위에 서는 말은 하지 말아야 한다. 의사들이 자주 하는 실수가 환자의 우위에 서서 말하는 것이다. 흔히 환자에게 모르는 것을 설명할 때 많이 일어나는 실수인데, "아시겠어요?"란 말도 환자에 따라서는 불쾌하게 생각할 수 있다. 무엇보다 의사가 환자보다 우위에 있지 않음을 느끼게 해주는 것이 필요하다. 즉 "아시겠어요?" 보다는 "제 설명이 이해가 되십니까?"식의 말하기가 좋다. 사실 의사가 진료 시에 경어를 잘 쓴다는 것은 환자를 진정 배려할 줄 안다는 것이다. 이제는 이심전심만으로 통하는 시대가 아니기에 진료라는 중요한 대화를 나누는 의사들은 환자와의 관계를 명확히 알고 어떠한 방법으로 말할 것인가를 구체적으로 습득해야 한다. 진료 시 수준 높은 커뮤니케이션을 위해 항시 기본에 충실하고 진실한 마음을 담아 표현하자.

그런 면에서 진료 시 환자를 부르는 호칭에도 특히 주의를 기울이길 바란다. 호칭을 잘못 사용하면 환자와의 본격적인 대화도 시작되기 전에 깨지기 쉽다. 미혼 여성에게 “아주머니”나 “어머니”라고 부르거나 대학을 졸업한 학생에게 여전히 “학생”이라고 부른다면 분명 그들은 부정적인 반응을 보일 것이다. 또 그들이 그 호칭을 싫어한다면 진료 시 대화를 성공적으로 이끌기는 어렵다. 그러므로 초면인 환자에게 섣불리 의사가 편하게 생각하는 호칭을 사용하는 일은 없어야 한다. 차라리 간단한 질문을 통해 적절한 호칭을 찾아내는 것이 안전하다. “현재 직장 다니세요?”, “학생이신가요?”, “미혼이신가요?”식으로. 여기에 환자의 이름을 함께 불러주면 좀 더 효과적이다. 환자의 호감을 사기 위한 방법 중 하나가 바로 환자의 이름을 불러주는 것이다. “홍길동 씨, 어디가 불편하시죠?”식으로 ‘홍길동’이라는 이름을 정확히 말하는 것은 아무런 호칭 없이 ‘저기’ 혹은 ‘환자분’이라고 말하는 것보다 더 친근한 느낌을 준다. 마치 이전부터 알고 있는 사이처럼. 또 의사가 자신에게 관심을 가지고 있고, 자신이 인정받는 환자라는 느낌도 갖게 한다. 환자가 많은 병원일수록, 바쁜 의사일수록 환자 이름을 일일이 기억해 주는 행위는 환자에게 감격을 선사한다. 누가 자신의 이름을 기억하고 불러준다는 것은 기분 좋은 일이기에 환자의 이름을 불러주는 행위는 환자와의 심리적 거리감을 좁혀준다. 어떤 경우에는 칭찬보다 더 큰 효과를 불러온다. 그러므로 오늘부터 환자의 이름을 많이 불러주자. 환자는 단번에 호감을 가지고 의사에게 다가올 것이다. 또 '당신'은 환자, '나'는 의사라고 둘 사이를 명확히 구분 짓기보다 '우리'라는 말을 함으로써 환자에게 친근감을 느끼도록 하자. 또 '당신에게 말하지 않으면 안 된다.'는 식의 부정적인 표현보다는 '당신에게 말하고 싶다.'와 같은 긍정적인 표현이 환자와의 관계에 도움이 된다.

사실 의료 커뮤니케이션을 전공한 필자 역시도 몸이 아파 병원을 다녀보면 일반적으로 칭하는 '환자분' 대신 정확히 이름을 기억하고 불러주는 의사 선생님이 훨씬 친근하고 믿음이 간다. 의사 선생님의 전문성이나 치료 실력을 생각하기 이전에 인간적으로 나를 기억하고 알아준다는 느낌에서 자연스레 친밀한 느낌이 드는 것이다. 곧 이것은 진료나 치료 시 의사가 환자의 이름을 기억하고 불러주는 행위가 본격적인 치료나 처방과는 크게 관계없는 부분 같지만 환자 입장에서는 자신에 대한 관심 정도를 느끼게 하는 부분이 되어 결국 치료나 처방에 대한 신뢰도까지 영향을 미친다는 것이다. 물론 의사 선생님의 처방과 치료에 신뢰하는 마음을 가질수록 치료에 순응하는 비율은 높아진다. 국내에서 의사-환자관계와 같은 의료 커뮤니케이션이 크게 부각되지 않았던 오래전부터 환자들의 이름을 일일이 기억하고 불러 주면서 살갑게 진료를 보는 병원이 있었다. 당시에는 간판도 잘 보이지 않는 작은 병원이었는데 아니나 다를까, 건물의 한 층 코너에서 시작한 그 병원은 지금은 건물을 독채로 얻어 전 층을 사용하는 동네에서 꼽히는 큰 병원으로 자리 잡았다.

인간은 누구나 다른 사람으로부터 인정받고 싶은 욕구를 갖고 있다. 매슬로의 동기부여론(욕구단계설)을 보면 인정받고 싶은 욕구는 인간의 중요한 상위욕구이다. 즉 의사와 환자는 말과 표정, 몸짓을 주고받으며 서로를 인정한다. 미소를 건네거나 반갑게 인사하기, 예의 바른 말씨로 환자 이름 불러주기, 서로를 격려하며 덕담 나누기 등이 긍정적 스트로크다. 이렇게 의사가 건넨 긍정석 스트로크는 더 큰 긍정적 스트로크로 의사에게 돌아온다. 환자를 행복하게 만드는 것은 의사 스스로를 행복하게 하는 일인 것이다. 당장 오늘부터 환자에게 올바른 경어와 정확한 호칭을 사용해서 예의 바른 말하기를 하자.

Key Point

환자의 호감을 사기 위한 방법 중 하나가 바로 환자의 이름을 불러주는 것이다. 환자가 많은 병원일수록, 바쁜 의사일수록 환자 이름을 일일이 기억해주는 행위는 환자에게 감동을 선사한다.

08

부정적인 말하기 지양, 구태의연한 설명 NO! 다양한 수사법 활용

"음··· 글쎄요. 큰 문제는 없을 듯합니다만···."

매번 병원에 가서 느끼는 것이 의사들의 부정적인 말하기다. 의사들은 왜 긍정적인 말도 반복 부정해서 말하는지 의문이 든다. 그냥 기분 좋게 '좋습니다.'라고 말하기보다는 '문제는 없습니다.' 식으로 돌려 말하고 '안전합니다.'라는 말 대신 '위험하지 않습니다.'식으로 '위험'이라는 단어를 거론해서 괜한 거부감이 들게 한다. 의사야 환자에게 강하게 어필해서 주의를 주려 하는 것이라고 해도 그것은 환자에게 전혀 어필이 되지 않는다.

얼마 전 어머니를 모시고 병원에 방문했을 때다. 검사 결과를 알려주시는 의사분이 "환자분은 현재 간 수치와 혈압에 별문제가 없으며, 체중도 적당합니다. 그러나 앞으로 체중이 늘지 않게 주의하셔야 합니다. 체중이 늘면 여러 가지 측면에서 위험할 수 있습니다."라고 이야기하는 것을 들었다. 그 의사는 결국 어머니와 라포르 형성(서로 마음이 통함)에 실패하고 말았다. 검사 결과에 대해 긍정적으로 말하지 않았기 때문에 어머니께 부정적인 연상 거리를 심어주었던 것이다. 체중이 늘면 위험할 수 있다는 말이 어머니께는 현재의 체중이 적절하다는 안심보다는 앞으로의 체중 증가에 대한 위험으로 다가왔던 것이다. 만약 그때 의사가 이렇게 이야기했으면 어떨까, "환자분은 현재 간 수치와 혈압이 정상이며 체중도 적당합니다. 앞으로도 지금처럼 체중 관리 열심히 하시면 건강하실 것입니다."

인간의 뇌는 여러 발표에서 밝혀졌듯이 긍정형의 정보만 처리한다. 따라서 의사는 의사의 말 한마디에 천국과 지옥을 오르내리는 환자들에게 말을 할 때 환자의 마음에 부정형의 암시를 심지 않도록 특별히 유념해서 말을 골라야 한다. 그러나 사실 의사들 대다수가 진료를 받으러 온 환자에게 "요즘도 안 좋으세요?",

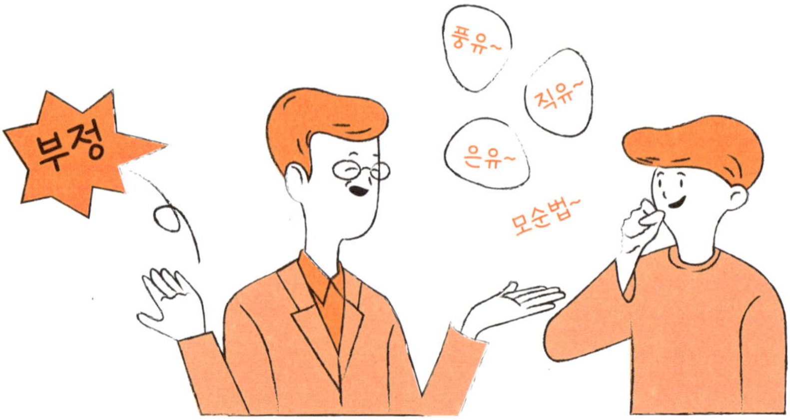

"글쎄요.", "별로 나쁘지 않습니다."식으로 말한다. 물론 아파서 찾은 환자이기에 또 병원이라는 곳이 본래 아픈 곳을 치료하는 곳이니 본의 아니게 부정적으로 질문을 하는 경우도 있겠지만 기왕이면 "요즘도 안 좋으세요?"라는 말 대신 "요즘은 좀 어떠세요?"가 훨씬 좋다. 혹시 병원에서 자주 쓰는 말 중에 환자, 보호자, 동료, 병원 직원들의 마음에 부정적인 암시를 심어주는 말은 없었는가? 같은 말이라도 "반 잔 밖에 없네요." 보다는 "반 잔씩이나 남았네요."라는 말이 희망적이다. 부정적인 말하기는 환자와의 관계를 넘어서 사실 모든 인간관계에서 적용된다. 부정적인 말하기라 할지라도 그 말뜻을 환자나 보호자가 제대로 알아듣는다면 그나마 괜찮다. 그러나 "오늘 옷이 참 멋지네요."가 "오늘은 옷이 이상하지 않네요." 보다 좋다는 것은 누구나 쉽게 이해할 것이다. 그러므로 부정적인 말은 되도록 긍정형으로 말하는 것이 좋다.

의사들 대부분이 미리 정해진 설명 방식으로 환자들에게 설명하는(똑같은 틀을 이용한다는) 것에도 주의해야 한다. 비슷비슷한 증상의 환자들을 반복적으로 보다 보니 설명 방식은 물론이고 심지어는 토씨 하나 안 틀리고 같은 설명을 하는 경우도 있다. 그러나 그렇게 하다 보면 얼마 지나지 않아 심지어 생각하지 않으면서 말하는 경우도 있게 된다. 사실 사람들은 저마다 설명하는 스타일을 갖고 있으며 의사들 역시도 그렇다. 어떤 의사는 환자에게 설명할 때 긍정형으로 말하는 습관을 길러 둔 반면, 어떤 의사는 부정적인 관점에서 설명하는 습관의 덫에 빠져 있다. 그래서 자신도 모르게 매번 환자들에게 부정적으로 반복 설명하고 있을 수 있다. 이러한 긍정 혹은 부정형의 설명 스타일은 각자의 태도에 영향을 끼치며 환자에게도 전해진다. 실제 병을 치료하는 의사가 긍정적 사고를 가지고 긍정적으로 얘기하면 환자에게 희망과 긍정적인 마인드를 심어주기 때문에 환자의 치료에 도움이 된다는 것은 잘 알 것이다.

또 기왕이면 진료 시 환자에게 설명할 때 틀에 박힌 딱딱한 표현들은 피하는 것이 좋다. 틀에 박힌 식상한 표현보다는 은유, 직유, 풍유, 모순법 등 다양한 수사법을 적극 활용하여 생생히 설명할 것을 권한다. 구태의연하고 틀에 박힌 표현들은 듣는 환자를 지루하게 할 뿐 아니라 괴리감까지 느끼게 한다. 그것은 다시 말해 의사의 말에 힘을 더하는 것이 아니라 힘을 빼 버린다는 것이다. 그렇다면 구태의연한 표현들을 피하고 어떻게 하면 환자에게 생생하고 귀에 쏙쏙 들어오는 표현들을 할 수 있을까?

우리가 학창 시절, 국어 시간에 배웠던 다양한 수사법들을 활용하면 많은 도움이 된다. 수사법의 대표격인 직유법은 표현하려는 사물을 다른 사물에 직접 비교하는 것인데 막연한 사물에 구체적인 그림을 그려준다. "보름달 같은 얼굴", "우윳빛 같은 피부", "강철 같은 근육", "세월은 유수와 같이", "꽃같이 예쁜 얼굴" 등이 이에 해당한다. 의사들이 자신의 전공 분야에 맞게 환자에게 설명할 때 적절히 활용하면 좋을 듯하다. 은유법은 두 개의 유사한 사물을 비유하는 것인데 이 역시 매우 생생한 설명이 된다. "마음의 거울", "어린이는 어른의 아버지", "내 마음은 호수" 등이 그것이다. 또 우리가 잘 아는 속담이나 격언 등을 이용해 내용을 간접적으로 표현하는 풍유법도 구태 의연한 표현들을 또렷이 해주는데 도움이 된다. "우물 안 개구리", "핑계 없는 무덤 없다", "빈 수레가 요란하다", "돌다리도 두드려 보고 건너라", "토끼 두 마리를 쫓다가 결국 한 마리도 잡지 못한다" 등이 그것이다. 사실 "지금 당장 치료를 받으셔야 합니다."라고 열 번 말하는 것보다 "소 잃고 외양간 고쳐봐야 아무

소용없습니다."라는 속담 한 마디가 더 설득력이 있으며 환자에게 생생한 감정을 불러일으킨다. 특히 풍유는 다른 사람을 설득하거나 의견을 바꿀 때 많이 사용하니 환자를 설득할 때 이용하면 유용하다. 개인의 의견에는 반론하기 쉽지만 속담을 부정하기는 어렵기 때문이다.

속담과 고사성어는 이처럼 간결하면서도 설득력 있는 이야기를 하고 싶을 때 활용할 수 있는, 간단하고도 편리한 기술이다. 한편 "지는 것이 이기는 것이다", "모르는 게 약이다"식의 모순법(역설법)도 진부한 표현에는 힘을 실어준다. 서로 모순되는 말을 연결해서 특별한 의미를 부여하는 것이기에 표현에 박진감을 주며 미묘한 뉘앙스로 환자들 가슴 속에 오래 남는 표현이 된다. 또한 묘사할 때 유용한 방법인 의태법은 사물의 모양과 짓을 그대로 시늉하여 표현하는 것으로 주로 의태어를 쓴다. "매끈매끈한 살결", "말랑말랑한 손" 등이 그것이다. 강조법의 일환으로 과장법과 반복법도 들 수 있다. 과장법은 실제보다 훨씬 크게 혹은 작게 표현하는 것으로 "낙타가 바늘구멍에 들어가는 것만큼이나 힘들다", "살을 에는 듯한 추위", "간이 콩알만 해졌다"가 그것이다. 또 강조법은 같거나 비슷한 말을 되풀이하여 강조하는 법으로 "옛날 옛적에", "깊고 깊은 바다", "멀고 먼 나라", "해도 해도 안 된다" 등이 바로 그것이다. 적재적소에 현명히 사용한다면 머지않아 설명 잘하는 의사가 될 것이다.

의사들이여, 작은 표현의 차이가 환자의 마음을 바꿀 수 있다. 환자의 마음에 와닿는 표현은 살아있는 생생한 표현이다. 환자와의 대화 시 더 이상 진부하고 구태의연한 표현은 사용하지 말자. 단어의 힘이 곧 표현의 힘이며 그 상황에 정확히 맞는 단어는 오해의 소지도 없다. 진료 시 단어 하나가 가지는 힘, 한마디 표현이 가지는 힘을 인식하고 찾아내려는 노력을 하자. 사실 그 상황과 사물에 정확히 맞는 단어는 하나밖에 없다고 한다. 진료 시 대화에서도 그렇다. 정확한 단어와 표현은 환자의 마음을 진정으로 두드리며 천편일률적이고 상투적인 말은 환자의 마음 속에 전혀 들어오지 않는다. 환자의 마음의 문을 노크하고 마음을 움직이는 메시지를 전달하기 위해 의사들은 단어 하나, 표현 하나에도 신경 쓰며 노력해야 한다. 환자들이 의사의 말 한마디 사소한 단어 하나 차이로 천국과 지옥을 오간다는 것을 기억하며 말을 할 때 더욱 신중해야함은 물론이다. 항시 “아 다르고 어 다르다"라는 말을 생각하며 비슷한 단어라도 그 의미 차이에 힘쓰길 바란다. 세계적으로 존경받는 학자 한 분은 인종 차별적 단어를 잘못 사용해서 그동안의 공든 탑이 무너졌다고 한다.

내가 현재 하고 있는 말이 앞으로 펼쳐질 미래 모습이라고 했다. 기왕이면 환자들에게 긍정적으로 말할 때 환자들도 좋은 결과를 얻을 수 있지 않을까. 항상 긍정적으로 말하며, 틀에 박힌 표현들은 지금 당장 안녕하자. 분명 우리 병원 환자들의 얼굴이 훨씬 더 밝아질 것이다.

Key Point

진료 시 환자에게 설명할 때 틀에 박힌 딱딱한 표현들은 피하는 것이 좋다. 틀에 박힌 식상한 표현보다는 은유, 직유, 풍유, 모순법 등 다양한 수사법을 적극 활용하여 생생히 설명하는 것이 좋다.

09

100% 수락하는 효과적인 설명법

"내일도 치료받으러 나오실 수 있죠?"

"저…."

진료 시 환자와 대화할 때 환자가 100% 수락하는 법으로, 환자에게 YES라는 대답을 반복적으로 이끌어내는 것을 권하고 싶다. 사람은 누구나 'YES'라고 하면 마음도 그에 따라 움직인다. 즉 몸과 마음이 일치한다는 것인데 'YES'라고 대답하면 마음도

'YES'가 되어 상대의 이야기를 받아들일 자세가 높아지게 된다. 이것은 현재도 연구가 활발히 진행되고 있는데, 'YES' 대답을 받아내면 생각하는 법도 'YES', 마음도 긍정이 된다는 것이다. 그러므로 진료 시 환자에게 말하는 방법, 질문에 'YES-TAKING'을 도입해보자. 의식적으로 환자가 'YES'라고 대답할 질문을 하며 반복적으로 고개를 끄덕이게 만들어 긍정적으로 받아들일 태세를 만들어 가는 것이다.

"오늘 참 많이 춥죠?" ⇒ "네"⇒ "허리가 아프셔서 많이 힘드시죠?" ⇒ "네, 아파요." "여기가 이렇게 아프시죠?"⇒ "네"⇒ "일주일 전부터 아프셨다고 했죠?" ⇒ "네" ⇒ "빨리 나으시도록 제가 잘 치료해 드릴게요!" ⇒ "네. 감사합니다!"식으로 반복적인 YES를 이끌어내는 것이다. 물론 환자에게 "YES"라는 대답을 이끌기 위해서는 환자의 말을 정확히 잘 경청해야 한다. 이렇게 환자가 'YES' 대답을 하는 것이 좋은 이유는 지금까지 계속 'YES'를 말했으므로 의사의 요구에 갑자기 NO라고 말하기 힘들다는 데 있다. "기름진 음식 피하시고 술 담배는 절대 하지 마세요." ⇒ "네.", "약 시간 맞춰 잘 드셔야 합니다." ⇒ "네.", "내일도 치료받으러 오실 수 있죠?" ⇒ "네." 이처럼 환자가 'YES' 대답을 연속해서 사용하게 한 뒤 주의사항이나 환자가 지키기 힘들 것 같은 것을 뒤에서 제시하는 것이다. 그러면 환자는 계속 긍정으로 답했기에 "안 돼요"라고 말하지 못하고 긍정으로 대답할 확률이 크다. 아울러 앞서 이야기했듯 대답하면서 긍정의 마음과 의지를 갖게 된다. 이것은 커뮤니케이션의 성공 협상 중 사소한 부분에서 'YES'를 말하게 해서 결국 큰 'YES'를 쟁취하는 YES-TAKING 방법이다. 그러므로 가급적 환자에게 'YES'라는 대답을 이끌자. 아울러 여기에 설득 커뮤니케이션 기법인 '양자택일법(선택지 한정법)'을 활용하면 더 효과적이다. 환자에게 'YES'를 연속적으로 유도한 후에 "환자분, 내일 치료받으시는 게 좋으십니까, 모레가 좋으십니까?"식으로 답안을 선택적으로 질문하는 것이다. 환자는 내일이나 모레 중 하나를 선택할 수밖에 없다. 이 방법이 좋은 점은 비록 제안은 의사가 했지만 환자 스스로 선택했다는 확신을 줄 수 있다는 것이다. 꼭 치료를 받아야 하는데 바쁘다고 못 나오는 환자나 치료 날짜를 정하지 못하는 환자에게 유용하다.

특히 'YES' 대답을 이끌어내는 효과적인 방법 중, 환자에게 치료나 약을 권할 때 치료법이나 약에 대한 부작용/결점을 함께 이야기하여 공감을 얻는 방법이 있다. 요즘은 많은 의사들이 환자에게 설명할 때 이렇게 장점과 단점을 함께 이야기하는데 이것은 환자들에게 매우 큰 신뢰를 준다. 또 환자와 의견을 같이하여 '동질감'을 형성해 환자에게 부담 없이 'YES'를 이끄는 것이다. 일례로 "저희 누나도 이 수술을 받았습니다.", "제 아내도 이 시술을 받았는데 아주 만족해합니다.", "저도 겁이 많은 편인데 시술을 받아보니 전혀 아프지 않았습니다."와 같다. 이는 사소한 부분이지만 환자와 공감

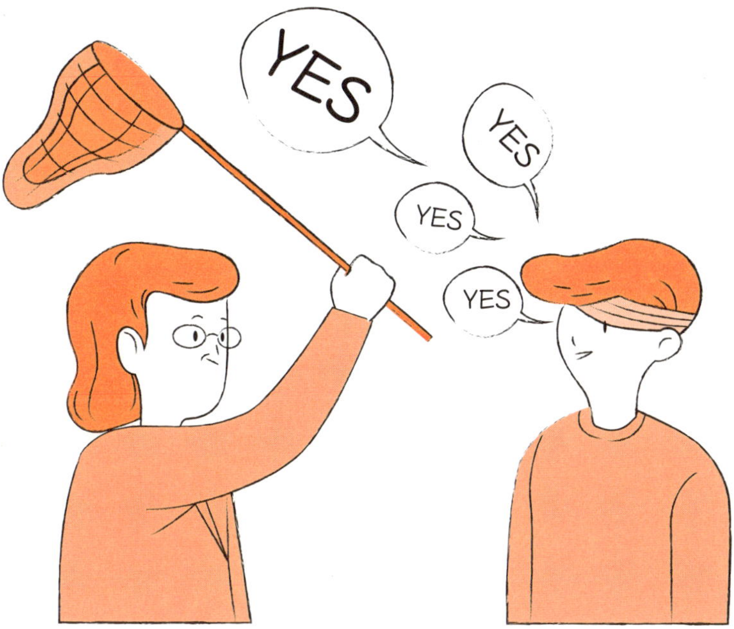

대를 형성하는 데 효과적이다. 이렇게 작은 'YES'를 저장해 두면 환자와의 대화를 긍정적으로 이끌어갈 수 있다. 즉 의사가 환자와 일치하는 부분, 공감대를 찾는 것이 필요하다. 만약 어떤 의견을 제시할 때 환자에게 'YES'라는 대답을 얻기가 힘들다면 앞에서 언급했듯 쉬운 부분부터 'YES' 의견을 구하면 훨씬 쉽다. "환자분, 약 챙겨 드실 수 있죠? 약 챙겨 드시고 이틀 후 치료 꼭 나오세요."식의 제안은 환자에게 비교적 쉬운 제안이다. 그 다음 "일단 치료를 해보고 호전이 안되면 그때 수술을 생각하죠."식으로 이야기한다. 처음부터 수술을 거론하는 것보다는 수술에 대해 긍정적으로 받아들이게 된다. 혹은 "A 시술은 규칙적으로 받으셔야 합니다."식의 제안을 한 다음 "주 2회씩 가능하신가요? 월/목과 화/금 중 언제가 좋으십니까?"라는 제안을 이어가는 방식으로.

이와 함께 상황에 따라서는 '누구나'라는 말로 환자를 살짝 자극하는 것도 효과적이다. 환자가 이유 없이 수술을 불안해하거나 망설인다면 "우리나라 중년 여성들 대다수가 이 시술을 받으십니다.", "이 수술을 받고 많은 환자가 만족하셨습니다.", "저희 병원에서 가장 많이 하는 수술입니다.", "관절이 안 좋은 모든 분들에게 효과적인 시술입니다."와 같은 말을 해보는 것도 좋다. '대다수', '많은', '모두가' 등의 말을 들으면 환자는 내심 "나만 뒤처지지 않나?", "나도 받아야겠네."라는 생각으로 수술, 시술에 대해 걱정을 했더라도 마음이 기울게 된다. 이것은 설득 커뮤니케이션 중 '동조성'의 효과를 노린 것인데, "대한민국 현명한 주부님들은 모두 쓰고 계십니다."식의 광고가 광고를 보는 수많은 주부들의 마음을 흔드는 것과 같은 원리다. 바로 '자존심'을 자극하는 화법이기 때문이다. 물론 증상을 설명하는 과정에서는 이러한 애매한 표현이 좋지 않지만 치료를 권유하거나 설득할 때는 좋다.

상황에 따라서는 의사가 환자에게 'NO'라고 확실히 말하는 것도 중요하다. 부드러운 의사, 친절한 의사를 지향하기에 환자의 말을 거절하지 못하거나 애매하게 대답을 회피하는 것은 나중에 더 큰 문제가 된다. "선생님, 저는 수술보다 약물 치료를 하고 싶어요."라는 환자의 요구에는 "네. 그런데 그게…. 환자분은…."식의 대답이 아닌 "안됩니다. 환자분은 수술을 받으셔야 합니다."식으로 강력하게 'NO'를 밝히는 것이다. 종종 환자에게 의사가 제시한 치료법이나 수술에 대해 확실한 믿음을 보여야 할 때가 있다. 'NO'를 강력히 말함으로써 환자의 마음에서 'YES'를 끌어낼 수 있다. 사실 환자는 실제 시술이나 수술내용보다 시술을 하는 의사에 대해 평가하고 믿고 결정하는 경우가 많다. 그렇기 때문에 의사부터 스스로 치료법에 대한 확실한 믿음을 갖고 환자에게 믿음을 주며 가려운 곳을 긁어 줄 필요가 있다. 특히 환자가 관심을 갖는 부분이나 의사가 강조하고 싶은 중요 사항에 대해서는 카메라가 클로즈업하듯 구체적인 예를 들어 설명하자. 그 외의 사항에 대해서는 가볍게 흘려보내는 것이 좋다. 또 환자가 이해하기 쉽도록 여러 부분 중 특히 강조하고 싶은 부분에 집중해서 일상의 구체적인 예를 들며 설명하는 것이 좋다. 일례로 환자가 '코 성형 수술' 상담을 하는 도중, 수술 후 콧속 실리콘이 움직이거나 비뚤어질까 봐 걱정한다면 그 걱정을 확실하게 해결해 주는 것이 가장 중요하다. 물론 그때 "코 골막 아래에 실리콘을 넣어주기 때문에 실리콘이 흔들리지 않고 정확히 고정됩니다."라고 이야기하면 효과적이다. 그러나 그 말은 환자들에게 왠지 생소하게 느껴진다. 같은 이야기지만 이렇게 이야기하면 어떨까? "우리가 갈비를 뜯을 때 갈빗대 마지막에 딱 붙어 있는 고무 같은 것 있죠? 그 부분이 콧속 골막이라고 생각하시면 됩니다. 그 골막 아래에 실리콘을 정확히 넣어 고정해 주면 수술 후에도 실리콘이 흔들리거나 비뚤어지는 일이 없습니다." 이렇게 일상에서 환자가 경험한 것들 중 적절한 예를 들면 환자는 훨씬 쉽게 이해한다. 이렇게 환자가 걱정하는 부분, 의사가 강조하고 싶은 부분에 대해서 효과적으로 설명하자. 또 구체적인 예를 들 때는 '카메라의 시점'도 기억해야 한다. 우리가 사진을 찍을 때 표정을 찍고 싶다면 인물 전체를 찍는 것보다 얼굴만 클로즈업해서 찍는 것이 효과적이듯 말을 할 때도 강조하고 싶은 사항에 집중하여 설명하는 것이 좋다. '밤을 새운 얼굴'에 대해 설명할 때도 단순히 '졸린 얼굴'보다는 '눈이 빨갛게 충혈된 얼굴'이라고 말하는 편이 이해가 쉽다. 구체적으로 눈에 집중하여 피곤한 이미지가 머릿속에 쉽게 떠오르는 것이다. 비만 환자에게 '지방 흡입술'을 권할 때도 단순히 "몇 킬로그램이 빠집니다." 보다는 우리가 자주 먹는 고기 근수를 예로 들면서 실제로 지방 덩어리가 얼마나 빠져나가는지 집중하여 설명하는 것이 효과적이다. 사람들이 많이 받는 '쌍꺼풀 수술'의 매몰법과 절개법을 설명할 때도, 단순히 메스를 대는 것과 대지 않는 것으로 구분 짓기보다 "매몰법은 바늘로 살짝 뜨는 것이라 흉터가 남지 않는 반면, 절개법은 매스로 선명히 긋는 것이라 흉터가 좀 남을 수 있습니다. 아울러 매몰법은 본인 눈처럼 자연스러운 대신 수술 후 풀릴 수 있다는 단점이 있고 절개법은 자국이 남는 대신 수술 후에도 쉽게 풀리지 않는 장점이 있습니다."와 같이 장단점을 함께 정확히 설명해주자. 혹 '매몰법'에 관심을 보이는 환자가 수술 후 풀리는 것에 대해 걱정한다면 앞서 이야기했듯 걱정하는 부분에 정확히 초점을 맞춰 해결해 주어야 한다. "네. 그 부분은 걱정하지 않으셔도 됩니다. 바느질도 박음질은 굉장히 튼튼하죠? 매몰법도 연속적으로 또는 연속 매몰법을 한다면 풀리는 걱정은 하지 않으셔도 됩니다." 의사의 전공 서적에 있는 사례나 수치보다도 환자는 몸소 체험한 것에 대해서 환자는 쉽게 공감한다. 그러므로 환자에게 설명할 때는 일단 일상에서 유사한 경우가 없는지 살펴보자. 환자가 가장 신뢰할 수 있는 것은 자신이 실제 체험한 것뿐이다.

Key Point

진료 시 환자와 대화할 때 환자가 100% 수락하는 법으로, 환자에게 'YES'라는 대답을 반복적으로 이끌어낼 것을 권한다. 대부분의 사람은 누구나 "'YES'라고 하면 마음도 함께 움직인다.

세계일보, 2013년 12월 10일

갈 길 먼 환자 알 권리

병원은 가깝고 의사는 멀다

지난해 딸 영은(가명·29)씨가 갑자기 왼쪽 엉덩이에 심한 통증을 호소해 서울 강남의 한 병원에 데려갔던 강미화(가명·54)씨는 "딸의 병이 '점액낭염'이라고 하는데, 그게 무슨 병인지 물어봐도 아무도 가르쳐 주지 않았다."며 "주사를 맞은 후 고열에 시달리며 너무 아파해 왜 그런지 물어봐도 설명해주지 않아 결국 다른 병원으로 옮겼다."고 분통을 터뜨렸다.

병원 문턱은 낮아졌지만 환자들에게 의사는 여전히 어려운 존재다. 늘 바쁘고 피곤해 보이는 의사 앞에서 어디가 얼마나 아픈지 제대로 말할 수 없고, 궁금해도 물어보지 못한다고 환자들은 토로한다. 의사가 어려운 의학 용어로 짧고 간단하게만 설명하기 때문에 들어도 무슨 말인지 이해하지 못하는 경우도 많다. 문제는 의사와 환자의 이런 '불통(不通)'이 불의의 사고나 의료 분쟁으로 이어지기도 한다는 것이다.

9일 법원과 한국의료분쟁 조정중재원(중재원), 한국소비자원 등에 따르면 최근 접수되는 각종 의료 분쟁 사건에 빠지지 않고 등장

의사 설명에 대한 환자와 의사 인식조사

(환자단체연합회 등이 환자 320명, 의사 33명 대상으로 실시한 설문 결과)

환자 · 의사 공통질문

의사가 환자에게 충분히 설명하지 않는 이유는 무엇이라고 생각하나? (단위: %)

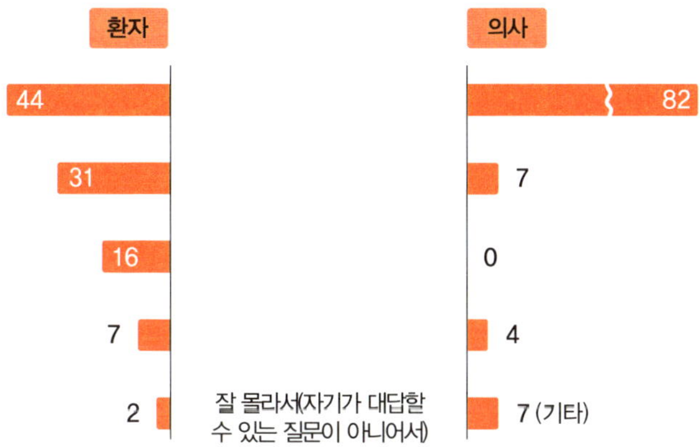

의사에게 설명 듣고 싶은 항목/환자에게 신경 써서 설명하는 항목은? (단위: %, 중복응답 가능)

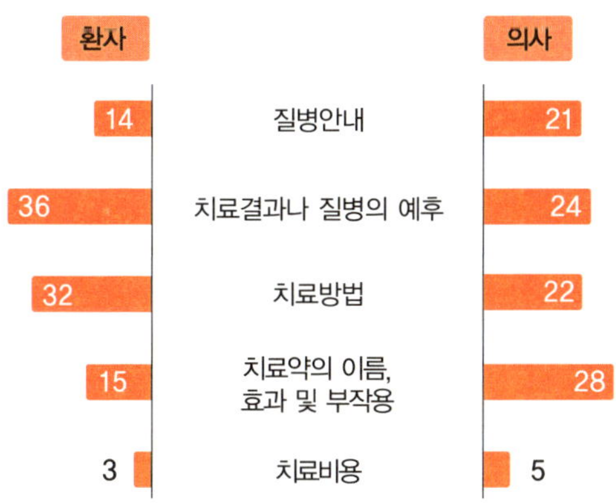

환자
의사
14
질병안내
21
36
치료결과나 질병의 예후
24
32
치료방법
22
15
치료약의 이름, 효과 및 부작용
28
3
치료비용
5

환자 개별질문

외래진료시 의사와 대면시간이 얼마나 됐나?

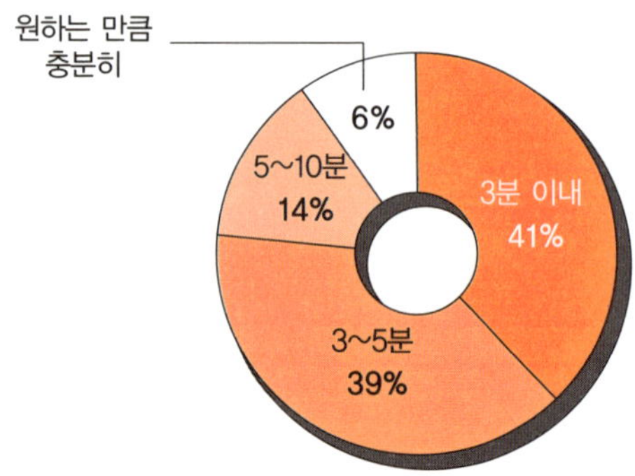

의사가 달라졌으면 하는 점은?

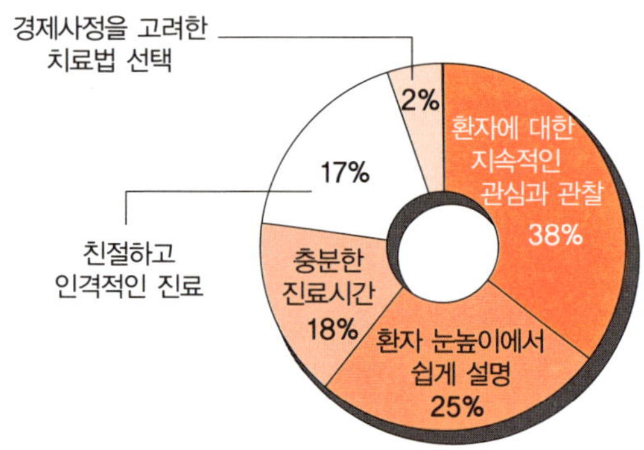

하는 것이 '의사의 설명 의무'다. 진료와 치료 과정에서 의사에게 치료 방법이나 부작용, 예후 등에 대해 제대로 설명을 듣지 못해 피해를 봤다며 환자들이 소송 등을 제기하는 것이다. 의료전문 변호사들과 중재원 조정위원들은 "의료 분쟁은 대부분 원인이 복합적이지만 60~70%가 설명 의무에 관련된 것으로, 의사가 설명만 잘해도 분쟁이 절반 이상 줄어들 것"이라고 입을 모은다.

의료분쟁이 잦아지면서 최근 수술이나 시술, 검사에 앞서 동의서를 받는 병원들이 크게 늘었다. 그러나 일부 병원에서는 동의서 내용을 꼼꼼하게 설명하지 않은 채 환자에게 사인만 받아 분쟁 발생 시 책임 회피 수단으로 이용하기도 한다.

윤선화(가명·37)씨는 지난 1월 A대학병원에서 "자궁내에 2~5 ㎝의 혹 3개가 있으니 제거하는 수술을 하자"는 의사 권유를 받고 수술 동의서에 사인했다. 그후 두 달간 생리가 없어 산부인과를 찾아간 윤씨는 "자궁이 없어 생리를 안 하는 것"이라는 청천벽력 같은 말을 들었다. 대학병원에 항의하자 의사는 "환자가 사인한 동의서에 '전자궁절제술'이라고 쓰여 있고, 수술 전에 고지했는데 환자가 알아듣지 못한 것"이라고 반박했다. 의사의 말대로 수술 전 동의서와 차트에는 전자궁절제술이라고 써 있지만 윤씨는 그 수술이 자궁적출을 의미하는지, 즉 더 이상 출산을 할 수 없다는 뜻인지 꿈에도 몰랐다.

의사가 의학 전문 용어를 환자 눈높이에 맞게 설명해주지 않아 환자가 자기결정권을 박탈당한 사례라고 전문가들은 지적한다. 법무법인 해울의 신현호 변호사는 "'의사의 설명은 환자의 교육 정도와 연령, 심신 상태 등의 사정에 맞춰 구체적인 정보와 함께 이뤄져야 한다.'는 대법원 판례도 있다"면서 "의사가 분명히 설명했다고 해도 환자가 이해하지 못하면 제대로 한 것이 아니다."라고 지적했다.

9일 서울의 한 대학병원 접수 창구에서 환자들이 진료를 기다리고 있다. 대부분 환자들이 진료 시간을 예약하고 오지만, 최소 30분 이상은 기다려야 의사를 만날 수 있다.

설명 의무와 관련된 의료 분쟁은 주로 성형외과와 치과, 정형외과에 집중된다. 이들 진료 과목은 매출 경쟁이 치열하고 홍보 마케팅에 많은 비용을 투자한다는 공통점이 있다. 병원 업계에서는 "셋 다 필수적이기보다는 선택적인 치료가 많은데, 부작용을 다 설명하면 경영이 안 되는 것이 딜레마"라고 한다. 강남의 A성형외과 원장은 "의사가 환자에게 발생 가능한 모든 부작용과 만족스러운 결과가 나오지 않을 수도 있다는 사실을 고지해야 하지만(실제보다) 축소해서 알려주는 경향이 있다"고 귀띔했다.

의사들은 충분히 설명을 해도 환자들이 귀담아듣지 않거나 기억을 못하는 경우도 많다고 토로한다. B성형외과 의사는 "성형 환자의 경우 혹시 모를 부작용을 설명해도 자신에게 닥칠 일로 생각하지 않고 흘려듣는 경우가 많다"며 "잘 된 사례를 보고 좋아질 것이라고만 기대하기 때문인 것 같다"고 말했다.

치과 협회의 한 관계자는 "분쟁이 잦은 사랑니나 어금니 발치의 경우 대부분의 치과 의사가 환자에게 거울로 발치할 치아를 보여주고 핀셋으로 집어 확인시켜주는 과정을 거치는데, 차트에 이런 과정까지 쓰기는 힘들다"며 "대부분 감정이 상하거나 분쟁이 발생할 때 환자가 차트에 표기하지 않은 것을 근거로 문제삼는다"고 지적했다. 그는 "치과와 성형외과의 경우 건강보험이 적용되지 않아 고가의 비용을 지불하기 때문에 환자들의 기대 심리도 높고 더 민감하게 반응하는 것 같다"고 말했다.

세계일보 / 2013.12.10

10

먼저 좋은 인간관계 만들기, 신뢰는 호감이 밑바탕 되어야…

인간적 호감(=긍정적 평가) ⇒ 감정에 호소 ⇒ 행동 변화를 위한 논리적 근거 ⇒ 상대가 마음이 변하지 않도록 다시 한 번 인간적 호감(=긍정적 평가)

의사에 대한 신뢰는 의사와 환자 간의 좋은 인간관계에서 시작된다는 것을 아는가? 고대 철학자 아리스토텔레스는 인간의 설득을 위한 필수 요소로 에토스(Ethos), 파토스(Pathos), 로고스

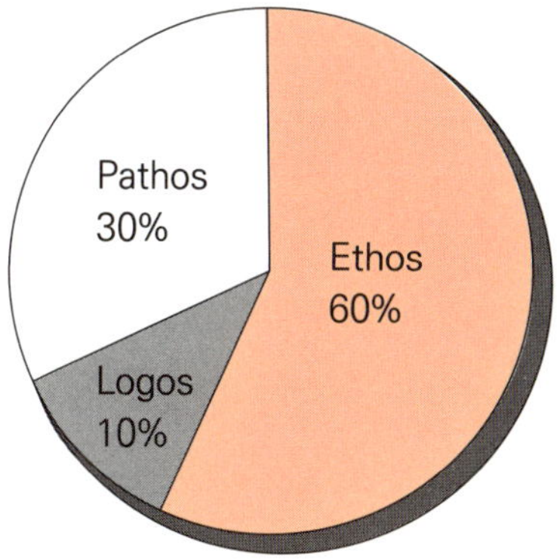

(Logos)를 들었다. 즉 에토스(Ethos)는 명성, 신뢰감, 호감 등 메시지를 전달하는 사람에 대한 인격적 측면으로, 설득 과정에서 60% 정도의 영향을 미친다. 파토스(Pathos)는 공감과 경청으로 상대와 친밀감을 형성하거나 유머, 공포, 연민 등의 감정을 자극해 마음을 움직이는 감정적 측면으로, 설득 과정에서 30퍼센트 정도의 영향을 미친다. 마지막 로고스(Logos)는 논리적 근거나 실증적인 자료로 상내방의 결성을 성당화시킬 수 있는 근거를 제공하는 이성적 측면으로, 설득 과정에서 10퍼센트 정도의 영향을 미친다.

결국 성공적인 설득은 다음과 같은 순화 감정을 거친다. 상대에게 먼저 인간적 호감을 사고 긍정적인 평가를 받는다(에토스). 다음으로 상대의 감성에 호소한 후(파토스), 행동 변화의 필요성에 대한 논리적 근거를 제공한다(로고스). 끝으로 상대가 마음을 바꾸지 않도록 다시 한번 에토스를 사용하여 주지시킨다. 이것이 바로 성공 설득 3요소다. 의사들도 환자와의 관계에서 이 요소들을 적극 활용해 보면 효과적이다. 진료실에 환자가 들어왔을 때 "안녕하세요", "어서 오세요"와 같은 따뜻한 인사말을 건넨다면 살짝 눈인사만 건네는 것보다 환자의 마음을 사로잡는 인사가 된다. 여기에 '오늘 날씨가 많이 춥죠?', '많이 기다리셨죠?' 등의 말을 함께 덧붙인다면 훨씬 호감을 주는 의사가 된다. 필요한 용건만 간단히 말하고 끝나는 의사는 형식적인 느낌이 든다. 기왕이면 인사말에 한 마디를 덧붙여보자. 그러나 덧붙이는 말이라 해서 거창한 말을 생각하거나 부담은 갖지 말자. 즉흥적으로 보이는 물체, 혹은 그때 상황에서 떠오르는 한마디면 족하다. "그동안 잘 지내셨어요?", "날씨가 많이 추워졌습니다.", "금요일이라 차가 많이 막히죠?", "옷이 참 잘 어울리시네요." 이처럼 인간적으로 사심 없이 환자에게 건네는 말 한마디는 환자에게 긍정적인 인상을 남긴다. 사람의 심리가 언제 어디서나 존귀한 존재로 인정받고 싶어 한다는 점을 감안할 때 이것은 신뢰감의 중요한 밑바탕이 된다. 이것은 앞서 말한 아리스토텔레스의 설득 3요소 중, 인간적 호감을 주어 긍정적인 평가를 받게 하는 에토스에 해당한다. 에토스가 바탕이 되었다면 다음으로 환자의 이야기나 반복되는 표현들을 통해 환자의 관심사를 알아내고 그에 관련된 말을 해주면 효과적이다. 환자가 '노화'에 관심이 있는지 '다이어트'에 관심이 있는지 적절히 파악해 거기에 맞춰 이야기하면 좋다. 사람은 자신의 관심사항에 대해 말을 하면 진심으로 공감하며 쉽게 마음을 연다. 먼저 환자에게 호감을 갖고 환자가 어떤 관심사를 가졌는지 살펴주는 배려를 하자. 조금 친분이 있는 환자라면 "그때 많이 바쁘다고 하셨는데, 이젠 좀 나아지셨어요?", "결혼하신다고 했죠? 준비는 잘 돼 가세요?", "이번에 시험은 잘 보셨어요?", "출장은 잘 다녀오셨어요?"와 같이 간단한 안부 정도를 묻는 것도 좋다. 만약 처음 만난 환자라면 "허리가 불편해서 힘드시죠?", "잠을 못 주무셔서 어쩌죠? 자기 전에 따뜻한 우유를 드시면 좀 도움이 되실 겁니다", "소화 잘 되는 부드러운 음식으로 식사 잘 드셔야 합니다."와 같이 이야기해 보자. 분명 환자는 자신을 기억해 주는 의사에게 인간적인 배려와 고마움을 느끼게 될 것이다. 위 예시는 아리스토텔레스가 말한 설득 3요소 중 파토스에 해당하는 부분으로 환자의 감정을 자극하는 것인데 더불어 진료 시 환자의 이야기(증상에 대한 호소나 질문)를 적극적으로 경청(고개를 끄덕여주거나 표정으로 잘 듣고 있다는 표시)해준다면 더 효과적이다. 그 다음으로 환자의 차트나 X-ray 사진, CT, MRI 결과 등을 토대로 치료법이나 치료 후의 결과, 복용해야 할 약에 대해 조리 있게 설명해 주며 논리적 접근을 한다면 OK다. 이것은 설득의 3요소 중 로고스, 즉 이성적으로 접근하는 것에 해당한다.

자, 이 정도면 환자는 의사에게 치료받길 원할 것이며 의사가 권하는 어떠한 치료법이나 수술이라도 믿고 받아들일 각오가 되어 있을 것이다. 여기에 "최선을 다해 치료하겠습니다", "우리 함께 열심히 고쳐 봅시다."와 같이 한 번 더 환자에게 인간적인 호감을 어필하며 "안녕히 가세요", "다음 주에 봬요."식의 따스한 인사를 잊지 않고 건넨다면 환자는 계속해서 의사에 대해 긍정적인 마음을 갖게 될 것이다. 아리스토텔레스 설득 3요소 중 에토스인데 마지막으로 한 번 더 인간적 호감을 주는 것은 병원을 나서는 환자에게 다음에도 이 병원을 찾을지, 주변 사람들에게 이 병원을 추천할지 여부가 결정된다. 적절히 활용한다면 실제 많은 도움이 될 것이다.

사실 우리가 커뮤니케이션을 하는 가장 중요한 목적은 대상을 효과적으로 이해시키고 설득하는 것이다. 그러므로 전달할 메시지의 정확성은 기본적 요소이며 그에 덧붙여 '감동'이라는 요소가 필수적이다. 말하자면 이성과 감성이 배합된, 논리적 호소와 감정적 호소가 병행되어야 한다는 것이다. 적절히 구사하는 논리적 호소와 감정적 호소는 분명 환자의 치료 선택에 도움을 줄 것이다. 아울러 감정적 호소를 할 때는 자신의 실제 경험을 예로 활용하는 것이 좋은데, "저희 어머니도 관절이 좋지 않아 고생이 많으셨는데 이 수술을 받으시고는 얼마나 편해지셨는지 몰라요."식으로 아들의 입장에서 얘기하는 것이다. 의사들이 진료 시 이러한 이성과 감성의 배합을 잊지 않는다면 단순히 인간적 호감을 주는 의사를 넘어 병원 경영까지 성공으로 이끌 것이다. 혹 나이가 많다고 치료를 포기하려는 할아버지 환자분이 계시다면 자식들을 떠올리게 하여 힘을 북돋아 주고 치료에 대한 의욕을 넣어주어야 한다. 폐가 좋지 않은 중년 남성이 의지가 약해 담배를 끊지 못한다면 토끼 같은 자식을 떠올리게 하여 반드시 담배를 끊게 하는 지혜가 필요하다. 의사는 단순히 환자의 병만 치료하는 의료기술자가 아니다. 어느 때는 환자를 부드럽게 설득하는 설득자가 되어야 하고 어느 때는 환자를 지도하는 선생님이 되어야 하며, 어느 때는 환자와 웃으며 대화를 즐길 수 있는 친한 친구가 되어야 한다. 그리고 이러한 커뮤니케이션의 기본은 인간적 호감이다. 인간적으로 호감이 가지 않는 의사에게는 치료받고 싶지 않은 게 모든 환자들의 공통된 마음이다.

스트로크(Stroke)는 심리학 용어로 '상대에게 주는 자극'을 말한다. 기분 좋은 스트로크는 환자와의 원만한 관계를 만들어 주지만 그렇지 못한 스트로크는 오히려 반대로 작용한다. 그러므로 어떻게 하면 환자에게 좀 더 긍정적 스트로크를 구사할 수 있을지 의사들은 늘 고민해야 한다. 일단 스트로크는 양적으로 적절해야 한다. 진료실에 들어온 환자가 "선생님, 안녕하세요!"식의 긍정적인 스트로크를 준다면, 거기에 맞게 "네. 안녕하세요! 많이 기다리셨죠?"와 같이 한 개 이상의 스트로크를 다시 보내주어야 한다. 만약 환자의 이러한 스트로크에 "네"라고 단답형으로만 대답한다면 스트로크의 교환은 양적으로 잘못 이루어지게 된다. 즉 환자는 의사에게 반갑게 인사를 하고 나서 서운할 수 있다는 것이다. 또 스트로크는 질적으로도 수준이 적절해야 한다. 과거 수술을 받은 환자가 의사에게 감사한 마음에 악수를 청했는데 의사가 악수는 하지 않고 버젓이 인사말만 한다면 어떨까? 분명 환자는 기분이 상할 것이다. 스트로크가 질적으로 차이가 나기 때문이다. 그러므로 누군가가 신체 접촉을 통해 인사를 하고자 한다면 질적으로 이와 같은 교환을 이루어야 하며 상황에 따라서는 악수 이상의 긍정적인 자극을 주어도 좋다. 커뮤니케이션의 기본은 '너와 내가 서로 주고받는 것'임을 꼭 기억하자. 이렇게 스트로크가 양적, 질적으로 같다면 시기 또한 적절해야 한다. 의사의 지시 사항에 잘 따라준 환자에게(실제 치료할 때는) 단 한 번도 칭찬을 못해주다가(치료가 끝나서) 더 이상 환자가 병원에 오지 않을 때야 비로소 '모범적인 환자였는데 칭찬이라도 한 번 해 드릴걸….' 하고 후회해 봐야 소용없다는 것이다. 그러나 평상시 이러한 긍정적 스트로크를 주지 않았던 의사들은 표현에 많이 미숙하다. 노력하자.

의사들이여, 스트로크는 자신의 존재를 확인시키는 행위다. 긍정적인 스트로크를 많이 준 의사일수록 환자도 의사에게 긍정적인 스트로크를 보내온다. 맞지 않는 환자일수록, 까다로운 환자일수록, 의사부터 긍정적인 자극을 보내 보자. 분명 환자와의 관계가 좋아질 것이다.

Key Point

의사는 단순히 환자의 병만 치료하는 의료 기술자가 아니다. 어느 때는 환자를 부드럽게 설득하는 설득자가 되어야 하고, 어느 때는 환자를 지도하는 선생님이 되어야 하며, 어느 때는 환자와 웃으며 대화를 즐길 수 있는 친한 친구가 되어야 한다.

11

쓸데없는 말 한마디를 줄여라, 적당할 때 끊으면 다 잃지는 않는다.

진료 시 환자와의 대화에서 의사는 늘 계획성을 갖고 말해야 한다. 말을 밖으로 낼 때 의사가 그것을 실천하려는 마음을 가져야 하며 말한 결과에 대해서도 책임을 질 수 있는 이야기를 하라는 것이다. 치료를 할 때도 계획 없이 치료하면 차질이 생기고 불필요한 수고와 시간을 낭비하듯 말도 실천 가능성을 생각하지 않고 뱉는다면 엄청난 오해와 불신을 낳는다. 흔히 "사람이 말을 쉽게 내뱉는 것은 말에 대한 책임감이 없기 때문이다."라고도 한다. 곧 의사가 환자에게 계획 없이 말하는 것은 무책임한 의사라는 것을 인정하는 행위이며 환자에게 신뢰를 주지 못한다는 것이다. 혹시 환자와 함부로 약속을 하는 의사라면 다음의 말을 명심해야 한다. "약속을 잘 지키려면 아예 약속을 하지 말자."라는 것을. 결국 지키지 못할 약속은 처음부터 하지 말라는 것이다. 물론 상황에 따라서는 환자의 요구를 거절하거나 약속을 하지 않음으로써 난처할 수도 있겠지만, 지키지 못할 약속은 처음부터 하지 않는 것이 결과적으로는 훨씬 낫다. 환자의 요청에 "네"라고 대답하기 전, 3초의 틈을 두고 모든 것을 치밀하게 고려하자. 혹시 조금 망설여지거나 확실히 모르겠다면 환자가 섭섭하게 느낄 수 있을지라도 말하지 말자. 이렇게 진료 중에 생각 없이 하는 약속들을 줄이고 냉백하게 중요한 몇 가지 약속만이라도 꼭 지킨다면 약속을 잘 지키는 의사로 인식될 수 있고 신뢰도 얻을 수 있다. 종종 병원에서 치료를 받다 보면 의사가 환자 요구나 "네", "네"와 같이 무의식적으로 대답하는 경우를 본다. 또 간호사나 병원 직원의 질문에 형식적으로 대답하여 스케줄을 잡는 경우도 있다. 일례로 아침 일찍부터 진료 스케줄을 잡아 놓고 늦게 출근하는 경우 혹은 점심시간에 치료를 부탁하는 환자에게 "네"하고 대답부터 하고 실제로 기다리게 하는 일 등이다. 환자와의 약속이나 요구를 들어주면 다행이지만 본의 아니게 바빠서 잊어버리거나 들어주지 못한다면 환자에게는 언행이 불일치되는 의사로 인식되고 말 한마디로 인해 의사가 하는 치료에까지 믿음을 상실한다.

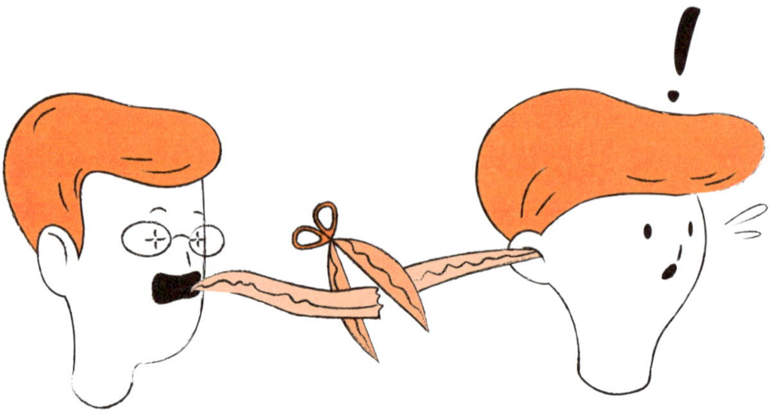

의사들이여, 신뢰를 주는 의사가 되고 싶다면 환자들에게는 늘 계획성 있게 말하자.

특히 몸이 아픈 환자에게 설명할 때는 1% 설명이 부족할 때쯤 말을 멈추는 것이 효과적이다. 친절한 의사라서, 환자를 배려한다고, 환자가 혹시 못 알아들었을까 싶어 같은 말을 여러 번 반복 설명하는 경우가 있는데 그것은 친절이 아니라 환자를 고문하는 것이다. 같은 말을 반복해서 듣는 것보다 지루한 일은 없다. 더구나 몸이 아픈 환자들은 의사의 말에 집중해서 귀 기울이는 것조차 힘들다. 그럼에도 불구하고 많이 배운 전문가일수록 대화 상대가 자신의 말귀를 못 알아들을까 봐 같은 말을 되풀이하는 경향이 있다. 나아가 같은 말을 되풀이하면서 "제 말 이해가 좀 되세요?", "어르신, 아시겠죠?", "무슨 뜻인지 아시겠어요?", "뭘 좀 모르시는 듯한데…."와 같은 말까지 덧붙여서 자존심을 상하게 한다. 그런 말을 듣는 환자는 "도대체 나를 어떻게 알고?"식으로 생각하며 기분이 상할 수 있다. 환자가 의사보다 나이가 많다면 질문하듯 이야기하는 것보다는 차근차근 설명해 주는 것이 좋다. 물론 젊은 환자들에게도 장황하게 설명하는 것은 고쳐야 한다. 요즘 사람들은 의사가 생각하는 것 이상으로 똑똑한 경우가 많다. 의사가 전하고자 하는 핵심을 알기에 설명이 길어지거나 반복되면 지루하게 느낀다. 의사가 위아래로 나이 차가 나는 환자를 동등하게 생각하는 순간, 반복적인 설명은 반으로 줄일 수 있다. 과잉 친절은 불친절보다 불편할 수 있다는 것을 명심하자. 대화를 나누며 환자의 표정이나 대답을 관찰하고 설명이 1% 부족하다고 생각될 때 멈추는 것이 적당하다. 신짜 설명이 부족하면 환자가 알아서 부족한 부분을 질문할 것이다. 그러나 이러한 것을 알고도 환자에게 설명을 하다 보면 이야기 특성상 했던 이야기를 재차 반복하는 경우도 생긴다. 이럴 때 유용한 방법이 있다. 새로운 내용을 첨가해 앞에 한 말을 반복하는 것이 아니라는 느낌을 갖게 하는 것이다. 일례로 "폐가 많이 좋지 않습니다. 당장 금연하세요."라고 주의를 주었는데 환자의 반응이 영 시큰둥하다면? 물론 쉽게 대답하지 못하는 환자에게 한 번 더 강조할 필요가 있다. 같은 내용을 반복할 수 없으니 다른 내용을 첨가하되 이런 식으로 하면 효과적이다. "작년 이맘때이던가요. 환자분과 비슷한 증상의 남성분이 제발 금연하시라는 제 권고를 지키지 못하셨습니다. 그렇게 말씀을 안 들으시더니…. 결국 한 달 전 폐암 판정을 받으셨네요. 폐암 판정을 받으시고 나서 금연하지 않은 것을 많이 후회하셨습니다. 환자분은 나중에 후회하는 일 없도록 꼭 금연하세요."와 같이 이야기한다면 환자는 지루해하지 않고 반복되는 내용에 주의를 기울이게 될 것이다. 같은 말이라도 변화가 있는 반복이라면 환자는 싫증 내지 않는다.

아울러 좋은 관계를 위한 겉치레 말도 반복해서 하지 않는 게 좋다. 환자의 동향을 묻는데, 그것이 건성으로 묻는 질문이라면 이는 겉치레밖에 되지 않는다. "제가 환자분에게 특별히 신경 쓰고 있는 거 아시죠?" 그러나 의사가 조금 전 했던 말과 달리 실제 전혀 신경을 쓰고 있지 않다면 이 역시 겉치레에 불과하다. 보통 겉치레 말은 듣는 사람으로 하여금 기분을 좋게 만들지만 위와 같이 현실과 동떨어진 겉치레는 거부감을 줄 수 있다. 즉 한두 번의 겉치레 말은 환자에게 호감을 불러일으키고 좋은 인상을 남길 수 있지만 반복된 겉치레 말은 거짓말을 반복하는 것처럼 혐오감을 줄 수 있다는 것이다. 만약 환자가 "유명한 선생님께 치료받게 되어 정말 영광입니다. 특별히 잘 부탁드립니다."와 같은 겉치레 말을 해오면 어떻게 할 것인가? 조금 부담스러운 겉치레 말이라도 "영광은 무슨…. 별말씀을…."식으로 반박하지 말고 그냥 "감사합니다." 라고 웃는 얼굴로 대답해 주는 것이 현명하다. 특히 증상이나 치료법을 설명하다가 무의식적으로 하는 과장만큼 의사를 허풍쟁이로 만드는 것도 없다. 종종 의사 중에는 무엇이든 과장하려고 하는 분이 있다. 평소부터 과장이 버릇이 된 탓이다. "제 전문입니다.", "100%입니다.", "부작용이 없습니다."식의 과장도 서너 차례 반복하다보면 실제 그런 것인 양 착각이 들게 마련이다. 실제 A 시술을 단 두 차례 시행했는데, 환자들에게는 수십 차례 시행한 것처럼 부풀리기 시작하면 의사는 어느 순간 정말 경험이 많은 것처럼 착각하게 되고 그것은 자신의 능력을 과신하게 되어 심할 경우 의료 사고까지 이어질 수 있다. 아울러 그러한 과장은 은연중에 환자에게 어떻게든 과장하는 것이 드러난다는 것도 문제이다. 그러므로 "흔적도 없이 치료해 드리겠습니다.", "연예인 누구처럼 해드리겠습니다.", "국내 최고입니다.", "전혀 아프지 않습니다.", "특별히 해드리겠습니다.", "세일 낳습니다." 등에 환자나 보호자는 한두 번은 속아줄지 모르지만 결국에는 의사의 말을 신뢰하지 않게 된다는 것이다. 아무리 진실을 말해도 그것을 환자가 진실로 받아들여주지 않는 이상 의사는 거짓말쟁이가 될 수밖에 없다. 우리가 어릴 때 읽던 '양치기 소년' 이야기를 떠올리면 알 것이다. 사소한 부풀림이 결국 의사에 대한 신뢰를 무너뜨릴 수 있다는 것을 말이다. 또한 이러한 과장과 부풀림은 진료가 끝난 후에도 의사에게 씁쓸함과 공허감을 남긴다. 그러므로 오늘부터는 환자에게 진실이 아닌 것은 말하지 않겠다는 마음을 갖고 사소한 과장이라도 피하도록 노력하자. 또 "지금까지 한 수술 중에서 최고입니다", "전혀 아프지 않게 해드리겠습니다."와 같이 말마다 최상급이나 극단적 표현을 하는 경우도 있는데, 이 역시 과장된 표현이며 환자들의 환영을 받지 못하는 화법이다. 커뮤니케이션의 바탕에는 항시 진실과 성심성의가 깔려 있어야 한다. 말을 잘하는 네 가지 조건을 꼽으라면 첫째는 진실, 둘째는 양식, 셋째는 기분, 넷째는 재치다. 그리고 진실은 어떤 대화에 있어서도 가장 중요한 요건이다. 이렇게 환자에게 뱉은 말에 책임을 지지 못하거나 장황하게 설명하고 과장된 표현을 하는 것은 반드시 고치자.

아울러 진료 시 한 마디의 말실수 또한 의사의 말 전체 인상을 흐리게 한다. 사소한 말실수가 진실한 말까지도 모두 허풍으로 만들기 때문이다. 특히 의사와 환자의 관계에서 가장 중요한 것은 믿음이다. 의사가 환자에게 신용을 지키는 것은 선택이 아니라 의무인 것이다. 대화 중에 신용을 얻으려면 헛된 말이 없어야 하고 부정확한 이야기도 하지 말아야 한다. 정확하지 않은 정보라면 인용조차 하지 말자. 불확실한 정보를 가지고 예를 들거나 설명을 하다 보면 환자는 마음속으로 실제 치료법에 대해서도 의심을 품게 된다.

공자의 말 가운데 "아는 것은 안다고 하고, 모르는 것은 모른다고 하는 것이 바로 아는 것이다."라는 말이 있다. 그러므로 모르는 것은 모른다고 솔직하게 인정하고 행여나 환자에게 잘못한 말이 있다면 잘못했다고 시인하자. 잘못은 그 잘못을 바로잡는 경우에 잘못이 아닌 것이 된다. 오히려 더 솔직하다는 인상과 신뢰감을 줄 수 있다. 강조하지만 1% 부족할 때 설명을 멈추는 것이 현명하다. 환자에게 신뢰를 주려면, 계획성 있게 말하는 신용 있는 의사가 되자.

Key Point

진료 시 환자와의 대화에서 의사는 늘 계획성을 갖고 말해야 한다. 치료를 할 때도 계획 없이 치료하면 차질이 생기고 불필요한 수고와 시간을 낭비하듯 말도 실천 가능성을 생각하지 않고 뱉는다면 엄청난 오해와 불신을 낳는다.

12

말할 때의 나쁜 습관을 고쳐라.
말끝을 흐리지 말라.

"음… 그러면… 일단 오늘 처방대로 약을 먹고… 음… 한 이틀 정도 있다가… 에… 그때도 아프면 다시 병원에 나와요."

환자가 이해하기 쉽도록 설명을 했어도, 의사가 이런 식으로 말하면 환자는 알기 쉽기는커녕 귀에 거슬려서 짜증이 날 것이다. 말할 때의 안 좋은 버릇은 많든 적든 누구에게나 있는 법이다. 그러나 '이게 내 버릇이니까'라고 가볍게 생각하고 방치하다 보면 환자와의 소통을 저해하는 큰 방해 요인이 된다. 설명을 잘하는 의사가 되고 싶다면 되도록 좋지 않은 언어 습관이나 버릇은 고치길 바란다. 설명을 잘하는 의사가 되고 싶다면 되도록 철저히 고치도록 하자. 말할 때의 안 좋은 대표적인 버릇에는 크게 두 가지가 있다. 바로 머뭇거림('음', '아', '에' 등 어미가 없는 음과 말을 사용하는 것)과 억양의 버릇(어미를 길게 빼면서 발음하거나 어미를 올리는 것)이다. 그렇다면 이러한 버릇이 왜 안 좋을까? 일단 자신감이 없고 지식이 부족한 인상을 준다. 말을 할 때마다 '음', '아', '에'와 같은 불필요한 소리를 내는 의사의 설명은 집중하기 힘들고 환자들의 귀에 거슬린다. 물론 아무 의미 없는 소리를 자꾸 넣으면 보통 때 말하는 것보다 시간도 많이 걸린다. 특히 말할 때 자주 머뭇거리는 의사는 환자에게 '소심하다, 자신감이 없어 보인다, 지식이 부족한 것 같다, 지루하다, 혹시 거짓말인가' 등 등 매우 부정적인 인상을 준다. 그런 의사의 설명을 듣고 싶어하는 환자는 아무도 없을 것이다. 환자 입장에서는 자신의 병을 고쳐줄 것 같은 당당하고 능력 있는 의사를 찾고 싶은 게 당연하리라. 그러므로 현재 말을 머뭇거리는 습관을 갖고 있다면 가능한 줄이도록 노력해 보자. 아울러 좋은 인상을 심으려면 말을 할 때 억양에도 주의해야 한다. 억양의 버릇이라고 하면 이야기하면서 어미를 불필요하게 올리거나 빼는 것을 말한다. 일례로 습관적으로 어떤 말을 시작할 때 너무 뜸을 들이는 의사도 있고, 일부러 말 끝을 길게 늘이기나 어미를 높여 말하는 의사도 있다. 어미를 올리면 환자에게 질문하는 말투가 되는데, 굳이 질문도 아닌 부분에서 어미를 높이는 것은 불필요하다. 또 말할 때 억양에 좋지 않은 버릇이 있으면, 진중한 느낌보다는 가벼운 느낌이 드는 것도 마이너스가 된다. 나아가 이야기에 자신이 없거나 교양 없는 사람이라는 느낌도 줄 수도 있다.

일단 이러한 버릇을 고치려면 의사 스스로 먼저 자각해야 한다. 사실 뉴스를 전하는 앵커들은 말할 때 특별한 말버릇(언어습관)이 없다. 그렇기에 시청자들은 쓸데없는 부분에 신경 쓰지 않고, 뉴스 내용에만 집중할 수 있는 것이다. 만일 뉴스를 보도하는 아나운서가 평소 자신의 언어 습관을 그대로 방송에 노출시켜 기사를 읽는다면? 분명 전달력이 많이 떨어질 것이다. 이처럼 병원에서 환자에게 설명하는 경우도 마찬가지다. 좋지 않은 말버릇을 고치지 않으면 실제 환자를 배려하며 설명한다 해도 소용없다. 말을 하다가 머뭇거리는 등 말할 때 나오는 특유의 버릇을 고치기 위해서, 우선 '나는 말을 머뭇거리는 버릇이 있다. 말할 때 특유의 버릇이 있다.'고 자각하는 것이 중요하다. 특히 이런 버릇은 무의식적으로 나오기 때문에 스스로는 잘 깨닫지 못한다. 주위에 있는 사람에게 조언을 받는 것도 좋고 환자와의 대화를 녹음해 들어보는 것도 효과적이다. 그리고 환자에게 실제 진료를 하며 좋지 않은 말버릇이 몇 번이나 나오는지 세어 보는 것이다. "음~ 하는 소리를 8번이나 했네."하고 확인을 하며 스스로 자각하고

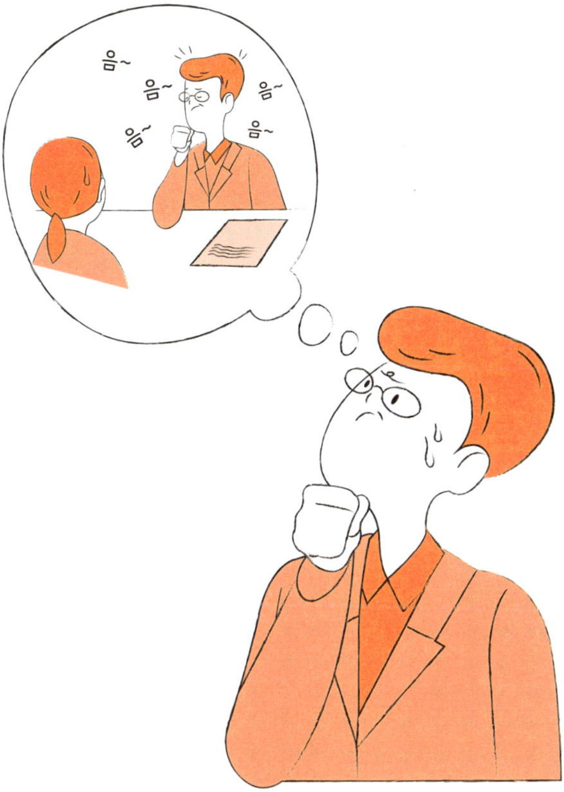

노력하는 자세가 필요하다. 말을 머뭇거리는 버릇은 특정한 타이밍에서 나오는 경우가 많다. 일반적으로 환자가 대답하기 어려운 질문을 했거나 난처한 요청을 했을 경우 더 그렇다. 그러므로 정확히 언제 많이 하는지 알아두고, 실제 대화 시 주의해서 고치자. 만약 이야기 첫 마디에서 "음, 그러면 지금부터 설명을 드리겠습니다."식의 버릇이 있다면 첫머리에 특히 주의를 기울여서, 불필요한 소리를 내지 않겠다고 의식하자. 또 생각을 하는 동안에 "그렇군요. 음. 에…. 그러면 다음 주까지 답을 드리기로 하고….”식으로 생각할 시간을 벌기 위해서 말을 머뭇거리는 습관이 있다면 머뭇거림을 다른 말로 대체하는 것이 좋다. “그렇군요. 그럼 어떻게 할까요? 그러면 내부 회의를 통해 다음 주까지 답을 드리겠습니다.”식으로. 이렇게 ‘음’ 하는 소리 대신에 환자에게 되묻거나 다른 말을 집어넣으면 환자에게 좋은 인상을 줄 수 있다. 더구나 많은 시간을 벌 수 있기 때문에 한층 효과적이다. 만약 어절이 끝나는 부분마다 “그러면 음…. 제가…. 음…. 설명을….”식으로 말을 머뭇거리는 버릇이 있다면 앞서 설명한 것처럼 환자와의 대화를 녹음해 들으면서 실제 몇 번이나 그런 버릇이 나오는지 세어보고 분석하는 것이 가장 효과적이다. 스스로 놀랄 정도의 결과가 나올지도 모른다. 무엇보다도 먼저 자각하고 어떤 상황에서 나오는지 원인을 분석해야 한다. 불필요한 음은 되도록 내지 않도록 노력하자. 물론 처음 한동안은 말을 머뭇거리는 습관을 없애는 것에 의식이 쏠려서, 환자에게 예전처럼 말이 쉽게 나오지 않을 수도 있다. 그런 경우는 박자를 천천히 세면서 이야기해보자. 심할 정도로 천천히 말하지만 않는다면 환자도 짜증을 내지는 않을 것. ‘음’하는 소리를 내지 않고 꾹 참다보면, 그 순간에 무언의 상태가 된다. 자꾸 말을 머뭇거리는 사람 중에는 이런 무언의 상태를 두려워하는 사람이 많다. 하지만 일부러 무언 상태를 만들면 오히려 이러한 침묵이 환자의 주의를 끄는 효과가 있음을 기억하자. ‘음…. 음….’하는 소리가 자꾸 들리면 환자는 점점 질리거나 메시지 자체에 의심을 가질 수 있지만 "그러면, (침묵) 제가 설명을…." 이런 식으로 말하면 침묵의 효과 덕분에 환자는 "아, 지금 의사 선생님이 무슨 말을 하려고 하지?" 하고 기대와 긴장감을 갖게 된다. 이렇게 상황에 맞게 적절히 센스를 발휘하여 말을 머뭇거리는 습관을 없애자.

아울러 종종 말을 하다 말끝을 흐리며 문장을 마치는 의사들도 있다. "글쎄요. 꼭 좋지 않은 것은 아니지만…."식으로. 그러나 이처럼 말끝을 흐리면 좋지 않다는 것인지, 좋다는 것인지 정확한 의사를 알 수가 없다. "선생님 제가 상태가 많이 안 좋아요?"라고 묻는 질문에 "그게 좀…."식으로 말끝을 흐리며 대답하면 몸이 좋은지 안 좋은지 환자는 도무지 그 의미를 명확히 알 수 없다는 것이다. 우리말은 영어와 달리 서술어가 뒤에 배치되기에 말끝을 흐리면 말의 내용 자체가 많이 달라진다. '있다/있지 않다', '잘 봤다/잘 보지 않았다', '예쁘다/예쁘지 않다', '좋다/좋지 않다' 등등 마지막 음절까지 잘 들어야 정확한 내용을 알 수 있다. 그러나 사실 많은 사람들이 주어와 목적어까지 이야기를 잘하다가도 마지막 부분(있다/있지 않다)에서 말끝을 그냥 흐려버리곤 한다. 본인이 말한 내용을 어떻게 정리해서 수습할지 몰라서 또는 그냥 습관적으로 말끝을 흐려 버리는 것이다. 그러나 이같이 말끝을 흐리는 언어 습관은 치명적이다. 자신의 생각이나 의도를 분명하게 전달하지 못할 뿐 아니라 많은 상대에게 오해의 소지를 낳을 수 있다. 또 자신감이 없어 보여 의사로서 환자에게 신뢰를 주기 힘들다. 특히 말끝을 흐리면 좋지 않은 중요한 이유가 화자 역시 스스로 그 일을 해내야겠다는 의지나 확신을 지니기 어렵기 때문이다. 환자에게 우리 함께 열심히 치료해 보자고 각오를 다지면서 이야기를 하는 상황에서 그냥 말끝을 흐린다면 의사 스스로도 열심히 치료할 의욕이 생기기 힘들다는 것이다. 그러므로 이 글을 읽는 의사들 중 혹시 말을 끝까지 정확히 하지 않거나 축약해서 대충 말해 버리는 습관을 가지고 있다면 지금 이 순간 바로잡자. 또 주위에 말끝을 흐리는 사람이 있다면 그 중요성을 일깨워주며 반드시 말을 끝까지 마무리 짓도록 알려주자. 말 끝을 흐리지 않는 것은 스스로 조금만 의식해도 많이 좋아질 수 있다. 기왕이면 말을 할 때 주어와 서술어 사이를 가까이 붙여서 짧은 단문으로 이야기해 보자. 말끝을 흐리는 가장 많은 이유가 말을 하며 문장이 길어지고 횡설수설해지면서 어떻게 수습해야 할지 모른다는 것이다. 문장의 핵심을 맨 앞에 두는 두괄식 말하기도 핵심을 밝혔기에 말끝을 흐리지 않는 것에는 도움이 된다.

말은 생각을 담는 매체다. 말을 끝까지 마무리 지으며 환자도 의사의 말에 믿음을 갖게 되고 의사 스스로도 말의 내용에 자신감과 확신을 갖게 된다. 의사가 말끝을 흐리는 것은 의사와 환자 모두의 생각과 마음을 흔들리게 만든다.

의사들이여, 말끝을 흐리는 언어습관은 오늘로 날려버리자. 당장 오늘 진료실에 작은 녹음기를 하나 준비해 보면 어떨까. 앞서 강조했지만 의사 스스로 자신의 좋지 않은 버릇을 자각하지 못한다면 실제 환자와의 대화를 녹음해 듣고 분석하길 권한다. 녹음하는 것이 현실적으로 힘들다, 부담스럽다고 생각하지 말고 핸드폰 동영상 촬영이나 오디오 녹음 기능을 적극적으로 활용하길 바란다. 말을 잘할 수 있는 가장 효과적인 방법이다. 노력 여하에 따라서 메시지 전달을 방해하는 비릇들을 모두 고칠 수도 있다. 세상에 거저 얻어지는 것은 없다. 언어 습관이야말로 부단한 노력의 결과이며 평생의 자산이라는 것을 기억하자.

Key Point

말끝을 흐리는 것은 생각이나 의도를 분명하게 전달하지 못할 뿐 아니라 오해를 낳을 수 있다. 말끝을 흐리지 않기 위해 말을 할 때 주어와 서술어 사이를 가까이 붙이고, 핵심을 앞에 두는 두괄식으로 말하자.

의협신문, 2017년 1월 24일

의사, 전문직 중 대국민 신뢰도 '1위'

성인 남녀 100명 등 대상 조사…의사 신뢰도 90.7%
연상되는 이미지 '존경' '구세주' '천사' 등 과반수

"전문적이다. 지적이고 깨끗하다. 신뢰할 만하다."

의사에 대한 일반 국민들의 인식은 대부분 긍정적인 것으로 드러났다. 전문직업군 및 보건의료 직업군 가운데 의사는 신뢰도는 1위를 기록했으며, 국민들의 의료서비스 만족도도 높았다.

다만, 왜곡된 전달체계로 국민들은 일차 의료와 2~3차 의료 간 차이를 제대로 인식하지 못하는 것으로 드러났다. 몇몇 부분에서는 2~3차 의료기관이 더 낫다는 응답도 나와 일차 의료 역할 강화가 필요하다는 지적이다.

이진용 교수(서울대학교 보라매병원 공공의료사업단)는 대한의사협회가 최근 발행한 '의료정책포럼'의 '국민이 바라보는 의사 그리고 일차의료'를 통해 이같이 밝혔다.

이 교수는 전국 16개 지역의사회 임원 중 무작위로 추출한 80명과

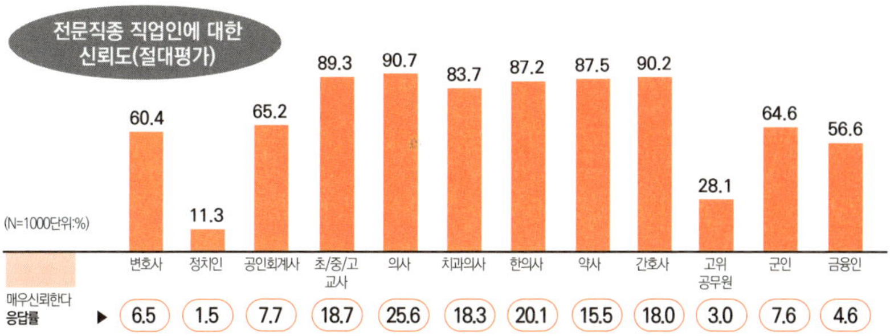

20세 이상 성인 남녀 1,000명을 대상으로 설문조사를 실시했다.

그 결과, 의사에 대한 대국민 신뢰도는 매우 높은 것으로 드러났다. 의사·변호사·금융인 등 전문직종 직업인 신뢰도 평가에서 의사는 90.7%의 신뢰도를 보이며 압도적인 1위를 차지했다. 약사·치과의사 등 보건의료인간 신뢰도를 측정한 설문에서도 의사는 79%를 차지하며 가장 높은 신뢰도를 보였다.

'의사'라는 말을 들었을 때 연상되는 이미지도 긍정적인 것으로 조사됐다. '치료, 신뢰, 전문성, 깨끗함, 존경, 엘리트, 구세주, 천사' 등을 언급한 비율이 58.2%로 절반 이상을 차지했다.

중립적인 이미지는 27.8%로 조사됐으며, '권위적, 의료사고, 과잉진료, 불친절, 냉정, 도둑놈, 장사꾼' 등 부정적으로 응답한 비율은 14%에 그쳤다.

동네의원에 대한 만족도를 조사한 결과 응답자의 75.8%가 만족했으며, 불만족은 2.8%에 불과한 것으로 집계됐다. 개선사항으로는 '의료시설이나 장비가 부족하다, 원하는 시간이나 급할 때 이용이 어렵다'는 등 시설 및 이용시간 제약이 가장 많았다.

국민들 "의원과 대학병원 차이? 글쎄"

이 교수는 전반적인 만족과 불만족 외에도 일차 의료에 대한 국민 인식을 보다 객관적으로 평가하기 위해 '한국형 일차 의료 평가도구'를 사용했다. 일차 의료 주요 속성인 ▲최초 접촉 ▲포괄성 ▲조정성 ▲개인 맞춤형 케어 ▲가족 및 지역사회 연계의 5개 부문을 중심으로 21개 문항을 설문조사한 것이다.

1~3차 의료기관 외래를 이용했거나, 이용할 경우를 가정해 종별 만족도를 조사했는데, 만일 일차 의료가 제대로 작동한다면 5개 영역 모두에서 일차 의료가 높은 점수를 얻어야 한다.

하지만 설문에 참여한 의사들이나 국민들 모두 일차 의료에는 높은 점수를 주지 않았다. 100점 만점으로 환산했을 때 항목별로 50~70점을 매긴 것이다.

특히 일반 국민들은 종별 차이를 크게 느끼지 못하는 것으로 드러났다. 최초 접촉 부문에서만 1차 의료기관이 역할을 더 잘한다고 응답했을 뿐 나머지 4개 부문에서는 종별 차이가 없거나, 2~3차 의료기관이 더 낫다고 응답한 것이다.

이 교수는 "1차 의료기관은 질병이 처음 발생했을 때 처음으로, 누구나 쉽게 이용할 수 있으며 상대적으로 저렴하게 처치나 시술을 받기 좋은 기관으로 인식되고 있다. 그러나 최초 접촉을 제외한 다른 부문에서는 종별로 큰 응답차이가 없었다"라며 "이 같은 인식은 현 의료전달체계가 왜곡돼 있으며, 이 같은 체계에서 수십년 간 적응하며 살아왔기 때문일 수 있다"고 분석했다.

다만 "의사에 대한 긍정적인 인식은 확인했다"라며 "동네의원 만족도는 매우 높은 수준이며, 최초접촉 부문은 비교우위를 확보하고 있다. 이를 바탕으로 다른 중요한 일차 의료 역할을 강화해야 할 것"이라 조언했다.

의협신문 / 2017. 01. 24

13

루키즘 시대, 눈에 보이는 이미지를 놓치지 말라.

며칠 전 소화불량으로 내과에 간 적이 있다. 그날 따라 환자가 유난히 많아 한참을 기다리다 진료실에 들어섰는데 순간 나도 모르게 웃음이 나왔다. 의사 선생님 진료 책상에 '쾌변 요구르트'가 놓여 있는 것이 아닌가. 나는 문득 '아니 의사 선생님이 변비가 있으신가'라는 생각과 함께 짧은 시간이지만 '변비약을 처방해 드시지 왜 쾌변 요구르트를 드시지?'라는 궁금증도 생겼다. 물론 의사의 처방이나 주의사항들도 제대로 귀에 들어오지 않았다. 사실 이 일화를 공개하는 이유는 의사선생님을 탓하려고 하는 것이 아니다.

진료 시, 진료 책상에 놓인 각종 소품은 의사를 보여주는 이미지라는 것을 강조하고 싶다. 실제 병원에 가보면 진료실 책상 위에 음료가 빨대에 꽂혀 있거나 빵이나 떡이 그릇째 먹음직스럽게 놓여 있는 경우도 있다. 그러나 만약 소화불량으로 병원을 찾은 환자가 그 음식을 본다면 어떨까? 불편함을 느끼는 것과 동시에 무의식 중에 주의가 산만해질 수 있다. 자신의 증상을 정확히 이야기하고 의사의 주의사항이나 처방을 집중해서 들어야 함에도 무의식 중에 그것으로 인해 다른 생각을 할 수 있다는 것이다. 또 앞서 이야기했듯 우유나 과자 빵 등 음식물이 진료 책상에 놓여있는 것은 정확성과 신뢰가 생명인 의사에게는 마이너스 이미지가 된다. 이것은 의사라고 군것질을 하지 말라는 것이 절대 아니다. 공과 사가 분명하게 구분되어야 한다는 것이다. 진료 책상은 분명 환자를 진료하는 공적인 공간이다. 그러므로 환자를 진료하고 있는 동안은 음식이나 기타 의사의 개인적인 소품은 가급적 없는 것이 좋다. 차트를 제외하고는 컴퓨터 모니터, 액자나 연필 꽂이, 머그컵 정도가 적당하다. 그 이상은 책상 서랍에 넣거나 다른 곳으로 깨끗이 치우자. 요즘은 당장 눈에 보이는 것이 중요시되는 루키즘 시대다. 실제로 "외모가 능력으로 통하는가?"라는 질문에 많은 사람들이 "처음에는 그렇다"고 대답했다고 한다. 물론 병을 고치는 의사에게도 이것은 해당된다.

만약 자신을 진료하는 의사 선생님의 손톱에 때가 껴 있다면? 또는 치아에 립스틱이 묻어 있다면? 하얀 가운에 김치 국물이 묻어 있다면? 손가락에 수정액이 묻어 있다면? 과연 어떨까, 병원에 처음 방문하는 환자라면 분명 보이는 그 모습으로 의사를 판단할 것이다. 의사 입장에서는 그날따라 너무 바빠서 손톱을 깎지 못했을지라도 환자는 그 사정까지 알아주지 않는다. 즉 그것이 의사의 잘못이 아니고 실력과는 전혀 무관한 것일지라도 그 보이는 모습, 이미지가 현 루키즘 시대에서는 결코 무시될 수 없는 것이다. 이것은 단순히 외모가 멋있다, 멋있지 않다는 일차적 문제가 아니라 직업상 가장 중요한 신뢰감에 관한 것이니 꼭 명심하길 바란다. 오래되고 낡은 것은 통해도 더러운 것은 통하지 않는다. 그러므로 신뢰감을 상실하지 않도록 환자가 진료실에 들어서서 볼 수 있는 모든 것을 놓치지 말자. 진료실에서는 모든 것이 의사의 이미지와 연관된다는 것을 말이다. 이렇게 보이는 것이 중요한 만큼 의사 스스로도 이미지 관리에 노력을 기울여보자. 무한 의료 경쟁 시대에 큰 경쟁력이 된다. 특히 환자와의 첫 대면에서 느껴지는 첫인상은 매우 중요하다. 앞에서도 여러 번 강조했지만 사람의 인상은 거의 첫 만남에서 결정된다. 미국의 심리학자 즈닌은 "커뮤니케이션은 처음 만나는 4분 이내에 결정된다(The first four minutes)"라고 말하면서 모든 인상을 결정해 버릴 뿐만 아니라 최초 4분간에 만들어지는 이미지는 그 후에 거의 바꿀 수 없다고 말했다. 이렇게 첫인상이 좋은 사람의 말은 환자에게 긍정적으로 들려서 자연스레 귀 기울여 듣게 된다. 반면 어두운 표정으로 얘기하는 사람의 말은 어딘지 모르게 불신감을 유발하고, 자신감도 없어 보인다. 종종 "외모가 뭐 그리 중요해? 의사가 치료 잘해서 병만 낫게 하면 되지?"라고 말씀하시는 분도 계신데 그것은 옛날 이야기다. 일차적으로 외모에서 신뢰감을 주지 못하면 실제 갖고 있는 실력을 보일 기회조차 얻지 못하는 것이 바로 요즘의 우리 사회 현실이다. 일단 외모에서 신뢰감이 느껴질 때 환자도 의사를 믿고 치료를 받게 된다. 이것은 없던 이미지를 새롭게 만들고 개조하라는 것이 아니다. 타고난 본질을 바탕으로 좀 더 매력적으로 장점을 부각시키라는 것이다. 결국 치료 실력은 기본이고, 실력에 어울리는 외모를 겸비해야 하는 것이다. 그렇다면 돈을 들이지 않고 첫인상으로 승부를 거는 방법은 무엇일까? 남이 볼 때 조금 별난 부분을 자신의 매력이라 생각해도 좋다. 일례로 의사가 외형상 키가 작다면 '작은 고추가 맵다'는 식의 야무진 이미지를 심어주고, 뚱뚱하다면 '포근함과 편안함'을 무기로 긍정적인 이미지를 심어주며, 말랐다면 '섬세함과 예리함'을 강점으로 부각시키는 것이다. 중요한 것은 의사 스스로가 자신의 외모에 자부심을 갖는 것이다. 혹시 외모에 영 자신이 없다면 목소리를 중저음톤으로 멋지게 바꿔보는 것도 좋다. 겉모습이 내면의 표현이며 업무의 성과에 큰 영향을 미친다는 것은 여러 연구 결과로 입증되었다.

의사로서 환자에게 가장 바람직한 외모는 어떤 것일까? 우선 표정이 편안해야 한다. 그리고 눈에는 환자에 대한 애정과 관심, 치료에 대한 적극적인 열정이 담겨야 한다. 평소 가슴을 펴고 등을 곧게 펴는 자세를 취하는 것도 중요하다. 가운 주머니에 손을 넣고 구부정한 자세로 느릿느릿 걷는 모습은 보기에도 좋지 않을 뿐만 아니라 소극적이고 나태한 인상을 준다. 병원 로비에서 혹은 병원 안내 데스크에서 우연히 마주친 힘없는(어깨가 축 처진) 의사의 뒷모습을 보며 환자는 수술을 망설일 수도 있다. 참고로 종종 이렇게 진료실이 아닌 병원 로비나 화장실 앞에서 환자와 만나는 일이 있는데, 그럴 때는 어색하게 피하거나 외면하는 것보다는 살짝 미소를 지으며 먼저 고개를 숙이는 예의 바른 모습을 보이는 것이 좋다. 사소하지만 환자에게는 깊은 인상을 남긴다. 혹 진료 전 그러한 만남이 있다면 환자는 의사에게 진료 시 훨씬 긍정적인 느낌을 갖게 되는 것도 물론이다. 아울러 의사가 병원에서 가운을 입는다고 해도 평소 복장은 외면뿐만 아니라 내면까지 비춰준다. 그러므로 옷깃에서부터 단추나 지퍼, 넥타이, 양말에 이르기까지 깔끔한 스타일을 갖추도록 주의하자.

특히 좋은 이미지, 호감 이미지를 위해 컬러를 전략적으로 이용해 보는 것도 효과적이다. 컬러는 이미지를 확 달라 보이게 하고 짧은 시간에 시선을 많이 끌게 하기 때문. 의사는 주로 병원에서 가운을 입으니 넥타이와 셔츠 컬러가 많이 중요하다. 깔끔

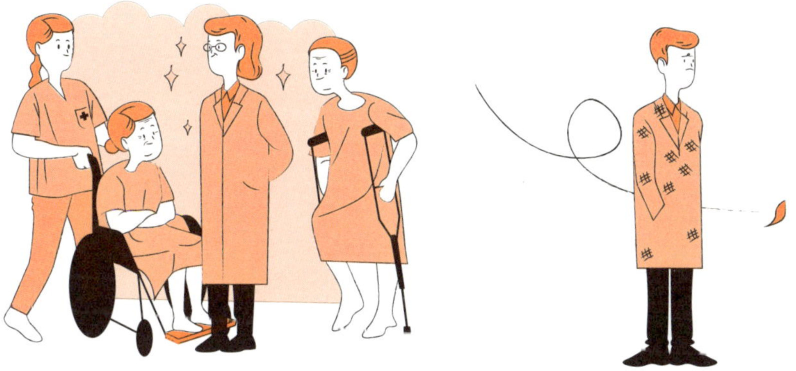

하고 신뢰감 주는 이미지를 심어주고 싶다면 청색 계열로 코디하자. 청색은 정직과 신뢰를 상징하는 대표적 컬러다. 주로 의사나 법조인들이 즐겨 입고 상대로부디 목표한 바를 수월하게 얻을 수 있도록 도와주는 컬러다. 이제는 흰색만이 아닌 은은한 청색 계열의 셔츠로 코디해 보자. 반면 편안하고 따스한 이미지를 주고 싶다면 갈색, 베이지 계열이 효과적이다. 은은한 아이보리 컬러 셔츠로 편안한 이미지를 연출해 보자. 편안한 이미지를 심어주어 환자가 부담 없이 이야기할 수 있다. 때때로 강력한 이미지가 필요하다면 셔츠와 넥타이를 대조되는 컬러로 코디하자. 일례로 프레젠테이션이나 학회 등에서 청중을 제압해야 하는 경우에도 양복과 타이의 컬러를 보색대비로 확연히 다르게 하면 좋다. 이렇게 의사도 진료과목에 따라 상황에 따라 와이셔츠 컬러나 넥타이, 스카프 컬러를 효과적으로 택하는 센스가 요구된다. 이미지는 중요한 커뮤니케이션 요소다. 이미지가 좋은 의사는 그렇지 않은 의사보다 성공할 확률이 높다. 환자에게 어떻게 비치는지에 따라 의사의 커뮤니케이션이 효과적일 수도 있고 그 반대일 수도 있다는 의미다. 그러므로 의사들은 병을 치료하는 의사로서 치료에(혹은 진료에) 신뢰를 주기 위해 진료실에 들어서는 환자의 눈에 보이는 작은 이미지도 놓치지 말자.

Key Point

진료실에서는 모든 것이 의사의 이미지와 연관된다. 보이는 것이 중요한 만큼 의사 스스로도 이미지 계발에 노력을 기울여보자. 무한 의료 경쟁 시대에 효과적인 이미지 메이킹은 큰 경쟁력이 된다.

14

전달력 있는 말하기와 효과적인 말하기/사투리 교정

"아휴, 길 건너 새로 생긴 정형외과 가 봤니? 의사선생님 말이 너무 빨라서 통 알아들을 수가 없더라."

말을 전달하는 데 속도는 매우 중요한 역할을 한다. 말이 느린 것도 문제지만 지나치게 빠르면 알아듣기가 어려운 법이다. 이러한 나쁜 습관은 반드시 고쳐야 한다. 이렇게 몰아치면서 빨리 말하는 것은 말하기에 필요한 기본 호흡을 무시하기 때문이다. 말하다가 숨을 쉬는 것을 포즈(pause)라고 하는데, 숨쉬기는 말하기에서 매우 중요한 역할을 한다. 성격이 급해서 빨리빨리 이야기하려다 보니 메시지를 듣는 입장을 고려하지 않고 꺼내는 것에만 집중하는 것이다. 특히 말의 속도가 빠르면 신뢰와 함께 품위 또한 떨어지는 경향이 있다. 일례로 TV 드라마를 봐도 주인공의 지위나 지적 수준이 높을수록 말의 속도가 절제 있고 정확하다. 만약 평소 말의 속도가 빠르고 몰아치듯 말하는 경향이 있다면 틈나는 대로 신문이나 책 등을 소리 내어 읽는 것이 좋다. 요즘은 인터넷 포털 뉴스도 많으니 어떤 기사든 누군가에게 읽어준다고 생각하고 내용의 흐름에 맞게 끊어 읽기를 하며 또박또박 읽어보자. 숨을 쉴 때도 박자를 맞춰 정확하게 쉬도록 하며 읽을 때는 무조건 큰소리를 내는 것보다 호흡에 맞춰 배에 힘을 주고 읽는 것이 좋다. 이러한 읽기 연습은 호흡이 고르게 되어 평소에도 또박또박 편안하게 말하는 습관을 길러준다. 그뿐만 아니라 소리 내서 읽는 것은 목소리 발성 연습에도 도움이 되기에 진료 시 환자에게 호감 있는 목소리로 이야기할 수 있게 된다.

이렇게 환자에게 말을 할 때는 정확한 포즈를 지키며 천천히 또박또박 이야기해야 하며 아울러 말과 말 사이도 조금 길게 쉬어 주는 게 좋다. 의사의 속사포 같은 이야기를 듣다 보면 환자는 왠지 속는 느낌이 든다. 반면 같은 내용이라도 자신에게 생각할 시간이 주어지면 환자는 의사의 이야기를 이해하면서 듣는 느낌을 갖는다. 하고자 하는 말을 전달하고 싶은 욕구가 클수록 말의 속도가 빨라진다. 그러나 말의 속도가 빠른 것은 듣는 사람 입장에서는 이해가 어렵고 미심쩍게 여겨지는 것을 꼭 기억하자. "혹시 나에게 뭔가 숨기고 싶은 것이 있어서 질문할 여지를 주지 않는 것 아닌가?", "결과에 자신이 없으니까 그냥 빨리 말을 끝내려고 하는 것은 아닐까?" 식으로 의심을 할 수도 있다는 것이나. 대부분의 경우 천천히 말하는 편이 오히려 환자에게 자신감 있어 보이며 메시지도 설득력을 갖는다. 말하는 속도를 결정하는 요인은 단순히 말을 천천히 뱉는 것만이 아니다. 문장과 문장 사이의 간격을 얼마만큼 벌리는가도 중요하다. 실제 말이 빠르지 않더라도 문장과 문장 사이에 간격을 두지 않고 말하면 조급한 느낌을 주며, 다소 말이 빠르더라도 문장과 문장 사이에 적절한 간격을 두면 여유 있게 말하는 느낌이 든다. 그러므로 말을 빨리하는 습관을 고치기 힘들다면 문장과 문장 사이를 조금 길다고 느껴질 정도로 간격을 두는 것도 효과적이다. 말과 말 사이의 적절한 간격은 환자에게 머릿속에서 의사가 한 말을 되새길 수 있는 시간적 여유도 주기 때문에 메시지를 이해하는데도 도움이 된다. 특별히 중요한 점이나 강조하고 싶은 부분에서도 조금 쉬어 주면 환자는 그 내용에 대해 생각할 수 있으며 머릿속에 이미지도 그릴 수 있다. 간격의 길이를 조절함으로써 환자의 사고를 조절할 수 있는 것이다. 그리고 이렇게 이야기하면 환자가 중간에 궁금한 것을 마음

편히 질문할 수 있어 효과적이다. 머릿속에 의문을 안은 채 의사의 설명을 일방적으로 듣기만 한다면 환자는 '설명이 빨리 안 끝나나?', '언제 질문할 수 있을까?' 하는 생각 때문에 오히려 의사의 설명에 집중할 수 없게 된다. 또 혹시 궁금한 것이 있어도 질문을 못하고 진료실을 나와 버리는 경우가 많다. 그러므로 이를 위해서라도 의사는 문장과 문장 사이에 적절한 간격을 두고 환자가 언제든 질문할 수 있는 시간적 여유를 주어야 한다. 물론 그 시간은 의사가 생각하는 것보다 좀 더 길게 잡도록 하자.

진료 시 의사가 사투리가 심한 것도 환자와의 원활한 소통에 종종 문제가 된다. 물론 사투리는 지역을 대표하는 말이고 적당히 섞어 쓸 경우에는 구수하고 정감 있게 들린다. 하지만 사투리가 심하면, 다양한 환자를 진료하는 데 있어 의미까지 모호하게 할 수 있다. 따라서 진료 시에는 되도록이면 누구나 알아들을 수 있는 말이면서 뜻이 정확하게 전달되는 표준어를 사용하는 것이 좋다. 여기서 표준어란 한 나라의 표준이 되는 말로, 우리나라에서는 교양 있는 사람들이 두루 쓰는 현대 서울말 정도로 정의할 수 있다. 결국 현명한 사람, 말을 잘하는 사람은 비즈니스나 공식 석상에서는 누구에게나 통용되는 표준어를 구사하고 친지 모임이나 동창회 등 사적인 자리에서는 구수한 지역 사투리를 구사하는 것이다. 때와 장소에 적합한 언어를 적절히 선별해서 사용하면 말의 전달력을 훨씬 높일 수 있다. 논리적 말하기 또한 이렇게 때와 장소에 적합한 말하기다. 그렇다면 사투리는 어떻게 고칠 수 있을까. 사투리가 심한 사람들은 사투리 교정이 힘들다고 하소연하지만 사투리는 100% 교정 가능하다. 정확한 표준말을 구사하는 아나운서 중에도 지방 출신이 적지 않으며 모두들 열심히 노력해 사투리를 교정했다. 가장 효과적인 방법으로는 라디오나 TV 뉴스를 녹음해서 따라하는 것이다. 뉴스 앵커는 전 국민을 대상으로 뉴스를 전하기 때문에 가장 정확한 표준말을 구사한다. 즉 표준어 말하기 선생님으로는 제격이라는 것이다. 뉴스 기사 역시 육하원칙이 철저히 지켜지고 문장이 간결해서 읽고 따라 하는 연습을 하는 데는 더없이 좋다. 요즘은 KBS를 비롯한 공중파 방송국 홈페이지에 들어가면 '뉴스 다시 보기' VOD 서비스도 무료로 잘 되어 있다. 뉴스 영상과 함께 옆에 뉴스 대본까지 나오니 그야말로 편하게 연습할 수 있다. 나도 모르게 억양이 올라간다면 의식적으로 내려서 고치고 단어를 잘못 읽었다면 정확하게 다시 읽으면서 표준어를 습득하는 것이다. 뉴스 앵커가 나의 표준어 선생님이라고 생각하고 매일 10분이라도 뉴스 읽기를 실천한다면 사투리 교정 외에도 정확한 발음, 적절한 속도, 힘 있는 목소리, 최근 시사 정보력까지 키울 수 있다. 그야말로 일석이조다. 또 종종 분명 표준어를 구사하는데도 억양이 어색한 사람을 볼 수 있는데, 사투리를 고칠 때는 억양까지 신경 써야한다는 것도 기억하자.

'말하기'에는 늘 목적이 있다. 세일즈맨은 물건을 팔기 위해, 정치인은 유권자의 표를 얻기 위해 말을 한다. 의사들 역시 마찬가지다. 환자의 증상/검사 결과를 알려주는 사실 전달인지, 수술이나 치료를 권하는 설득인지, 환자의 마음을 달래주는 격려인지, 말 안 듣는 환자를 꾸짖는 권고인지 목적을 명확히 하고 대화에 임해야 한다. 어떤 상황에서든지 말을 하는 목적을 정확하게 인식하지 않으면 더 나은 결과를 기대할 수 없다. 의사 스스로 무엇을 얻고자 하는지, 무엇을 전달하고 싶은지를 명확히 해야 한다. 그러면 자연스럽게 호소력 있는 커뮤니케이션 능력을 획득하게 되어, 환자를 능숙하게 다룰 수 있다. 이러한 측면에서 목적에 맞게 목소리 톤이나 크기를 조절한다면 효과적이다. 화술 용어 중 '성난 파도의 기술'이라고 불리는 화법이 있다. 어떤 때는 성난 파도처럼 "와아!" 큰 소리로, 어떤 때는 파도가 밀려오는 것처럼 "와아!" 하고 작은 소리로 얘기하는 기법이다. 말을 잘하는 사람은 이 목소리의 대소 차이가 분명하다. 즉 강약이 분명하다는 것이다. 목소리의 높낮이가 없는 아마추어 화법은 자칫 잘못하면 단조로울 수 있고 전달력도 떨어진다. 또 목소리가 작은 사람은 작은 목소리 그대로 나지막하게 이야기하기 때문에 어느 부분이 포인트인지 듣는 사람은 잘 파악하지 못하는 경우가 많다. 그러므로 진료 시 핵심 부분을 강조하는 것은 환자의 치료를 위해서도 도움이 된다. 이처럼 핵심 부분을 강조하는 방법으로, 핵심 부분을 더 크게 명확히 이야기하는 것과 반대로 아

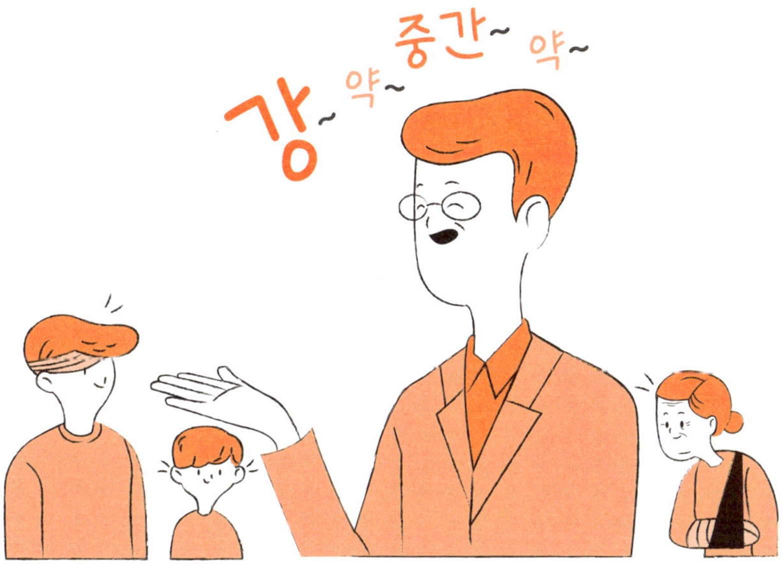

예 소리를 죽여 낮은 목소리로 이야기하는 것, 반복적으로 강조하는 것, 말을 하기 전 잠시 앞에서 포즈(쉼)을 두어 주의를 집중시키는 것, 그 말이 중요하다고 "이것은 정말 중요한 이야기입니다" 식으로 직접적으로 밝히는 것, 책상을 치거나 주먹을 쥐거나 눈에 힘을 주면서 비언어적 커뮤니케이션으로 강조하는 것 등 다양한 기법이 있다. 상황에 맞게 적절히 활용하여 효과적으로 이야기하자.

같은 말도 유난히 듣기 싫게 하는 사람이 있다. 어투가 퉁명스럽거나 거친 용어를 사용하거나 목소리가 공격적일 때 특히 그런 느낌을 준다. 그러나 말투가 좋지 않으면 의도와 전혀 다른 의미로 변질된다. 실제로 좋은 의도의 말도 퉁명스러운 말투로 전하면 "나한테 화난 것일까?"라고 오해할 수 있다. 말이란 내용만 의미를 갖는 것이 아니라 말하는 방법도 큰 의미를 갖는다. 칭찬할 때와 꾸짖을 때, 걱정할 때 등 경우에 따라 환자에게 말투를 달리해보자. 말투란 말을 담는 그릇이다. 음식을 어떤 그릇에 담느냐에 따라 그 의미와 가치가 달라질 수 있듯이, 말투 또한 그 미묘한 차이로 메시지의 의미를 달리할 수 있음을 기억하자.

Key Point

말을 전달하는 데 있어서 속도는 매우 중요한 역할을 한다. 말이 느린 것도 문제지만 지나치게 빠르면 알아듣기가 어려운 법. 목적에 맞게 목소리 톤이나 크기를 적절히 조절한다면 효과적이다.

15

병원 위치와 환자에게 맞는 설득 커뮤니케이션 기법

얼마 전 분당서울대병원에서 근무하는 레지던트에게 이러한 이야기를 들었다. 같은 서울대학병원인데도 병원의 위치에 따라 환자의 연령이나 직업, 사회적 위치, 의사에게 기대하는 바가 참 많이 다르다는 것이었다. 일례로 분당에 위치한 서울대병원 같은 경우는 아파트 단지에 위치하다 보니 아무래도 깐깐한 젊은 새댁들이 많아서 대학로에 위치한 서울대병원보다 환자나 보호자를 대하기가 힘들다는 것이었다. 인터넷상으로 자신의 병명이나 치료법에 대해 알고 오는 경우가 부지기수고, 병원의 서비스나 의사의 설명에 대해서도 기대치가 굉장히 높다는 것이다. 그러니 같은 병명의 환자에게 같은 방식으로 설명을 해도, 대학로 서울대병원을 찾은 중년의 신사와 분당서울대병원을 찾은 젊고 깐깐한 새댁에게는 그 설명에 대한 만족도가 다른 것이다. 의사에게 기대하는 부분 또한 사뭇 다른데, 대학로 병원을 찾은 환자는 의사가 치료만 잘해주면 조금 권위적이거나 불친절한 감이 있어도 의례 "바쁘셔서 그렇겠지."하며 이해하고 넘어간다. 그러나 분당서울대병원을 찾은 환자는 의사가 실제 치료를 잘해도 태도가 불친절하거나 권위적이면 절대 만족하지 않는다. 심하면 바로 클레임을 걸고 두 번 다시 찾지 않는다. 즉 젊은 새댁들이 많이 찾는 분당서울대병원의 경우는 실제 치료 못지않게 병원의 서비스와 의사의 태도, 논리적인 설명이 중요한 것이다. 그러므로 같은 병원, 같은 전공이라도 병원의 위치나 주로 찾는 환자의 연령과 수준, 기대 사항 등을 고려해서 거기에 부합하는 맞춤 커뮤니케이션을 해야 한다. 같은 피부과라 해도 입점 위치가 강남이냐 강북이냐, 도시이냐 시골이냐, 주부들이 많은 아파트 촌이냐 커리어우먼이 많은 테헤란로냐, 여대생이 많은 이대 앞이냐에 따라 그 커뮤니케이션 방식이나 커뮤니케이션 우선순위가 달라지는 것이다.

환자의(병에 대한) 지식수준에 따라 치료에 대한 결정권이나 정보의 일면제시/양면제시가 효과적으로 선별되어야 한다. 즉 병원을 찾은 환자가 자신의 병에 대해 이미 인터넷 등을 통해 잘 알고 있는 경우라면, 어떤 치료나 수술에 대해 이야기를 할 때도 의사가 딱 결정을 내려주는 '결론명시'형보다는 최종 선택권을 환자에게 주는 '결론유보'형이 효과적이다. 만약 이러한 환자에게 의사가 어떤 시술이나 수술을 일방적으로 강요한다면, 환자는 의사가 대단히 권위적이거나 불친절하다고 생각할 것이다. 물론 설명하는 방식도 결론이 가장 앞에 나오는 두괄식보다는 결론이 마지막에 나오는 '미괄식'이 효과적이다. 즉 차근차근 설득을 진행하며 신근 효과를 공략하는 것이 좋다. 반면 환자가 자신의 병에 대해 잘 모르는 경우에는, 오히려 치료나 수술에 대해 의사가 결론을 내려주는 '결론명시'가 효과적이다. 즉 이러한 환자에게 '결론유보'로 이야기하면 환자는 결정을 내리기도 어렵고 의사가 책임을 회피한다고 생각하며 신뢰하지 않는다. 그러므로 환자의 지적 수준 혹은 치료법이나 병에 대해 얼마나 알고 있는지 판단해 설명의 스타일이나 수위를 적절히 조절하는 것이 현명하다. 앞서 예로 들었던 서울대병원을 보더라도 분당서울대병원은 젊고 깐깐한 주부들이 많이 찾는 만큼, 의사가 진료 시 설명할 때도 구구절절 길게 설명하는 것보다는 핵심만 추려 논리적으로 전하며 시술이나 수술에 대한 결정권을 환자에게 주는 '결론유보'가 좋다. 반면 대학로의 서울대병원은 그야말로 전국 각지에서 다양한 연령 수준의 환자가 찾아오는 만큼 의사가 진료 시에 설명할 때도 차근차근 순서를 밟아 환자가 이해하기 쉽게 알려주는 것이 효과적이며, 시술이나 수술에 대해서도 의사가 결정을 내려주거나 가장 효과적인 것을 권해주는 것이 환자에게 믿음 있는 의사로 인식된다. 이와 함께 환자의 지적 수준에 따라 정보 전달에 있어서도 정보의 일면 제시와 양면 제시의 여부가 달라져야 한다. 즉 환자에게 어떤 시술이나 수술에 대해 유리한 점만 강조할지 아니면 불리한 점(부작용)도 함께 제시할지를 말하는 것인데, 기본적으로는 환자에게 시술이나 수술의 장/단점을 모두 알려주는 것이 정석이다. 하지만 때에 따라서는 부작용을 열 가지 다 알려주는 것보다 환자에게 해당되는 세 가지 부작용을 추려 자세히 알려주는 것이 더 효과적이다. 또 어떤 환자에게는 부작용보다는 장점을 부각시켜 꼭 시술을 받게 할 필요가 있다. 즉 나이가 많거나 설명을 잘 이해하지 못하는 환자에게는 섣불리 부작용을 자세히 설명했다가 정작 환자가 필요한 수술을 거부하는 일이 생긴다. 그러므로 꼭 필요한 부작용은 알려주되 장점을 부각시켜 환자가 수술을 받도록 논리적으로 이야기해야 한다. 반면 의사의 설명에 대해 이해도도 높고 자신의 병에 대해 관련 지식이 많은 환자에게는 시술이나 수술 부작용에 대해서 가급적 의사가 아는 만큼 100% 모두 이야기해 주는 것이 좋다. 환자는 의사가 솔직하게 이야기해 주는 시술/수술의 부작용을 들으며 '어, 내가 인터넷에서 본 이야기네. 의사 선생님이 솔직하게 부작용을 모두 알려 주는 것을 보니 믿어도 될 것 같아.'라고 생각할 것이다. 즉 지적 수준(여기서 말하는 지적 수준이란 일반적인 지적 수준보다는 병에 대한 지식의 양을 말함)이 높은 환자에게는 시술/수술의 좋은 점만 부각시키는 것보다 부작용을 자세히 설명해 주는 것이 큰 신뢰를 얻을 수 있다는 것이다. 특히 정보의 장/단점을 제시할 때는 어설프게 장점과 단점을 섞어서 설명하는 것보다는 장점을 설명하고 단점을 설명하거나 단점을 설명하고 장점을 설명하는 방식이 장/단점을 뭉뚱그려 설명하는 것보다 훨씬 효과적이라는 것도 기억하자. '선택지 한정법' 기법이란, 앞서 9번째로 소개한 '100% 수락하는 효과적인 설명법'에서도 잠시 언급했듯이 환자에게 선택적으로 질문을 하거나 요구를 하여 의사가 제시한 선택지 안에서 답을 찾게 하는 것이다. 일례로 피부과를 찾은 환자에게 의사는 여러 가지 레이저 시술 중, (환자에게) 가장 효과적인 몇 가지 시술을 선별하여 그 중에서 환자가 선택하게 하는 것이다. 환자에게 별 효과가 없는 '화학 박피'에 관심이 있는 환자에게 "화학 박피는 환자분에게 효과가 없습니다." 식으로 단정 짓거나 일방적으로 다른 시술을 권한다면 환자는 의사가 강요한다고 생각하거나 원하는 시술을 받지 못해 미련이 남는다. 또 의사가 권한 시술 때문에 부작용이라도 생기면 100% 의사를 원망하게 된다. 그러므로 차라리 여러 시술 중환자에게 효과적인 두세 가지 시술을 선별하여 그 중에서 선택하도록 하는 것이 좋다. "IPL과 제네시스 중에서 어떤 것을 받으시겠습니까?" 식으로 환자에게 적합한 시술만을 추려 권하는 것이다. 그럼 환자는 해초 박피와 기타 시술은 일단

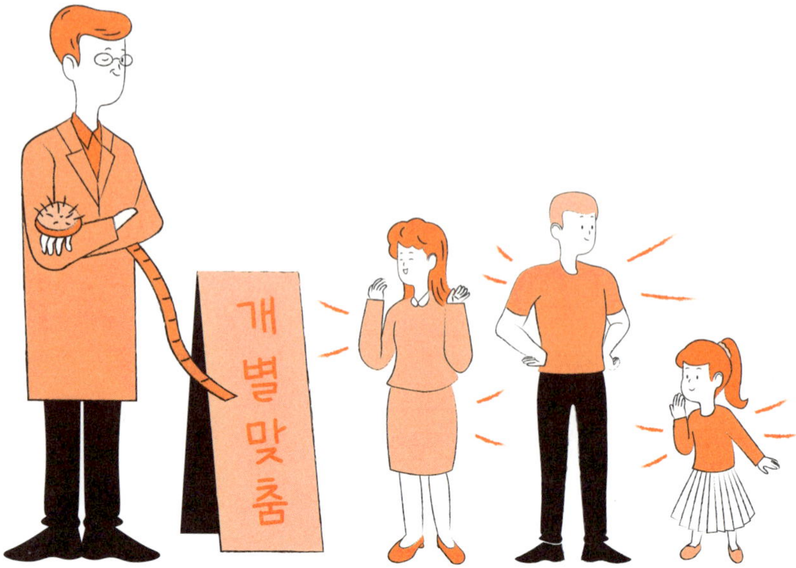

결정에서 배제하고 자신에게 유용한 IPL과 제네시스 중에서 선택하게 된다. 환자는 의사가 권하는 시술을 받으면서도 최종 결정은 자신이 했기 때문에 결정에 대해 미련이 남지 않는다. 일상의 예를 보더라도, 점심때 된장찌개가 먹고 싶다면 "점심때 뭐 먹을까?" 보다는 "점심때 된장찌개 먹을까, 설렁탕 먹을까?" 식으로 먹고 싶은 것을 선택적으로 질문하여 내가 원하는 답을 유도하는 것이 된장찌개를 먹을 확률이 높다는 것이다. 이것은 설득이나 요구를 하면서도 최종 선택은 상대가 하도록 하여 강요나 설득을 당했다는 느낌이 들지 않기에 더욱 효과적이다. 특히 환자의 심리적 만족이 중시되는 시술/수술의 경우에는 매우 유용하다. 더불어 '소셜 레이블링(Social Labeling) 테크닉'이란 '사람은 자신이 평가받은 대로 행동한다'는 것에 기인한다. 예를 들어, '성실하다'는 평가를 받으면 정말 성실해지려고 노력한다는 것이다. 의류 매장에서 옷을 고르지 못해 한참을 고민을 하다가도 점원이 "어머, 딱 손님 옷이네요"라고 이야기하거나 "역시 손님은 눈썰미가 있으시네요." 식으로 평가받으면 결정을 쉽게 내리게 된다는 것이다. 환자가 수술에 대해 이유 없이 불안해하거나 어떤 시술을 받을지 결정하지 못하거나 매번 시간을 안 지키고 늦게 온다면 '소셜 레이블링 테크닉'을 이용하여 환자의 결정이나 변화를 돕자. "환자분은 A 시술의 대표적인 케이스입니다.", "환자분은 정확하신 분일 것 같은데요."라고 평가한다면 환자는 다음부터 시간 약속을 지킬 확률이 높다. 이렇게 '소셜 레이블링 테크닉'을 이용해 환자에게 싫은 소리 안 하면서 환자 스스로 마음을 잡고 좋지 않은 습관을 고치게 하는 것이야말로 현명한 의사다. 끝으로 의사의 말을 잘 듣지 않는 환자에게 활용할 수 있는 '리스트(List) 테크닉'을 소개한다. '리스트 테크닉'이란, 다른 환자의 성공담이나 차트 등 리스트를 통해 환자를 설득하는 것이다. 즉 어떤 행동에 종사하는 사람의 리스트를 제시하면 그와 같은 행동을 취하려는 심리를 노린 것이다. 환자가 의사의 주의사항을 잘 지키지 않거나 치료 과정에 의문을 품거나 불만을 갖는다면 '리스트 테크닉'을 활용해보자. "환자 대다수가 만족합니다."라고 말하며 다른 환자 리스트를 가리키거나 "박피 후에는 정도의 차이는 있지만 누구나 어느 정도 얼굴이 붉게 변합니다."라고 말하며 리스트를 이용한다면 환자의 마음을 안심시키고 신뢰를 줄 수 있다. '리스트 테크닉'은 사람의 동조 경향을 이용한 방법이다. 이른바 '정보적 영향'을 이용한 테크닉인데 실제 자료나 도표 등을 제시하면 효과를 높일 수 있다.

이렇게 환자에게 맞는 커뮤니케이션을 선별해 활용할 수 있는 지혜로운 의사가 되길 바란다.

Key Point

같은 병원, 같은 전공이라도 병원의 위치나 주로 찾는 환자의 연령과 수준, 기대사항 등을 고려해서 거기에 부합하는 개별 맞춤 커뮤니케이션을 해야 한다.

16

클레임에는 긍정적으로 대응한다

(돈 주고도 배울 수 없는 경험이다).

한 의사분께서 이런 질문을 하신 적이 있다. "제가 보기에는 아무것도 아닌 증상인데, 환자는 펄쩍 뛰며 걱정하고 크게 문제 삼을 경우 어떻게 해야 합니까? 계속 설명해도 제 말을 신뢰하지 못하는 경우가 종종 있어요. 난감하기도 하고. 그렇다고 그럼 다른 병원에 가라 얘기하면 환자는 또 화를 내요. 환자를 내몬다고요. 나 참…"

그러나 이러한 경우에는 이렇게 얘기해야 한다.

"제가 보기에는 크게 걱정하지 않으셔도 될 것 같습니다. 환자분, 그렇게 걱정이 되시면 큰 병원에 가시도록 제가 의뢰서를 써드릴까요?"

여러 가지 상황의 대화 방법, 즉 커뮤니케이션의 다양한 방법이 있지만 환자들의 클레임 대응이야말로 의사들이 제일 난감한 상황이 아닐까 싶다. 환자가 건 클레임에 적절히 대응 못해서 멱살을 잡히거나 나쁜 소문이 돌 수 있다는 것은 요즘 같은 인터넷 세상에서 참 기막힌 노릇이다. 우선 클레임을 부정적으로 받아들이는 것은 좋지 않다. 오히려 '기회'라고 받아들이면 일을 원활히 진행할 수 있고, 유능한 의사/좋은 병원이란 평가도 높아질 것이다. 사실 환자가 불평불만을 늘어놓을 때에는 밉고 자존심이 상하고 때로는 화가 날 수도 있다. 그럴 때일수록 의사는 스스로의 감정 조절 능력이 필요하다. 환자가 화가 났을 때에는 아주 감정적인 동물이 되기 때문에 그에 맞는 설득 기술도 필요하다. 특히 클레임에서 가장 중요한 것은 '초기대응'이다. 처음이 좋으면 모든 것이 좋다는 것을 기억하자. 평소부터 클레임에 대비해 기본 매뉴얼을 만들어 놓고 어떻게 대처해야 하는지 익혀 두는 것이 효과적이다. 환자의 클레임에 갑자기 어떤 말이 나올지 모르며, 그 말에 환자의 반응도 변하게 된다. "저… 그게"라며 횡설수설하면 감정적인 환자는 더 화가 난다. 또 '더 밀어붙이면 되겠구나.'라는 생각으로 더 심하게 화를 낼 수 있다. 초기에 진심 어린 사과가 필요하다. 표정과 태도에 미안함이 동반되어야 하며 진심을 담아 천천히 말해야 한다. 성격이 급하다고, 진료가 바쁘다는 이유로 말을 빨리 하면 환자는 진심으로 사과한다고 생각하기보다는 형식적으로 대한다고 더 화를 낼 수 있다. 아무리 환자가 흥분을 했고, 의사의 감정을 건드린다 하더라도 이성을 갖고 침착하게 대해야 한다는 것을 기억하자. 그럼 클레임 중에서도 환자가 아주 공격적이거나 감정적이 되었을 때 어떻게 대응하는 것이 좋을까? 일반적으로 환자가 클레임을 걸면 사실이나 반박하지 못할 데이터를 보여주는 것이 가장 효과적이지만 이것은 어디까지나 환자가 이성적일 때에 해당된다. 환자가 이성을 잃고 감정적으로 대응하는 '공격적인 클레임'에는 일단 환자의 감정을 다독여주는 것이 중요하다. 먼저 환자의 불만을 듣고 또 듣는다. 철저하게 듣는 역할로 바꾸자. 중간에 절대 자르지 말고, 수긍하고, 맞장구 쳐주고, 환자의 눈을 보며 확실히 듣는 것이다. 만약 환자의 말투나 메시지가 의사의 기분을 상하게 하여 일방적으로 당하기 싫다고 생각되더라도 우선 '감정의 폭풍'이 진정되는 것을 기다려야 한다. 또 이 시점에서는 이야기 중에 환자의 잘못을 알았더라도 절대 그것을 말해서는 안 된다. 특히 감정적일 때는 더욱 그러하다. 사람은 감정의 동물이므로 만약 자신이 잘못했다 하더라도 지적당하면 더욱 심하게 화가 나는 것이다. 그러므로 환자의 실수나 잘못 등을 알고 있더라도 거기서는 잠시 참고 말하지 않는 것이 좋다. 그리고 환자가 직접 그것을 밝히게 하는 것이 포인트다. 환자가 이성을 찾고 냉정함이 보인다면 논리적으로 질문해 보자. 진지하게 듣다가 "아, 언제의 일입니까?"등과 같이 클레임 일자와 상황을 짚어 나가는 것이다. 그리고 그 단편적인 정보들을 머릿속에 확실히 정리해둔다. 보통 메모를 하는 것은 누락을 막기 위해서도 좋다. 그러나 메모를 하더라도 환자의 얼굴을 확실하게 잘 보면서 이야기를 잘 듣고 있다는 태도를 보이는 것은 잊지 말자. 환자가 화도 진정되고 조금 냉정함이 보인다면 기억을 되돌려 정확하게 메모하자. 잘 들었다면 다음으로는 해결책을 제시하는 것이 좋다. 물론 여기서는 어디까지나 1차적 해결책이므로 환자를 납득시키지 못하더라도 기가 꺾일 필요는 없다. "그럼 오늘 중으로 의논해서 내일 오전 중에 연락드리겠습니다."와 같은 말로 응대하면 된다. 여기는 어느 정도 상황을 살펴보는 것이므로 한번 말해보고 반응을 파악하는 정도다. 운이 좋으면 여기서 환자는 이미 자신의 할 말을 다 했기에 "그럼 그렇게 해주세요."라고 순순히 말할지도 모른다. 그래도 클레임이 해결되지 않을 때는 의사의 주장을 이야기해야 한다. 의사 본인은 이렇게 생각한다는 것을 확실하게 주장하는 것이다. 환자가 불평을 다 말하고 난 후라면 화가 절정은 지났을 것이므로 "환자분께서 말씀하시는 것은 잘 알았습니다.", "기분을 충분히 이해하겠습니다." 수준에서 인정하는 것이 좋다. 아울러 "환자분의 실수는 없습니까?", "약 복용은 잘하고서 하시는 말씀인가요?", "주의 사항은 잘 준수하셨나요?"식으로 몰아붙이거나 추궁하지는 말아야 한다. 또 아무리 화가 날지라도 "환자분 같은 사람은 내 생애 처음 보는군요",

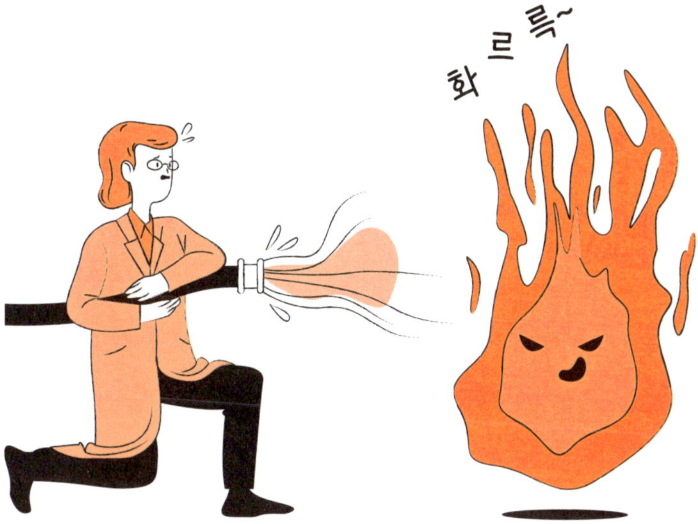

"참 몰상식하군요." 등 인격적으로 기분을 상하게 할 말은 절대 하지 말자.

부부가 싸우고 나서도 누구 한 명이 토라지고 화를 낼 때가 있다. 그런데 싸운 원인도 제대로 모르면서 위기를 모면하고 싶다고 무작정 "미안해, 잘못했어."라고 말하면 그 상황은 어떻게 될까? 환자가 클레임을 제기했을 때도 비슷하다. 순간의 위기를 모면하겠다고 경솔하게 대응하면 분쟁으로 연결되기 쉽다. 성급히 사과부터 하거나 대충 얼버무리는 것은 옳지 못하다. 죄송스러워하는 태도로 원인을 정확히 규명하겠다는 태도를 보여주어야 한다. 그러므로 듣는 동안은 변명을 하지 말고 환자의 가장 큰 불만이 무엇인지 명확히 찾아내야 한다. 예를 들어 "저희 쪽에서 어떤 실례를 했는지요?", "죄송하지만 자세히 알려주시겠습니까?"라고 말하면서 환자가 불만 원인을 모두 이야기할 수 있도록 유도해야 한다. 그리고 확인 질문을 한다. 인간관계를 잘 하는 사람들의 공통점 중 하나가 상대의 심리를 잘 파악하여 센스 있게 대처한다는 것이다. 마찬가지로 환자의 불만을 그냥 멍하니 듣고 있으면 안 된다. 그렇다고 죽을 죄를 지은 것처럼 고개 숙이고 비굴하게 보여서도 안 된다. 동등한 입장에서 경청하면서 태도는 정중해야 한다. 그리고 환자의 주장을 확인하는 질문을 해야 한다. "그래서 화가 나셨다는 말씀이시죠?", "그래서 그런 실수가 발생이 된 것이군요?" 식으로 환자의 주장에 대해 확인 질문만 하면 되는 것이다. 그럼 환자는 '내가 하고 싶은 말을 이해했구나.'하고 조금 감정을 추스릴 것이고 어쩌면 친근감까지 느끼게 될 것이다. 절대 환자의 감정에 휩쓸려 버려서는 안 된다. 평소 환자의 불평불만을 대처하는 효과적인 방법들을 알아 두면 유용하다. 가장 첫번째로 끝까지 환자의 말을 들어주며 불평불만을 모두 토로하게 만드는 것이다. 그러면 환자는 더 이상 할 말이 없게 되어 결국 입을 꼭 다물고 말 것이다. 분노와 불만을 모두 표출하게 만드는 것이 중요하다. 다음으로 환자의 불만을 의사 쪽에서 먼저 말해준다. 불평불만은 대단한 이유에서 비롯된 것 같으나 사실 병원에서의 불만을 짚어보면 환자가 가진 오해나 편견, 잘못된 정보, 무시 혹은 소외감 따위가 많다. 그러므로 그런 환자를 바보 취급

해서는 절대 안 된다. 그러므로 불평불만의 원인이 파악되었다면 의사 쪽에서 먼저 말해 주어라.

"많이 부어서 속상하신 거죠? 그러나 부기는 곧 가라앉습니다. 체질에 따라 붓기에도 차이가 많은데 그 마음 저도 이해됩니다. 사실 저도 많이 붓는 편이거든요. 근데 걱정하지 마시길 바랍니다. 수술은 분명히 잘 되었습니다. 환자분 조금이라도 붓기가 빨리 가라앉도록 일단 찜질이나 주사 처치라도 해드리겠습니다."식으로. 수술 후 당연히 붓는 것을 가지고 수술이 잘못되었다, 너무 많이 부었다 등의 클레임을 거는 환자라도 "그럼 눈에 칼을 댔는데, 붓지 않는 게 이상한 거 아닌가요?" 식으로 한심한 듯 이야기한다면 환자는 더 난리를 치며 의사에게 거칠게 항의할 것이다. 그러므로 너그러운 마음, 인내하는 마음을 키우자. 이와 더불어 불평불만의 과녁을 치워버리는 것도 효과적인 해결책이다. 즉 환자의 불만에 맞서지 말고 아예 순순히 인정함으로써 과녁을 치워 버리는 것이다. "네. 정 그렇게 마음에 안 드시면 재수술을 해드리겠습니다."라든가 "상태가 호전될 때까지 책임지고 봐 드리겠습니다."식으로. 그러면 환자는 불평불만의 소재가 없어져서 더 이상 불평하지 못하게 된다.

환자가 실수했어도 의사에게 클레임을 거는 것이 요즘 병원 현실이다. 그러나 어느 순간이든 환자의 체면과 자존심을 세워주는 것은 잊지 말자. 사소한 환자의 불평불만도 절대 과소평가해서는 안 된다. 일단 어떤 클레임이든 진지하게 받아들이고 그 잘못이 누구에게 있든 환자를 먼저 배려하고 환자의 자존심을 살려줄 때 보다 원만히 해결된다. '이보 전진을 위한 일보 후퇴'라고 할 수 있다.

의사들이여, 파이팅 하자.

Key Point

어떤 클레임이든 진지하게 받아들이고 그 잘못이 누구에게 있든 환자를 먼저 배려하고 환자의 자존심을 살려줄 때 보다 원만히 해결된다. 특히 클레임은 초기 대응이 중요하다는 것을 잊지 말자.

17

까다로운 유형의 환자를 대하는, 효과적인 커뮤니케이션 방법

"선생님, 저번에 처방해 주신 약 효과가 없었어요", "별로 진전되는 것 같지 않아요."식으로 의사를 원망하고 탓한다면 "약 제대로 드신 것 맞아요? 그럴 리가 없는데…", "환자분, 좋아지는 것 안 보이세요?"식이 아니라 "아, 그렇게 느끼셨어요? 오늘 다시 검사해보고 다른 방법을 고려해봐야겠네요."식으로 부드럽게 넘겨야 한다. 환자가 정중하게 얘기하지 않는다고 의사까지 감정적으로 맞대응할 필요는 없다. 그저 '환자가 심리적으로 안정이 안 되었군…'라고 생각하고 친절하게 비판을 받아주는 것이 현명하다. 사실 몸이 아픈 환자는 보통 사람보다 훨씬 예민하고 신경질적인 경우가 많다. 그러나 환자와의 크고 작은 오해, 이를 해결하는 것도 의사의 자기관리 능력이다. 이런 경우에는 의사의 인간적인 면모를 보여주는 것도 효과적이다. 아무리 깐깐한 환자라 해도 호의적인 의사에게 냉정하기는 힘들다. 환자에게 사심 없이 인간적인 모습으로 다가가자. 환자의 최근 동향이나 안부를 물으며 환자와 인간적으로 믿음을 쌓아둔다면 환자는 사소한 것으로 투정 부리고 트집을 잡기 힘들게 된다. 때로는 말도 안 되는 환자의 요구나 비판에 호탕한 웃음으로 넘기며 때로는 좀 얄밉게 구는 환자라도 아낌없이 칭찬해 주며 투정 부리는 애인을 다루듯 환자를 잘 다루어 보자. 물론 환자의 비판은 겸허히 받아들여야 한다. 의사 입장에서는 이유 없이 의사를 공격하는 환자가 있다고 하더라도 "정말 이상한 환자야", "질이 안 좋아"라고 생각하며 욕하고 대응하다 보면 의사만 지친다. 어느 조직에서나 어떤 인간관계에서나 천적은 있기 마련이다. 그러므로 오히려 나를 괴롭히는 환자에게 "그를 좋아하고 있다', '특별히 신경 쓰고 있다."는 정보를 흘리거나 그것이 불가능하다면 환자에게 새로운 자아를 심어 주는 것이 좋다. "다른 환자들은 힘들어하며 불평도 많고 시술을 잘 받지 못하는데, 환자분은 열심히 잘 따라 주셔서 감사합니다. 끝까지 믿고 따라오실 것이라 믿습니다."식의 새로운 자아를 심어주는 것이다. 불평불만을 일삼던 환자라도 어떻게 해서든 자신의 이미지를 끝까지 지켜나가려고 노력할 것이다. 이처럼 사람은 누구나 자기가 보는 자신의 모습도 중요하지만 타인이 보는 자신의 모습에도 신경을 쓰며 이를 일치시키도록 행동하는 습성이 있다. 앞에서도 설명드렸듯이 이것을 설득 커뮤니케이션에서는 '소셜 레이블링(Social Labeling) 기법'이라고 한다. 이를 현명히 이용한다면 환자를 변화시키는데 효과적인 커뮤니케이션 방법이 될 것이다.

강조하지만 인간관계에서 가장 어리석은 해결법은 순간적인 감정이 이끄는 대로 행동하는 것이다. 경험이 부족한 사람일수록, 초보일수록 자신의 감정을 조절하기 힘들어 하는데 스스로 노력하며 내공을 쌓아보자. 환자와의 갈등의 크기가 작든 크든 한 발 물러서는 마음가짐이 곧 의사가 원하는 방향으로 환자를 이끌 수 있는 것임을 알아야 한다. 또 껄끄러운 환자에게 먼저 화해를 할 줄 아는 의사가 진정한 인간관계의 달인이다. 논쟁이나 갈등, 불화와 같은 이 모든 문제의 해결법은 스스로에게 달려 있다. 환자의 상태가 호전되고 있거나 칭찬해줄 일이 생기면 놓치지 말고 그것을 계기로 해서 좋은 분위기를 만들며 껄끄러운 관계를 청산하는 것이다. 환자의 자존심을 세워주며 말하면 더욱 효과적이다. 만약 환자의 수술이 미뤄져서 환자가 이의를 제기하거나 의사에게 섭섭해한다면 "환자분을 무시해서 그랬던 것이 절대 아닙니다. 설마 그럴 리가 있겠습니까? 수술 스케줄이 많다 보니 본의 아니게 그런 상황이 발생되었습니다. 환자분이 너그러이 이해해주시길 부탁드립니다."라는 말로 환자가 상처 입은 부분에 집중해서 사과해야 한다. 이와 함께 책임을 전가하며 돌려 말하는 방법도 있다. 서로가 기분 나쁘지 않게 해결하는 좋은 방법이다. "환자분께서 그렇게 오해하셔서 얼마나 섭섭했는지 모릅니다", "환자분이 원하시는 의도가 그것인지 잘 몰랐네요. 진작 말씀해주시지 그러셨어요."식이다. 이 방법은 환자를 탓하는 것도 아니고 의사의 책임을 회피하는 것도 아니다. 이는 의사나 병원의 잘못을 인정하면서도 먼저 화해의 뜻을 밝히는, 일상에서 가장 빠른 화해법이다. 그러나 이렇게 갈등의 원인을 풀었다고 해서 다 해결되었다고 방심해서는 안 된다. 단지 상황에 따른 응급 처방이 끝났을 뿐 근본적인 문제 해결은 되지 않았기 때문이다. 핵심 문제는 앞으로 '어떻게' 해결할 것인가 하는 행동방침이 나와야 한다. 특히 주의해야 할 것은 이 상황이 매우 구체적이고 직접적으로 제시되어야 한다는 것이다. 단지 "열심히 하겠습니다" 또는 "최선을 다하겠습니다" 등의 추상적 표현은 꺼졌던 환자의 마음속 불씨를 다시 지피기 십상이다. '열심히'와 '최선'의 가치가 사람마다 다르기 때문에 환자의 기대치에 미치지 못할 경우 나중에 더욱 큰 화를 불러올 수 있다. 그러므로 "본의 아니게 환자분의 수술이 미뤄진 만큼, 보호자가 오시기 편한 금요일 오후로 수술을 잡아드리겠습니다. 최선을 다하겠습니다."라고 말하는 자신감에 찬 의사의 모습을 보며 의사에게 불만을 가졌던 환자는 다시 한 번 의사에게 강한 신뢰를 가질 것이다.

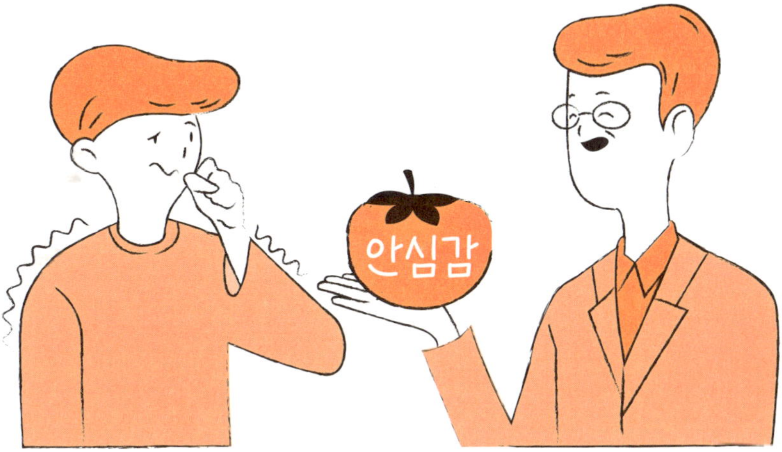

다음은 의사들이 대하기 힘든 까다로운 유형의 환자들이다. 이런 환자들은 어떤 식으로 대해야 하는지 효과적인 방법을 알아두면 실제로 도움이 될 것이다. 먼저 자존심이 강해서 의사의 말에 귀를 기울이지 않는 환자다. 자기 의견이나 사고방식에 자신이 있어서 그와 다른 내용으로 설득하면 무조건 받아들이려고 하지 않는다. 이런 환자는 의사가 하는 말의 옳고 그름을 가리기 전에 자신의 자존심에 상처를 받았다고 생각하는 편이다. 그러므로 자부심이 높은 환자에게 이야기할 때는 '메시지의 질'이 매우 중요하다. 즉 환자가 아는 지식보다 격이 높은 내용을 말해서 주의를 끌어야 한다. 그러면 환자는 '이해할 수 없군. 내가 모르는 내용이야.'라며 자연히 귀를 기울이게 된다. 그런 다음 환자가 자존심에 상처를 받지 않도록 혹은 자존심을 세워주듯이 "이미 환자분이 잘 알고 계시겠지만…" 하는 말을 서두로 제공함으로써 환자가 결론을 내릴 수 있도록 한다. 그러면 환자는 자기가 잘 모르는 지식이라는 점을 인정하고 싶지 않기에 설명이나 설득 내용을 받아들이기 쉬워진다. 두 번째로는 유난히 걱정과 겁이 많은 환자 유형이다. 이 경우도 의사로서 치료나 시술을 할 때 힘들다. 또 걱정이 많은 환자는 주변에서 벌어지는 모든 일에 방어적이기 때문에 설득도 어렵다. 이처럼 불안심리가 강한 환자를 설득할 때는 그 환자가 무엇 때문에 불안을 느끼는지 정확하게 파악하고 그 불안을 해소시키기 위해 노력해야 한다. 곧 '불안감 해소'라는 환자의 욕구를 채워주는 것이 설득을 성공시키는 지름길이다. 기왕이면 환자가 최대한 쉽게 이해할 수 있도록 설명하고 장점을 많이 부각해야 한다. 전혀 걱정할 필요 없는 증상인데 혹시 암이 아닐까 고민하는 환자라면 검사가 불필요하다고만 하지 말고 꼭 필요한 검사 몇 가지를 한 후에 안심을 시키는 편이 오히려 현명하다는 것이다. 만약 수술 후의 부작용보다 수술할 때의 통증을 걱정하는 환자라면, 수술의 장점이나 수술 후 부작용이 적다는 것을 강조하는 것보다 수면 마취를 하면 수술이 전혀 아프지 않다는 것을 강조하는 것이 효과적이다. 또 수술 후 마취가 깬 후에도 진통제를 계속 투입해 아픔을 느끼지 않게 해주겠다는 식의 믿음을 주는 것이 좋다. 세 번째는 사소한 것으로 시비를 거는 공격적인 성향의 환자다. 이러한 유형은 설득이나 대화가 어렵다. 공격적인 환자들은 매사 남의 탓을 잘하고 다른 사람들을 비판하며 의사에게 말투 또한 공손치 못한 경우가 많다. 이들은 의사로서는 상당히 불편한 의사이다. 하지만 어쩔 수 없이 이런 환자를 만나게 된다면 의식적으로 말을 천천히 하면서 그들이 어떻게 나오는지 반응을 살펴보고 대화를 진전시키는 것이 효과적이다. 또 환자가 자기 의견을 말할 수 있도록 궁리한다. 공격적인 유형의 환자만큼 권위적인 환자 역시 의사의 지시에 잘 따르지 않기에 힘든 환자다. 권위적인 환자들은 지위가 높은 사람이나 사회적으로 인정받는 권위에 대해서는 순종하는 경향이 있다. 따라서 환자를 직접 상대하기보다는 환자의 윗사람이나 사회적으로 높이 평가받는 사람, 환자가 존경하는 사람, 권위 있는 제3자를 이용하는 것이 효과적이다. 일례로 인턴이나 레지던트 같은 주치의가 말해서 환자가 설득이 되지 않는다면 실제 수술을 집도하는 과장님이 나서서 이야기하는 것이 설득력이 있다는 것이다. 다섯 번째로 환자가 지적 수준이 높은 경우에도 은근히 의사들을 저울질하며 의사의 말을 귀담아듣지 않는다. 이런 환자들은 이 병원 저 병원 상담만 다니는 경우도 많다. 그러나 지적 수준이 높은 환자는 자신이 납득하기 어려운 비논리적인 설득에는 꿈쩍도 않지만, 논리적이고 이치에 맞는 설득에는 의외로 또 쉽게 따른다. 이해력과 판단력이 높고 좀처럼 감정에 휩쓸리지 않기 때문이다. 그러므로 환자가 지적 수준이 높은 경우에는 설득 정보의 공평성(정보의 양면 제시)을 강조할 필요가 있다. 치료법이나 시술에 관한 장점과 단점을 낱낱이 이야기해주며 논리적으로 설명하는 게 효과적이라는 것이다. 끝으로 남의 시선을 의식하지 않는 막무가내형 유형의 환자도 의사에게는 힘든 케이스다. 누가 뭐래도 자신이 옳고 맞는 것이다. 이런 유형의 환자들은 한 번 고집을 피우면 설득이 되지 않을뿐더러 언동을 바꾸는 일도 별로 없다. 좋게 말하면 '나는 나의 길을 간다.'는 외골수 타입으로 의사가 하지 말라는 근거 없는 민간요법을 고집스럽게 한다거나 종교적인 이유로 수혈을 안 받는다고 거부하는 경우가 그 예이다. 상황에 맞게 행동을 바꾸는 법도 없고 판단하기가 곤란할 때는 그냥 자기 신념에 따라 행동하는 것이다. 이런 환자를 설득하려면 환자의 주관적인 가치관에 기대어 호소하는 것이 가장 효과적이다. 현명하게 참고하길 바란다.

Key Point

깐깐한 환자라 해도 호의적인 의사에게 냉정하기는 힘들다.
의사부터 먼저 사심 없이 인간적인 모습으로 다가가자.

의협신문, 2010년 12월 31일

[환자들이 바라는 의사 모습]

친절하고 설명 잘하는 의사가 '최고'

환자 10명 중 8명, 말투·표정에서 신뢰-친근감 느껴
얘기만 잘 들어줘도 '호감'… 반말식 어투 '비호감'

1순위 환자들은 의사의 어떤 태도에 친근감과 신뢰감을 느끼고, 어떤 태도에 불쾌감을 느낄까? 환자들이 바라는 의사의 모습은 어떤 것일까?

이에 대한 답을 찾기 위해 국민 500명을 대상으로 '진료 중 의사의 어떤 태도에서 호감을 느끼는지', 반대로 '의사의 어떤 태도에서

▶ 의사에게 신뢰감을 느낄때?

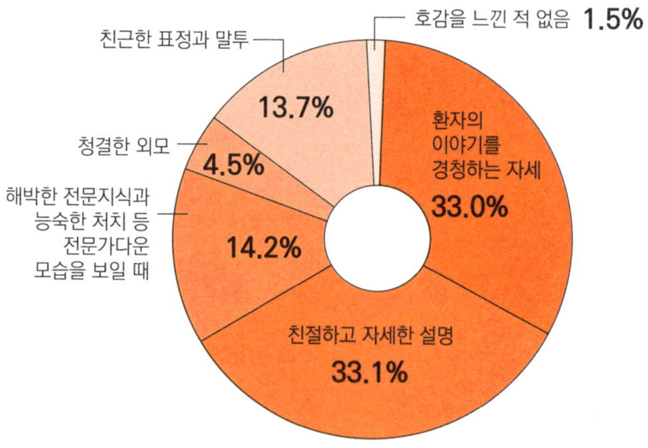

가장 큰 불쾌감을 느끼는지' 직접 물어봤다.

설문조사 결과 응답자의 33.1%는 '친절하고 자세한 설명'을 하는 모습에서, 33.0%는 '환자의 이야기를 경청하는 자세'에서 '의사에게 가장 큰 호감을 느낀다'고 답했다.

'의사의 친근한 표정과 말투에서 호감을 느낀다'는 답도 13.7%로 집계돼 환자 10명 중 8명 정도가 의사에 대한 만족도를 비교하는 척도로서, 해당 의사와의 교감과 소통을 꼽고 있는 것으로 나타났다.

반면 해박한 전문지식과 능숙한 처치 등 전문가다운 모습을 보일 때 신뢰감과 호감을 느낀다는 답은 14.2%에 그쳐, 달라진 시대상을 엿보게 했으며 호감을 느낀 점이 없다는 대답도 1.5%로 나타났다.

▶ 의사에게 불쾌감을 느낄때?

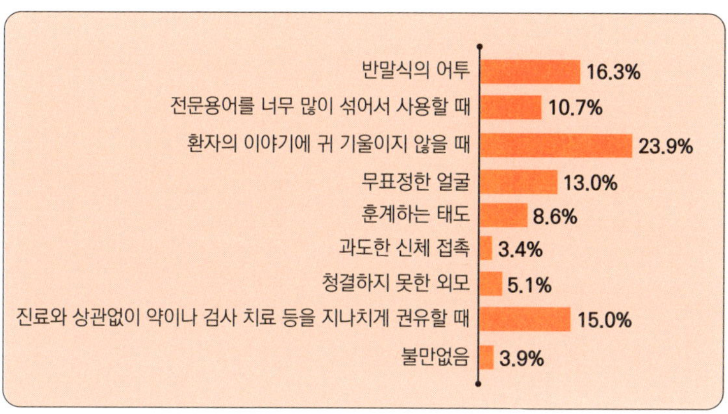

진료 중 의사의 어떤 태도에 불쾌감을 느끼느냐는 질문에서도 비슷한 답변이 나왔다.

'환자의 이야기에 귀 기울이지 않을 때 불쾌감을 느낀다'는 답변이 23.9%, '반말식의 어투가 불쾌했다'는 답이 16.3%로 가장 높게 나타난 것. 이 밖에 '무표정한 얼굴'(13.0%), '전문용어를 너무 많이 섞어서 사용하는 경우'(10.7%), '훈계하는 태도'(8.6%) 등에서 기분이 상한다는 응답자도 많았다.

자신의 이야기를 경청하지 않을 때 불쾌감을 느낀다는 답변은 전 연령층에서 고르게 많았으나 특히 60대 이상의 경우 절반 가까이(43.3%)가 이를 1순위로 꼽아 눈길을 끌었다. 반말식의 어투가 마음에 들지 않았다는 답은 30대에서 상대적으로 높았다.

이 밖에 환자들은 진료와 상관없는 약이나 검사·치료 등을 지나치게 권유하거나(15%), 의사의 외모가 청결하지 못할 때(5.1%), 진료 중 과도한 신체접촉을 느낄 때(3.4%) 불쾌감을 느낀다고 답했다.

흥미로운 점은 의사를 대상으로 한 설문에서도 유사한 패턴이 목격되었다는데 있다.

의사들에게 '환자에게 좋은 인상과 신뢰감을 줄 수 있는 가장 좋은 방법이 무엇이라고 생각하느냐'고 질문한 결과 응답자의 33.3%가 '친절하고 자세한 설명'을, 20.6%가 '친근한 표정과 말투'를 꼽았다. 의사들의 절반 이상이 이미 환자의 '니즈'를 명확히 파악하고 있다는 얘기다.

그럼에도 '친절'과 '소통'이라는 화두가 여전히 병원 마케팅에서 가장 중요한 요소로 회자되는 이유는 뭘까? 그에 대한 대답은 아무래도 머리 속으로 알고 있는 지식과 현실에서의 실행력 사이의 괴리에서 찾을 수 있을 것 같다.

지역의사회 한 관계자는 "친절한 설명이 중요하다는 것은 이미 많은 의사들이 알고, 공감하고 있는 얘기"라면서 "그러나 진료시간에 쫓기다 보면 대화할 시간이 부족한데다, 진료 외적인 측면으로 환자에게 다가간다는 것이 서툴러 실행에 옮기기가 쉽지 않다"고 전했다.

이 밖에 의사 대상 설문에서는 환자와의 신뢰감을 회복할 무기로 '전문성'을 꼽은 응답자들이 많았다. 응답자의 27.3%는 '정확하고 적극적인 치료'가 환자에게 호감과 신뢰감을 줄 수 있는 가장 좋은 방법이라고 밝혔으며, '지속적인 의술의 연마가 필요하다'는 응답도 12.1%, '의료장비의 확충이 필요하다'는 답도 6.1%로 나타났다.

의협신문 / 2010. 12. 31

환자와 通하고 계십니까?
진료비법 123

❶ 환자의 이해를 높이는 설명방법

환자를 대상으로 한 여러 설문 결과를 보면 우리나라 환자들이 가장 신뢰하는 의사, 좋아하는 의사는 '설명 잘해주는 의사'다. 그러나 그 설명이란 것이 참 아이러니하게도 환자의 지적 수준이나 경험에 따라서 주관적으로 느껴질 수 있다는 것이다. 어떤 의사들은 모든 환자들에게 무조건 쉽게 설명해주면 알아들을 것이라고 이야기하지만 그게 꼭 그렇지만도 않다는 것이 문제다. 의사가 아무리 쉽게 설명해도 똑같은 질문을 다시 던지는 환자들이 있는 것을 보면 의사가 생각하는 '쉽게 설명하기'랑 환자가 생각하는 '쉽게 설명하기'는 다르다는 것을 알 수 있다. 필자는 그 이유를 심리학에서 이야기하는 선택적 지각(Selective Perception)으로 설명하고자 한다. 선택적 지각이란, 본인이 보고 싶은 것과 알고 싶은 정보만을 받아들이고자 하는 것이다. 기존의 태도나 신념과 일치하는 커뮤니케이션 메시지에는 자신을 노출시키고 일치하지 않는 메시지는 회피하는 경향으로 흔히 전자는 지지적인 선택(Supportive Selection), 후자는 방어적인 회피(Defensive Avoidance)로 불리기도 한다. 또한 기존의 선유경향에 따른 메시지의 선택 여부는 대개 의식적인 일이지만 비의식적으로도 일어날 수 있다.

환자들은 그동안 살아오면서 체득한 각자의 경험과 지적 수준, 가치관 등이 모두 다르기 때문에 의사가 똑같은 이야기를 해도 자신의 경험과 지식, 가치관에 비추어 그것을 선택적으로 받아들인다는 것이다. 그러므로 환자들에게 설명을 잘 해주기 위해서는 의사가 생각하는 '쉽게 설명하기'가 아닌 환자가 생각하는 '쉽게 설명하기'가 되어야 하며 이것은 의사가 환자의 눈높이에서 설명해 줄 때만 가능하다.

일단 기본적으로 설명을 잘하기 위해서는 SES 법칙을 준수해야 한다. 심플(Simple)하게, 쉽게(Easy), 짧고 간결하게(Short)가 기본이다. 그래서 가장 좋은 설명은 핵심을 간결하게 한 문장으로 담아낼 수 있는 설명이라는 말도 있다. 환자 역시 진료 시 여러 가지 이유로 집중력이 많이 흐려져 있고 의료 전문가인 의사 앞에서는 더 긴장하게 마련이다. 그러므로 설명이나 주의사항을 전달할 때는 개별 환자에게 맞춰 우선순위, 중요도를 정해 효과적으로 선별하여 전달할 필요가 있다. 설령 열 가지 주의사항이 있더라도 환자마다 특히 더 조심해야 하는 사항이 있을 것이다. 그렇다면 우선순위를 잡고 그에 따라 설명의 양을 조절하여 아주 중요한 것은 처음에 자세히 설명하고 환자가 참고로 알아 두면 좋은 것들은 함께 묶어서 설명해주거나 메모(안내 책자, 교육자료 배포)를 해서 주는 것이 효과적이다. 이렇게 설명의 순위 배분이 적절히 이루어지지 않으면 환자는 심한 경우에는 진료실을 나서며 의사가 설명해 준 내용을 단 하나도 제대로 기억하지 못하는 일도 생길 수 있다.

아울러 의학적 지식이 없는 환자에게 전문적인 의학 내용을 설명할 때는 앞서 설명한 SES 법칙 준수를 넘어 적절한 예시 즉, 환자가 일상에서 쉽게 경험할 수 있는 구체적인 설명이 추가되는 것이 좋다. 필자는 의사 선생님들을 교육하며 진료 시 EOB 설명 방법을 추천한다. 바로 Example(일상의 사례), Outline(핵심 내용), Benefit(얻을 수 있는 결과나 시사점)이다. 환자에게 설명하며 환자가 일상에서 경험할 수 있는 이해하기 쉬운 사례를 먼저 제시하고 그 다음 그것이 중요한 이유를 정리해서 설명해 주고 마지막으로 그것을 지킬 때 환자가 얻을 수 있는 이점을 제시하는 것이다.

일례로 의사가 비만 환자에게 "칼로리를 줄이시고 운동 좀 하세요."라고 얘기하면 그 이야기는 다이어트에 관심 있는 사람은 누구나 한 번쯤 들어봤을만한 이야기임에도 참 막연하게 느껴진다. 그러나 의사가 이것을 EOB 법칙에 맞춰 설명하면 환자는 한결 이해가 쉽다. "하루 세 끼 정해진 식사는 준수하세요. 쌀밥 대신 잡곡밥을 드시고 그 양을 1/3로 줄이세요. 식간에 출출하실 때는 저지방 우유를 한 잔 드시거나 중간 크기 토마토 1개를 드세요. 직장 생활하시느라 따로 운동하기가 힘드시다면 자가용 대신 대중교통을 이용하시면서 한두 정거장만 미리 내려서 걸으시고 엘리베이터 대신 가급적 계단을 이용하시길 바랍니다."와 같이 환자가 실천할 수 있는 구체적인 예를 들어 쉽게 설명하는 것이다. 그 다음 이러한 일상생활의 변화가 전체 칼로리를 얼마나 줄여줄 수 있는지 등 구체적인 가이드라인을 잡아 주면서 설득력을 높이는 것이다. 마지막으로 환자가 이러한 생활을 실천하여 얻을 수 있는 결과로 환자가 현재 몸무게에서 몇 킬로그램이나 감량할 수 있는지 등을 하루에 줄일 수 있는 칼로리와 연결 지어 설명해 주며 환자에게 직접적인 동기를 부여하는 것이다.

이러한 EOB 기법은 그 모든 환자에게 활용될 수 있다. 암 선고를 받고 낙담하는 환자에게 역시 EOB 기법을 적절히 이용해 앞으로의 치료에 대한 동기부여와 힘을 넣어줄 수도 있다. "저희 누님도 몇 년 전 대장암 선고를 받으셨지만 잘 치료하시고 지금은 완쾌되어 누구보다 건강하게 살고 계십니다.", "제 환자들 중에도 오히려 암을 계기로 삶에 대해 감사한 마음을 갖고 더욱 행복하게 사시는 분들도 많이 계세요." 등 암을 이겨내고 이전보다 더 열심히 살고 있는 사람을 예로 제시하는 것이다. 그 다음으로 아직은 다행히 수술이 가능한 시점이기 때문에 수술과 방사선치료, 항암 치료를 병행하면 좋아질 수 있다는 것과 대장암은 수술이 가장 효과적이라는 것 등을 이야기하며 전체적인 윤곽을 잡아주는 것이다. 마지막으로 현재는 많이 힘들겠지만 부정적으로 생각하거나 우울해하지 말고 긍정적인 생각을 갖고 건강을 되찾은 후에 하고 싶은 일을 계획하면서 이 시간을 잘 이겨내자고 이야기하는 것이다. 의사가 조금만 환자에게 시간을 투자하고 조금만 설명에 힘을 기울이면 환자는 똑같은 상황을 전혀 다르게 볼 수 있다. 일단 의학적 지식이 많지 않고 자신과 비슷한 환자들을 의사처럼 경험하지 않았기 때문에 의사의 한 마디 한 마디가 너무나 중요한 메시지가 되고 그 한마디에 따라 치료에 대한 마음이 달라진다.

아울러 환자의 직업이나 연령, 관심사 등에 따라 앞서 이야기한 예시나 설명의 패턴 등을 적절히 바꾸면 더욱 효과적이다. 골프나 등산을 좋아하는 50대 남성이라면 건강관리를 골프나 등산에 비유하며 설명에 대한 이해를 높일 수 있을 것이고, 갱년기를 맞은 50대 중반의 주부라면 이제는 가족들보다 자기 자신을 사랑하고 돌볼 때라고 건강관리의 필요성을 강조하며 검진이나 치료에 대한 설득력을 가질 수 있을 것이다. 환자의 관심사, 연령, 특성 등에 맞춰 설명하면 환자는 같은 내용이라도 훨씬 관심을 갖고 흥미롭게 들을 수 있다. 똑같은 치료를 받을지라도 어떤 환자는 조직에 몸담고 있는 회사원이라서 치료 후에 언제 출근이 가능한지 혹은 치료받은 부위가 눈에 많이 띄는지에 매우 민감하다. 그러나 집에서 아이를 돌보는 전업주부라면 그보다는 아이를 돌볼 수 있는지, 실제 신체 기능의 사용 여부나 통증 등에 더 관심이 많다. 또한 피부나 성형 등 미용시술 역시 환자의 직업이나 관심사에 따라 의사의 설명이 적절히 달라져야 한다. 환자가 모델이거나 연예인 지망생이라면 일반인에게는 굳이 권하지 않아도 될 시술까지 권할 수 있으며 결코 낮은 코가 아닐지라도 카메라에 잘 나오는 얼굴을 만들기 위해 코를 높이라고 해야 할지도 모른다. 환자의 직업이나 관심사를 초반에 알기 힘든 경우에는 우리 모두가 경험해봤을만한 아주 일상적인 예를 들면 된다.

언젠가 안과 선생님이 백내장 수술을 카메라 렌즈에 흠집이 나서 렌즈를 새것으로 교체하는 수술이라고 설명하시는 것을 보며 참 쉽게 설명해 주신다고 생각한 적이 있다. 이렇듯 우리의 몸을 우리가 일상에서 흔히 사용하는 가전제품이나 자동차 등 여러 기기들에 빗대어 설명하면 환자 입장에서는 의사의 설명이 몇 배로 쉬워진다. 앞서 설명했듯이 우리의 눈은 여러 가지 기기들 중에서도 특별히 카메라에 적절히 대입될 수 있을 것이다. 카메라 렌즈부터 조리개, 줌인(Zoom- In) 기능 등등 카메라가 우리의 눈과 같은 구조를 갖고 있지 않더라도 환자가 이해할 수 있는 선에서 적절히 카메라의 기능에 맞춰 설명하면 자신의 증상과 앞으로의 치료방법에 대해 이해하는데 도움을 줄 수 있다. 혈압에 대해 설명할 때도 물이 흘러나오는 호스에 비유한다면 환자가 자신의 증상을 이해하기 쉬울 것이다. 이렇게 환자에게 효과적으로 설명하기 위해서는 적절한 비유법, 상황을 함축하는 속담을 이용한 풍유법, 대조법 등을 적절히 사용하면 도움이 될 수 있다. 아주 희박한 결과를 예측하며 "로또 당첨과 같습니다."라고 이야기 한다거나 시기를 놓치면 안 되는 수술(치료)이라면 "소 잃고 외양간 고쳐봐야 아무 소용없습니다."라고 얘기할 수 있다. 또 환자에게 소식(小食)을 권하며 "외국 속담에 건강과 다식(多食)은 동행하지 않는다는 말이 있습니다. 정말 명언이라고 생각합니다."식으로 이야기하며 잔소리 대신 속담 하나로 건강을 위해서 소식하라는 교훈을 줄 수 있다. 혹시 다른 환자보다 자신에게 관심을 갖지 않는다고 의사의 말이나 행동에 섭섭해하는 환자가 있다면 "어디 열 손가락 깨물어 안 아픈 손가락 있습니까? 절대 그렇지 않습니다. 저를 찾아오시는 환자분들은 모두 저에게 똑같이 소중합니다."라고 설명할 수 있을 것이다.

이제부터 SES를 기본으로 심플하게, 쉽게, 간결하게 설명하되 환자의 직업이나 관심사 등에 맞춰 환자의 이해도를 좀 더 높일 수 있는 진료를 해보면 어떨까?

❷ 클레임 환자를 줄이는 설명방법

얼마 전 개원가에 계시는 성형외과 선생님들과 이야기를 나누다가 필자가 예상했던 것 이상으로 선생님들이 클레임 환자 때문에 스트레스를 많이 받고 있다는 것을 알게 되었다. 강남에 있는 어떤 성형외과 원장님은 한 달 수입이 몇 억이 되지만 그중 꽤 많은 양을 클레임 환자 처리 비용으로 쓴다고 이야기했다. 사실 같은 개원가라도 내과나 이비인후과나 가정의학과 같은 병원들은 클레임 환자들이 단순히 성격이 까다롭거나 지적 수준이 낮은 편이다. 그래서 막무가내로 처방을 해

달라고 조르는 환자들이 주가 된다. 혹은 바쁜 병원 현실을 탓하며 의사나 간호사의 태도를 지적하는 경우도 많다. 종종 기존에 먹던 약보다 가격이 높거나 검사 결과가 괜찮은데 왜 검사를 받으라고 했느냐 따지는 환자들도 있지만 그런 환자들 역시 환자가 이해할 수 있도록 적절히 설명해 주면 크게 문제가 되는 경우는 드물다. 그러나 개원가에 있는 성형외과는 외상 복원이나 치료보다는 대부분 미적인 용도로 성형을 하기 때문에 치료 결정권을 환자가 갖고 있는 경우가 많고 그러다 보니 수술 결과에 대해서도 환자가 자신의 주관적인 판단으로 성공과 실패를 섣불리 단정 짓는 경향이 있다. 의사 선생님들이 스트레스가 큰 이유도 수술 결과가 의사가 볼 때는 아무런 문제가 없는데 환자가 만족하지 못하는 경우다. 일주일 전에 쌍꺼풀 수술을 하고 아직 부기가 한참 남아있는데 환자는 그것을 이해하지 못해 본인은 자연스러운 쌍꺼풀을 원했는데 어색하다고 클레임을 걸거나 지방 흡입 시술 후 다시 살이 쪄 가지고 와서는 환불을 요청하는 경우 등 실제 수술 결과 자체와는 무관한 클레임이 많은 것이다. 그러므로 이러한 클레임을 줄이기 위해서는 환자가 당장의 수술 과정만이 아니라 수술 후의 변화 과정까지 이해할 수 있도록 전체 치료 과정을 설명해 주는 것이 중요하다.

이럴 때 유용한 설명 기법이 바로 홀-파트(Whole-Part) 기법이다. 홀-파트 기법은 전반적인 치료 과정에 대해 미리 설명해 준 다음 현재의 시술, 치료에 대해 부분적으로 자세히 설명해 주는 것이다. 이는 이번 치료 후에 무슨 치료가 기다리고 있고 앞으로 어떤 치료를 받고 어떤 식으로 생활해야 하는지 등을 총체적으로 이해할 수 있어 환자가 당장의 치료를 이해할 수 있고 더 열심히 치료받을 수 있는 동기부여를 해준다. 나아가 혹시 현재 치료가 너무 고통스럽고 힘들더라도 다음 치료만 끝나면 된다는 목표를 세울 수 있기에 인내심을 갖고 견딜 수 있게 된다.

일례로 임산부가 10개월의 시간을 잘 지낼 수 있는 것은 임신 초기-중기-말기라는 10개월이라는 기간에 대해 전반적인 이해를 하고 있기 때문이다. 임산부에 따라서는 임신 초기에는 밥도 못 먹을 만큼 입덧이 심하지만 임신 중기로 넘어가면서 태아가 자궁벽에 안착하고 호르몬의 변화가 일어나면 그러한 증상들이 점차 사라진다는 것을 알기에 참을 수 있다. 또 임신 말기에는 몸이 무겁고 힘들지만 조금만 견디면 고통이 끝나고 아기를 볼 수 있다는 생각에 참을 수 있게 된다. 곧 임신 10개월이란 시간에 대한 전반적인 이해가 있기에 각 시기를 무사히 넘길 수 있고 태아의 발육 순서에 따라 각 시기에 특별히 주의할 사항들이 있음을 알고 열심히 준수할 수 있게 된다. 이처럼 환자들에게 치료나 시술에 대한 전반적인 설명을 해주며 전체 숲을 바라볼 수 있게 해준다면 환자는 전체를 보지 못했을 때보다 의사의 설명을 쉽게 이해하고 열심히 치료에 따를 수 있다.

의료 전문가인 의사는 환자가 질병을 어떻게 관리해야 하며 어떤 식으로 치료해서 얼마만큼 좋아질 수 있는지를 의학적 이론은 물론 그동안 수많은 환자 케이스를 통해 임상으로 직접 경험했다. 바로 환자의 치료에 대해 전체적인 숲을 볼 수 있다는 것이다. 그래서 현재 환자의 건강 상태가 좋지 않더라도 다시 좋아질 수 있다는 것을 알고 있으며 환자가 이 고비만 무사히 잘 넘기면 좋아질 수 있다는 것을 안다. 그러나 환자는 의사처럼 전체 숲을 볼 수 있는 눈이 없다. 그래서 지금 당장의 고통과 괴로움을 참아내지 못하며 실천이 쉽지 않은 금연이나 식이요법 등을 실천하지 못하는 것이다. 그러므로 의사는 의사와 환자의 이러한 시각 차이를 이해하고 환자도 전체 숲을 바라볼 수 있도록 적절히 도와주어야 한다.

실제 많은 의사 선생님들이 안타까워하는 경우가 바로 환자가 완전히 나을 수 있는데 중간 치료 과정에서 상태가 조금 호전되면 그것에 만족하고 치료를 중단해버려 다시 나빠지는 경우다. 이제 한 고비만 넘기면 끝이 보이는데 그것을 참지 못하고 중간에 그만두어 다시 상태가 원점으로 가는 것이다. 그러나 이러한 환자에게 전체를 볼 수 있는 Whole-Part 법을 이용한다면 환자는 본인이 현재 어디까지 와 있는지 앞으로 완전히 치료가 되기 위해서는 앞으로 얼마만큼 더 가야 하는지 알 수 있게 된다. 이것은 마라톤 선수들이 마라톤을 하며 죽도록 힘이 들어도 이제 저 언덕만 넘으면 주경기장으로 들어간다는 생각에 마지막으로 죽을 힘을 다해 뛰는 것과 같다. 만약 마라톤 선수들이 마라톤을 하면서 앞으로 종착점까지 얼마만큼 남아있는지 현재 자신이 어느 정도 위치까지 달려와 있는지 전혀 알 수가 없다면 42.195 km나 되는 거리를 달리는 것은 꿈도 꿀 수 없을지 모른다. 환자도 그렇다. 환자의 병이 오랜 치료를 요할수록, 혹은 인내심을 갖고 기다려야 할수록 치료 과정 전체를 그려주는 것이 매우 중요한 동기부여가 될 수 있다.

일례로 당뇨환자들을 교육할 때도 이러한 설명 방법은 환자들에게 적절한 경각심을 심어주어 훨씬 말을 잘 듣도록 할 수 있다. 당뇨가 왜 무서운지 실제 당뇨 합병증이 어떤 식으로 오는지 등을 전체적으로 이야기해주어 당뇨의 끝이 어떻게 되는지 그려주는 것이다.

“환자분은 이번에는 망막에 핏줄이 터져 수술을 받으셨지만 그래도 아직 희망이 있습니다. 이제부터라도 식이요법 철저히 하시고 운동 열심히 하시면서 관리 시작하세요. 여기서 한 발짝만 더 나가면 신장에도 이상이 오고 발에도 이상이 오고 시력에도 문제가 생길 수 있습니다. 당뇨 합병증은 쓰나미가 오듯이 갑작스럽게 한꺼번에 와서 환자분들이 정말 정신을 못 차리실 정도라고 합니다. 작년 여름만 해도 직접 운전하고 오셔서 웃으면서 당뇨 약을 받아 가신 분이 지금은 시력을 상실하고 신장 투석까지 받고 계십니다. 당뇨가 처음에는 자각증상이 별로 없어서 크게 걱정하지 않으시는 경우가 많은데 전립선이나 갑상선암같이 예후가 좋은 암보다 오히려 관리 못한 당뇨가 더 무섭다고 해도 무리가 아닙니다.”식으로 전체를 그려주는 것이다. 합병증이 어떤 식으로 오고 그 끝이 어떤지를 구체적으로 그려주는 것이다. 단순히 “식이요법 하세요.”, “쌀밥 대신 잡곡밥 드세요.”, “운동하세요.”식으로만 이야기해서는 당뇨의 끝을 모르는 환자들은 별로 와닿지 않는 경우가 많다. 그저 막연하게만 들리기 때문이다. 특히 ‘설마 내가 그렇게 되겠어?’, ‘나는 괜찮겠지.’라고 생각하는 경우에는 그 환자의 혈당과 지금까지 생활습관 등을 토대로 그 환자에게 맞춰서 전체 과정을 설명해 주는 것이 도움이 된다. 그리고 끝이 그렇게 처참하기 때문에 지금 당장 생활습관을 바로잡아야 한다고 다시 부분으로 돌아와서 집중적으로 강조하며 동기를 부여하는 것이다.

언젠가 TV 다큐 프로그램에서 루게릭병 환자가 인터뷰하는 것을 본 적이 있다. 인터뷰를 들으며 그 환자가 가장 두려워하는 것은 루게릭병 특성상 아무런 예고 없이 갑자기 아침에 눈을 떴을 때 신체 부위가 말을 듣지 않게 되는 것임을 알게 되었다. 전혀 예측할 수 없이 찾아오는 그 불청객으로 인해 아침에 눈을 뜨면 손가락을 움직여보고 눈을 깜빡여보면서 '휴우, 아직은 내가 움직일 수 있구나.'라고 안도의 숨을 내쉰다고 했다. 그러면서 과정의 진행 상황을 전혀 예측할 수 없는 투병 생활이 그야말로 피를 말리는 일이라면서 오히려 죽는 것은 별로 무섭지 않다고 했다. 잠깐 동안의 인터뷰였지만 인터뷰 내용이 의미 있는 메시지를 담고 있다고 생각한다. 환자들은 의사들만큼 의학적 지식이 없다. 자신의 병이 구체적으로 보이지 않으면 막연하게 느껴지고 그 병의 진행 상황을 전혀 알 수 없으면 하루가 1년처럼 느껴질 수도 있다. 이제부터는 진료 시 환자에게 Whole-Part 설명 기법을 적극적으로 활용해보길 바란다.

❸ 환자의 특성에 맞는 설명방법

얼마 전 조카를 데리고 가정의학과에 갔다가 의사 선생님이 조카에게 뽀로로 캐릭터가 그려진 반창고를 보여주며 라포르를 형성하는 것을 보았다. 진료실에 들어서는 것 자체를 두려워하는 6살 꼬마 아이에게 작은 반창고 하나를 들고 거기 그려진 캐릭터들을 하나씩 손가락으로 짚으면서 "00야, 너 뽀로로 좋아하니? 얘는 뽀로로, 이 옆에 있는 친구는 패티, 포비…" 하면서 자상한 목소리로 설명하는 것이었다. 그러자 갑자기 울먹울먹하던 조카는 활짝 웃으며 낭랑한 목소리로 "아니에요. 통통이는 뽀로로 친구가 아니라 마법사예요."라고 이야기하는 것이 아닌가.

물론 그 다음 진료는 웃으면서 즐겁게 받았던 것으로 기억한다.

의료 커뮤니케이션을 교육하는 사람으로서 선생님이 참 진료를 잘 보신다는 생각이 들었다. 손가락에 감는 작은 반창고 하나로 울먹이는 아이와 라포르를 형성하고 자칫 힘들 수 있었던 진료를 아주 수월하게 보시는 것을 보며 선생님이 아이의 심리를 잘 이해하시는 것 같았기 때문이다.

반면 아이를 전문적으로 다루시는 소아청소년과 선생님이시지만 아이의 심리를 헤아리지 못하시는 안타까운 상황을 종종 목격하곤 한다. 얼마 전 아이 처방전을 받으려고 소아과 대기실에 앉아 있는데 7살 정도 되어 보이는 남자아이가 주사가 무섭다고 주사실 앞에서 간호사와 실랑이를 벌이고 있었다. 그러자 갑자기 원장실에서 불쑥 중년의 남자 원장님이 나오시더니 아이의 손을 거세게 잡고는 낮은 톤의 근엄한 목소리로 "이리 와." 하시면서 주사실로 끌다시피 데리고 들어가시는 것이 아닌가. 몇 분 있다 아이의 엄청나게 서러운 울음소리가 들렸다. 대기실에 앉아 있던 아이 엄마들이 하나같이 어두운 표정을 지었다. 원장님께서 아이의 심리를 적절히 파악하지 못하신 것이다. 물론 원장님 입장에서는 주사가 무섭다고 울고 불며 소란을 피우는 아이가 얼른 주사 맞고 집에 가길 바랄 것이다. 그러나 아이를 배려하지 않고 그런 식으로 어른의 기준으로 행동을 취하면 아이는 무서워서 그 다음부터는 병원을 더욱 무서워하게 될 것이다. 아니 '주사'라는 이야기만 나와도 아주 도망가 버릴지도 모른다. 그러므로 그러한 아이를 만나는 경우는 앞서 뽀로로 반창고를 이용한 병원처럼 아이가 주사를 무서워하지 않도록 선생님만의 방법으로 라포르를 형성하고 주사 맞는 것을 오히려 재미있게 생각하도록 하는 것이 좋다.

필자의 기억을 더듬어보면 필자 역시 아주 어릴 때는 주사를 무서워했던 것 같다. 그러나 이사하며 새로 다니게 된 병원에서 주사를 잘 맞으면 의사선생님이 잘했다고 빈 주사기를 선물로 주신 다음부터는 빈 주사기에 물을 넣고 갖고 놀면서 더 이상 주사를 무서워하지 않게 되었다. 지금 생각해 보면 실제 주사가 아파서 무서워했기보다는 주사를 맞는 상황 그 자체가 어린 마음에 굉장히 무서웠던 것 같다. 병원 입구에 들어서는 순간부터 병원 특유의 약 냄새가 진동을 하고 진료를 기다리기까지 대기실에 앉아서 앞서 들어간 아이들의 서러운 울음소리를 듣게 된다. 본격적으로 진료실에 들어가면 근엄한 의사 선생님이 표정 없는 얼굴로 배에 청진기를 대보고 익숙하지 않은 기구로 귀와 입을 보고는 어린 환자를 사이에 두고 어른 보호자하고만 대화를 나눈다. 주사 처방은 모든 과정이 끝난 다음에 이루어진다. 그러니 어린아이들 입장에서는 어찌 주사가 무섭지 않겠는가. 앞서 주사 통증을 잠시 이야기했지만 어린아이들은 놀이터에서 놀다가 무릎도 깨지고 공을 차다가 발목도 삐고 깨진 유리에 유리 파편도 박히는 등 이런저런 통증을 많이 경험한다. 곧 주사의 따끔함 정도는 그 여러 가지 통증들 중에 비교적 가벼운 아픔이다. 곧 본인이 마음먹기에 따라 얼마든지 주사를 무서워하지 않고 잘 맞을 수 있다는 것이다. 그리고 그렇게 마음을 먹기까지 그 환자를 진료하는 의사의 역할이 중요하다는 것이다. 울며 땡강 부리는 아이를 겁주거나 혼내는 것은 의사의 역할이 아니라 아이 엄마의 역할이라는 것을 잊지 말아야 한다.

그런 면에서 의사는 보편적인 인간에 대한 이해를 바탕으로 본인이 진료하는 환자에 대한 정확한 이해를 하고 있어야 한다. 정형외과 선생님이라서 주로 나이 드신 환자분들을 많이 만나는 것인지 혹은 가정의학과지만 소아과 환자들이 많아서 유난히 어린아이들을 많이 만나는 것인지 등을 생각해서 그에 맞춰 융통성 있게 진료해야 한다. 라포르 형성부터 어휘 사용, 설명 방법 등 전반적인 진료 커뮤니케이션이 그 환자들에게 맞춰져야 한다는 것이다. 곧 우리 병원에 중년 아주머니들이 많이 온다면 평소 논리적이고 지적인 이미지를 추구하는 의사일지라도 좀 더 편하고 살갑게 진료 스타일을 바꾸는 것이 라포르 형성에 유리할 것이다.

며칠 전 필자가 출강하고 있는 대학의 한 여학생과 점심을 먹는데 그 학생이 다니는 피부과 의사가 진료를 너무 잘 본다고 얘기하는 것이었다. 그래서 "아. 그래. 그 원장님이 레이저 치료를 잘 하시니?"라고 묻자 "치료도 잘하시지만 환자를 너무 잘 이해하고 계세요."라고 이야기하는 것이었다. 일례로 그 병원 원장님은 환자에게 전문적인 피부 타입으로 질문하기보다는 "하루에 기름종이 몇 장 써요?"라는 식으로 실제적인 환자의 생활에 대해 질문한다는 것이다. 또 요즘 유행하는 '도자기 피부', '솜털 세안법', '꿀 피부' 등의 어휘들도 너무 잘 알고 계셔서 그야말로 척하면 척이라는 것이다. 그렇게 의사가 환자의 말을 척척 알아듣고 소통이 잘 되면 환자 입장에서는 의사의 치료가 더욱 신뢰가 가며 의사가 권하는 시술도 거부감 없이 받아들이게 되는 것이다. 물론 의사 입장에서는 환자를 우리 병원 매출원으로만 생각하지 말고 환자를 진정 위하는 치료를 해주어야 할 것이다.

언젠가 서울대병원 이비인후과 선생님들께 교육을 진행하며 이런 질문을 받은 적이 있다. "귀가 잘 들리지 않는 보청기 환자들을 진료할 때는 일단 환자가 귀가 잘 들리지 않으니 의사 입장에서 답답한 마음에 목소리만 높아지고 정작 환자와는 소통이 안 되는 데 어떡해야 합니까?" 답은 하나다. 의사가 변해야 한다. 커뮤니케이션은 메시지를 받는 수신자에 맞춰 송신되어야 한다. 귀가 안 들리는 환자가 바뀌는 것보다는 의사가 그 환자에게 맞춰 진료 방법을 바꾸는 게 훨씬 빠르다. 우리에게는 청각, 시각, 체각 등 청각 외에도 다양한 감각이 있다. 귀가 안 들리는 것만큼 두 배로 시각적인 부분을 강조하는 것이다. 표정과 제스처를 더욱 크게 취하면서 중요한 질문이나 필수 질문들은 종이에 써서 진료 시 적절히 이용해야 한다. 또 그렇게 소통이 원활치 않은 환자들은 본격적인 진료를 보기 전에 질문지를 이용하여 기본사항들은 체크해두는 것이 효과적이다. 특히 이러한 환자들은 본인도 귀가 안 들려서 답답한 데다가 의사가 답답하게 느끼는 것도 느껴지기 때문에 심적으로 더욱 긴장하게 된다. 또 귀가 안 들리는 만큼 의사의 눈빛이나 표정에 더욱 주목하게 된다. 그래서 더욱 얼굴 표정이나 행동에 신중해야 한다. 무의식 중에 찡그리거나 고개를 가로 젓는 행위가 이런 환자들에게는 소리가 잘 들리지 않기에 행동 그대로의 의미로 받아들여지기 때문이다. 그러므로 소통이 안되어 답답하고 가끔은 짜증이 나더라도 적절한 미소를 지으며 더욱 친절한 모습, 배려하는 모습을 보이는 것이 중요하다.

이제 우리나라도 명실상부 다문화 사회가 되었다. 실제 용산구 동부이촌동의 한 병원은 그 병원 환자의 절반가량이 그 동네에 거주하는 일본인이라고 했고 방배동

서래 마을 부근의 한 병원은 유난히 프랑스 환자들이 많다고 한다. 영등포구 대림동의 한 병원은 중국 환자들이 많아서 매년 병원 행사 때 중국 사람들에게 즐거움을 줄 수 있는 특별한 이벤트를 기획한다. 물론 외국인이 집중되어 있는 이태원이나 미군들이 많은 동두천, 동남아 근로자들이 많은 공단 부근 등은 더욱 특별할 것이다. 이에 더해 요즘은 일본과 중국 등에서 성형수술이나 건강 검진을 위해 상당수가 우리나라로 의료관광을 온다. 그만큼 거기에 맞춰서 진료 시스템을 구축하고 의사 역시 환자에 맞는 진료 커뮤니케이션을 개발해야 한다. 만약 우리 병원에 일본인 환자가 유난히 많다면 의사가 기본적인 일본어를 배우거나 일본어를 유창히 할 수 있는 코디네이터를 두어야 한다. 또 통역을 해주는 사람이 있더라도 문진 시 필수적으로 하는 질문들은 미리 종이에 적어 놓거나 일본어로 작성된 질문지를 이용해서 본 진료 전에 부담 없이 체크하도록 도움을 주어야 한다.

특별히 의사들이 기억해야 할 부분은 우리 병원 입장에서 해줄 수 있는 것을 생각하기 전에 환자 입장에서 진정 원하는 진료가 무엇인지, 어떤 소통 방법을 원하는지 고려하는 것이다. 일례로 우리 병원을 찾는 환자들을 위해 비싼 돈 들이며 능력 있는 통역 코디네이터를 고용한다고 하더라도 정작 의사가 외국인 환자의 말을 못 알아듣고 인상을 쓰며 고개를 갸우뚱하고 있다면 의사의 비언어에 온갖 촉각을 세우고 있는 환자 입장에서는 그 진료를 신뢰할 수 없으며 의사가 환자를 배려하지도 않는다고 생각한다는 것이다. 그러므로 인간에 대한 관심, 그리고 당장 우리 병원에 오는 환자들에 대한 관심이 바탕이 될 때 의사의 진료도 빛을 발할 수 있음을 강조한다.

환자와 진정으로 통(通)하고 싶다면 우리 병원에 오는 환자를 정확히 이해하고 그들의 니즈에 맞춰 적극적으로 소통하길 바란다.

18

논리적 말하기
상황에 맞게 이야기 전개 스타일을 정해라.

"선생님, 검진 결과가 어떻게 나왔어요?"라고 묻는 환자에게 "환자분, 저…"라고 의사가 대답하는데 뜸을 들인다면 환자의 기분은 어떨지 생각해 보자. 마치 사형 선고를 받는 듯 가슴이 떨리고 힘들 것이다. '매도 먼저 맞는 게 낫다.'라는 말이 있듯 기왕 이야기할 것이라면 환자 애간장을 녹이지 말고 빨리 이야기하는 것이 낫다. 의사들 중에는 안 좋은 이야기는 나중에 하는 것이 낫다고 오해하는 분들이 종종 계신다. 물론 환자가 치료 의지가 약하거나 검사 결과를 듣고 충격을 감당하기 힘든 상황이라면 이야기는 달라진다. 그러나 대부분의 경우는 빨리 매를 맞고 아픔을 달래는 것이 더 효과적이다. 그러므로 결과가 나쁘거나 좋지 않을지라도 처음에 밝히도록 하자. 그리고 거기에 대처할 수 있는 해결책이나 앞으로의 치료 방향에 대해 구체적으로 논하는 것이 진정 환자를 위하는 길이다. 환자에게 효과적으로 말하기 위해 의사는 환자의 상태나 목적에 맞게 이야기 전개 스타일을 정해야 한다. 그래야만 환자에게도 충격이 덜하고 메시지도 오해 없이 전달할 수 있다. 아울러 각 상황에 맞는 이야기 전개 스타일을 익혀 두면 환자에게 어떤 사실을 전하거나 의사의 의견을 이야기할 경우에 두고두고 유용하다. 결론을 처음에 이야기할지, 마지막에 이야기할지에 따라 듣는 환자는 그 이야기가 전혀 다른 이야기로 들릴 수 있다. 이제 의사는 본인의 의견을 환자에게 설득력 있게 전달하기 위해서 논리적인 화법을 설정하는데 각별한 주의를 기울여야 한다.

처음에 바로 핵심을 밝히는 이야기 전개 스타일은 신속하고 분명하게 메시지를 전달할 수 있는 게 장점이다. 사실 지금까지는 의사가 환자에게 어떤 이야기를 할 때 결론을 명확히 하지 않고 말을 흐지부지 얼버무리는 방식이 통용되었다. 특히 진료 시 대화는 비즈니스 상의 업무와는 달리 예외도 많고 치료가 꼭 계획대로만 진행되는 것이 아니기에 의사가 결론을 명확하게 제시하기 힘든 특성도 있다. 그러나 그런 이유만으로 결론을 얼버무리거나 회피하는 것은 환자에게 불신을 낳는다. 차라리 "자신이 없습니다. 그 분야에 더 전문적인 선생님을 소개해 드리겠습니다."식으로 다른 병원이나 의사를 소개해 주는 것이 현명하다. 어떤 시술이나 수술의 결과가 좋지 않을 때도 "좋지 않습니다.", "힘들 것 같습니다."식으로 결론을 먼저 명확히 말하는 것이 현명하다. 요즘 환자들은 똑똑하며 눈치가 빠르다. 괜히 상황 설명만 늘어 놓으면 환자는 더 큰 오해를 하고 인터넷상에 병원을 비난하고 다닐지 모른다. 실패했으면 실패한 대로 아쉬움이 남으면 아쉬움이 남는 대로 먼저 솔직하게 밝히고 "다음에는 이렇게 합시다."라고 대안을 확실히 말할 수 있는 강단 있는 의사가 되자. "앞으로 이런 계획이 있으며 어떻게든 성공시키겠습니다."라고 책임을 분명히 밝힌다면 환자는 안 좋은 소식일지라도 힘을 얻는다. 흔히 안 좋은 소식을 전하거나 환자 기분을 상하게 할지 모르는 상황에서는 대부분 결론을 뒤로 미루는 경향이 있다. 그러나 이런 때일수록 결론을 먼저 말하는 것이 효과적이라는 것을 기억하자. 구차하게 상황 설명부터 시작하면 환자는 이미 가능성이 없다는 것을 예상하면서 가슴만 더욱 답답하다. 또 유감의 표시와 함께 의사가 환자에게 계속 안타까움만 전하다 보면 환자는 오해할 수 있다. 그러나 이렇게 결론을 먼저 말하면 의도가 빗나갈 우려가 없다. 또한 의사 입장에서도 하고 싶은 말을 먼저 했기 때문에 그 이후가 덜 고통스러워진다. 오히려 긴장을 푼 상태에서 앞으로의 대책에 대해 구체적으로 의견을 나눌 수도 있고 의외로 환자가 큰 충격을 받지 않을 수도 있다. 그러므로 괜한 변명을 하거나 뒤로 미루지 말고 결론부터 말하는 편이 효과적이다.

반면 결론을 나중에 이야기하는 방식은, 처음부터 결론을 밝히는 것이 환자에게 실례가 되거나 노여움을 살 우려가 있는 경우에 사용하는 것이 좋다. 처음에는 환자를 설득시키며 전하고자 하는 의견의 이유가 될만한 사건 등을 말해 환자에게 상황을 조금씩 납득시켜가는 것이 중요하다. 그런 다음 마지막에 가서 결론을 이야기한다. 다시 말해 먼저 상세한 것을 논의한 후, 하고 싶은 말을 분명히 밝히는 방법이다. 일례로 수술이 미루어지거나 병원 사정상 환자와의 약속을 지키지 못할 경우, 또 환자에게 투여하는 약의 용량이나 종류를 바꾸거나 갑자기 병원을 옮겨야 할 경우 등이 이에 해당한다. 빠른 수술을 위해 다른 병원으로 옮겨야 하는 경우, 무작정 "병원을 옮겨야 합니다."라고 결론부터 말하면 환자나 보호자의 심한 반감을 살 수 있다. 즉 "환자분의 수술은 시간이 지체될수록 힘들어집니다. 긴급을 요하는 수술인 만큼 바로 수술이 가능한 협력병원을 소개해 드리겠습니다."가 훨씬 더 효과적이다. 그러므로 단순히 검사 결과를 전하거나 통보하는 것은 앞서 이야기했듯이 두괄식으로 말하는 것이 효과적이며 환자에게 허락을 구하거나 환자를 설득하는 경우에는 차근차근 이야기하여 결론을 마지막에 전하는 것이 좋다. 또 환자의 제안이나 의뢰를 거절할 때도 결론을 나중에 밝히는 것이 더 효과적이다. 환자가 어렵게 부탁한 사안에 대해 "안 됩니다."식으로 바로 답한다면 환자는 의사에게 인간적으로 많이 섭섭하다고 느낄 것이다. 그런 경우에는 환자에게 안 되는 이유를 논리적으로 설명해주고 그래서 안 된다고 결론을 나중에 전하는 것이 좋다. 또 치료 의지가 약한 환자나 수술 결과를 감당하지 못할 환자에게도 수술 결과나 안 좋은 소식은 뒤로 돌리는 것이 현명하다. 결과 통보를 처음에 디렉트(Direct)로 하라고 해서 모든 환자에게 통용되는 것은 절대 아니다. 상대적으로 이해력이 떨어지는 노인이나 미성년자의 경우, 혹은 겁이 많은 여성의 경우 등은 환자가 마음의 준비를 할 시간을 준 후에 결론을 이야기하는 것이 심적 충격을 완화할 수 있다. 각 환자에 맞게, 상황에 맞게, 주제에 맞게 현명하게 이야기하자. 절망적인 소식이라도 환자가 희망을 놓치지 않게 잘 전하는 것이 의사의 책임이며 소명이다.

환자의 의견을 부정하거나 환자의 잘못된 생각을 바로잡아줘야 하는 경우도 상당히 많다. 그렇다고 의사가 "그건 아닙니다."식으로 단정적으로 이야기하면 환자는 오히려 반감을 갖고 의사의 말을 귀담아듣지 않으려고 한다. 그러므로 환자의 의견을 무시하는 것이 아니라 더 좋은 의견을 제시하는 것이라는 느낌을 줘야 한다. '물론~하지만~이라는' 어구를 활용해 환자의 의견에 관심을 나타내도록 하면 효과적이다. '물론~'식으로 일단 환자의 의

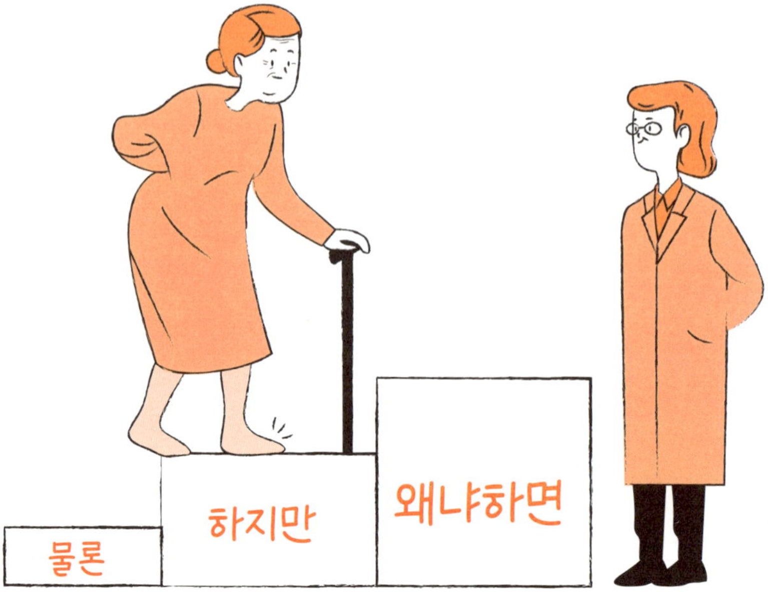

견을 받아들이고 '하지만' 이하로 그 의견에 반대하는 의사의 주장을 펼치는 것이다. 어떤 주제에 대해 의사의 의견만 말하면 환자에게 시야가 좁고 편견이 심하다는 인상을 주기 쉽다. 따라서 '물론~' 이하에 예상되는 반론이나 의사의 의견에 반대하는 것을 언급해서 의사의 시야가 좁지 않다는 사실을 어필하는 것이 중요하다. 그런 다음 '하지만~' 이하에서 의사의 주장을 펼쳐 나가면 된다. 일례로 환자가 양약과 한약을 함께 복용하는 것에 반대 의사를 표시하고 싶다면 단순히 "한약을 복용하지 마십시오."식으로 말하는 것보다 "네. 물론 한약도 좋은 점이 있습니다. 예를 들면 이런 것들이 있죠…. 하지만 양약과 한약을 함께 복용하지는 마십시오."라는 식으로 말하는 것이다. 그 다음 이야기를 전개한다. '왜냐하면…'으로 시작해서 의사의 의견에 합리적 근거를 대는 것이다. 한약을 같이 복용하면 현재 투여 중인 양약의 효과가 떨어지거나 두 약의 성분이 같아 환자에게 예상치 못한 부작용을 일으킬 수 있다는 것, 혹은 그러한 환자의 예 등을 통해 의사의 의견을 합리적으로 전해야 한다. 경우에 따라서는 의사의 의견을 실행할 수 있는 대책도 함께 제시한다. "일단 병원에서 치료받는 동안에는 제가 처방해 드리는 약만 복용하시고, 어느 정도 환자분 상태가 호전되면 그때 한약을 복용하시면 어떨까요?"식으로. 그리고 다시 한번 전체 내용을 정리해 환자의 의견에 'YES'인지 'NO'인지 의사를 분명히 밝혀 둔다. 아울러 '약물 치료보다 수술이 좋다.'는 의사의 의견에 환자가 반대한다면 "물론 약물치료가 위험 부담도 적고 고통이 덜할 수는 있습니다. 예를 들어…." 하고 먼저 예를 든 다음, "하지만 문제점이 많은 것도 사실이다."라는 말로 본래 하고자 했던 이야기를 전개하면 된다. 환자와 의견이 다르다고 곧바로 "그것은 무리입니다.", "참 답답하시네요." 하고 잘라 말하면 반감을 살 우려가 있다. 따라서 일단은 "물론 약물 치료를 원하시는 이유는 알고 있습니다." 하고 의견을 받아들인 다음 "하지만 현재 상황을 보면 좀 어려울 것 같습니다. 왜냐하면…."과 같이 말을 이어가는 것이 좋다는 것이다. 이렇게 하면 부정하는 것이 아니라 단지 다른 의견을 제시하는 인상을 줄 수 있다. '틀림'이 아니라 '다름'인 것이다. 또 환자의 의견이 정말 말도 안 되는 주장인 경우에도 환자의 체면을 깎아내리지 않으면서 의사의 의견을 전할 수 있다. '물론' 이하는 환자의 주장을 요약하는 부분이기에 '물론' 이하의 내용이 잘못됐다면 환자는 '내 의견은 그게 아니다.'라는 반론을 제기할 수도 있다. 이렇게 되면 논점에서 벗어난 부분을 수정할 수 있고, 환자의 체면을 깎지 않으면서 의사의 다른 의견을 전할 수 있다. 의사의 말은 '책임'과 '배려'가 함께 담겨야 한다는 것을 꼭 기억하자.

Key Point

환자에게 효과적으로 말하기 위해 의사는 환자의 상태나 목적에 맞게 각각의 이야기 전개 스타일을 정해야 한다. 그래야만 환자에게도 충격이 덜해 메시지도 오해 없이 전달할 수 있다.

19

성의 있는 대답만이 의사의 진심을 전한다. 즉각적으로 대답하기!

"선생님, 저 언제부터 괜찮아질까요?"

"…"

"언제까지 병원에 나와야 하나요?"

"…"

종종 어떤 질문을 하면 즉각적으로 답을 안 하는 사람들이 있다. 습관적으로 대답을 안 하는 경우도 있고, 딱히 대답할 말이 없어 그냥 답을 안 하는 경우도 있다. 그러나 질문에 대답을 안 하는 것은 상대를 매우 답답하게 하는 일이다. 부부 싸움도 아내의 질문에 남편이 답을 안 해서 시작되는 경우가 많다. 특히 병원에서는 환자들이 초조한 마음에 의사들에게 연달아 질문을 많이 하게 되는데 의사들 중에는 환자가 통상적으로 그러는 것이라 여기며 답을 안 하는 경우가 많다. 물론 환자의 상태가 언제 괜찮아질지 의사도 신이 아닌 이상 정확한 답을 주기는 어렵다. 또 환자마다 상태의 호전도가 다르기에 섣불리 언제라고 이야기 한다면 뒷감당이 힘들어진다. 그러나 반드시 환자가 묻는 질문에 정확한 답을 주는 것만이 정답은 아니다. 즉 "네. 지금 상태로는 일주일 정도 더 치료받으시면 될 것 같은데, 확답을 드리기는 어렵습니다. 일단 일주일은 더 열심히 치료 받아보시길 바랍니다."식으로라도 답을 준다면, 환자는 일주일 동안은 묵묵히 병원에 다닐 것이다. 의사 입장에서는 확실한 답을 주기 힘들 경우에는 그냥 답을 안 하는 게 낫다고 오해를 하는 것 같다. 그러나 어떤 질문이든 환자가 질문을 하면 즉각적으로 대답을 해주자. 정 대답하기 곤란하다면 '네', '아니오' 정도라도 바로 답을 주는 게 최소한의 예의다. 환자의 질문을 받으면 YES, NO로 생각하는 습관을 들이자. 'YES'인지 'NO' 인지 입장이 분명한 사람의 이야기는 늘 명쾌하다. 이런 사람은 의견을 말해야 할 때 애매하게 말하지 않기 때문이다. 어떤 주제에 대해 'YES'인지 'NO'인지 먼저 결정하지 못하고 이야기를 하면 자기도 모르게 이야기를 할 때 횡설수설하게

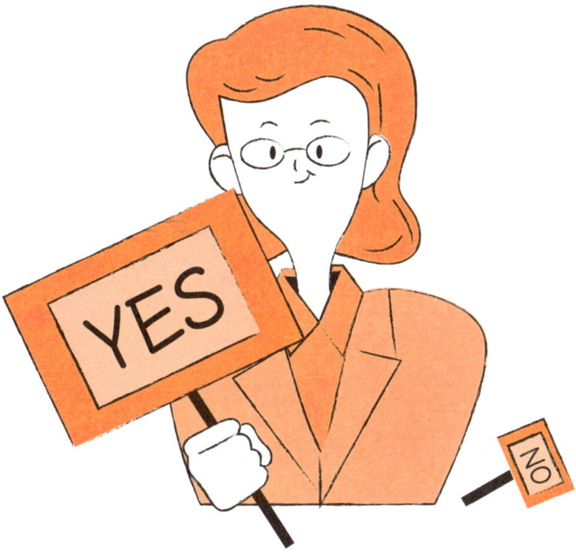

된다. 생각이 불분명하니 이야기도 애매해지고 이를 만회하려다 보니 환자에게 장황하게 말을 늘어놓게 되는 것이다. 그러나 반대로 'YES', 'NO'의 입장이 분명한 의사의 이야기는 환자에게 명쾌하다. 요즘에는 'YES', 'NO'의 의사 표현을 흐지부지하게 하는 의사에게는 환자들이 진료를 받으러 가지 않는다. 똑 부러지게 말할 수 있는 의사가 될 수 있도록 일상에서부터 노력하자.

오스트리아의 철학자 비트겐슈타인은 "말로 할 수 없는 것에 대해서는 거론할 수 없다"고 했다. 그것을 다시 풀면 말로 할 수 있는 것에 대해서는 반드시 말로 하라는 뜻도 된다. 사실 환자와 대화를 하다 보면, 'YES'와 'NO'를 구분할 수 없는 것도 많고 상황에 따라 대답하기 난처한 것도 많다. 그러나 앞서 강조했듯이 현실적으로는 명확히 대답할 수 없을지라도 일단 처한 상황에서 의사의 생각이라도 전해야 한다는 것은 꼭 명심하자. 그래야만 그 후의 이야기도 진전될 수 있고 환자와의 원활한 커뮤니케이션이 가능해질 수 있다. 물론 이것은 비단 환자와의 대화를 넘어 간호사나 동료 의사와 이야기를 하는 경우도 마찬가지다. 또 어떻게 'YES', 'NO'라는 답을 선택하게 되었는지 정확히 이유를 자각하고 있다면 환자에게 의견을 이야기해야 할 때 애매하지 않게 전달할 수 있다. 말이란, 머리로 먼저 생각하고 정리한 다음에 풀어내는 것이다.

종종 환자에게 명쾌한 답을 해주고 싶은데, 머릿속 메시지가 정리되지 않아 즉각적으로 답을 못하는 경우도 있다. 특히 환자와 일상적으로 대화를 많이 하는 내과 의사들은 좀 덜한데, 신경외과나 흉부외과 등 수술을 많이 하는 의사의 경우, 수술 경과나 치료법에 대해 환자에게 답해주는데 어려움을 느낀다. 또 평소 말을 많이 하지 않거나 의견을 내세우기보다 상대의 입장을 배려하고 따라가는 경우가 많다면 더욱 그렇다. 그러므로 평소부터 의사의 의견을 논리적으로 정리해 이야기하는 습관을 길러야 한다. 환자의 질문에 성심성의껏 대답만 잘해줘도 환자는 의사를 90% 이상 신뢰하며 좋아하게 된다. 그러나 바쁜 의사들이 따로 논리적 말하기 연습을 하기는 매우 힘들 것이다. 그래서 추천하는 방법은 TV와 신문 등의 매체를 적극 이용하는 것이다. 특히 TV 토론 프로그램만 잘 활용해도 실제 논리적으로 말하는데 매우 도움이 된다. 자신의 의견을 미리 정해두고 출연자들의 의견에 귀를 기울여 보자. 토론 프로그램에는 특정 주제를 놓고 찬성과 반대 등 여러 자기 견해를 가진 사람이 등장한다. 더불어 짧은 시간에 다양한 의견을 듣기에도 좋다. 토론 프로그램을 볼 때 그 주제에 자신은 어떤 태도를 취할 것인지 미리 정확히 정해두는 것이다. 출연자들의 의견을 들으면서 그들의 의견을 기억해두는 것도 유익하다. 나중에 그것을 꺼내 자신의 의견으로 활용할 수 있기 때문이다. 하지만 토론 프로그램을 보고 있는 동안은 계속해서 하나의 입장을 고수하는 것을 잊지 말자. 이는 논리적으로 생각을 정리하고 상대의 의견에 휩쓸리지 않는 훈련이 될 것이다. 만약 토론 프로그램을 볼 때 자신의 의견이 제대로 정립되어 있지 않으면, 다양한 의견의 토론 참여자가 의견을 말할 때마다 그 의견에 수긍하면서 자신의 의견을 바꾸게 된다. 찬성하는 사람이 의견을 말하면 '맞아, 바로 그거야!'하고 생각하다가, 반대하는 사람이 의견을 말하면 또 '그런가? 그쪽이 더 맞는 이야기인가?' 하고 생각하는 것이다. 그러므로 이렇게 여러가지 의견에 휩쓸리지 않으려면 처음부터 자신의 의견을 확실히 정하고 상대의 의견에 휘둘리지 않도록 훈련해야 한다. 이렇게 연습하다 보면 평소 진료 시에도 환자의 의견에 침착하게 대응하며 논리적으로 말하게 된다. TV 토론 프로그램과 더불어 신문의 독자투고 코너 또한 찬반 의견의 근거를 생각하는 것에 효과적이다. 신문을 그냥 읽지만 말고 자신의 입장을 정한 후 그 이유를 생각해 보자. 찬반 양쪽의 입장에 서서 각각의 의견을 생각해 보는 것도 논리적으로 생각하고 의견을 정리하는데 도움이 된다. 특히 신문 독자투고 코너에는 정말 다양한 직업과 연령의 사람들이 글을 기고한다. 따라서 하나의 같은 주제를 놓고도 저마다 다른 의견을 써 놓은 것을 볼 수 있기에 다양한 환자를 만나는 의사들에게는 다양성을 접할 수 있어 유익하다. 각각의 독자 투고에 대해 찬성할지 반대할지 분명한 입장을 정하고 그 이유를 생각해 보자. 한쪽의 이야기만 듣는 것이 아니라 양쪽의 입장에 서서 각각의 의견을 생각해 보는 것도 한 방법이다. 진료를 보며 환자의 입장에서 생각할 수 있게 되고 환자의 질문이나 이야기를 좀 더 이해할 수 있는 의사가 된다. 참고로 하나의 주제에 대해 토론하는 특집기사 또한 여러모로 좋은 논리적 말하기 공부가 된다. 환자에게 즉각적으로 대답을 해주기 위해서는 평소부터 적절한 코멘트를 할 수 있는 연습이 필요하다. 앞서 소개한 TV 프로그램이나 신문의 독자투고 란은 책이나 잡지를 읽는 것과 비교할 때 쉽고 자주 할 수 있다. TV 토론 프로그램은 주기적으로 방영되며, 신문의 독자투고 란은 매일 읽을 수 있다. 매일 다양한 의견을 접하고 그에 대한 의견을 생각할 수 있기 때문에 논리적 말하기에 도움이 된다. 머지않아 다양한 상황에서 환자를 감탄시킬 만한 탁월한 의견을 제시할 수 있을 것이다.

세상에는 매우 다양한 사고방식이 존재한다. 병원을 찾는 환자들 역시 다양하다. 예의 바르고 척하면 척하고 알아듣는 쿨한 환자가 있는 반면, 의사에게 말도 안 되는 질문을 던지거나 같은 질문을 반복하는 환자들, 분명 답을 해주었는데도 못 알아듣고 의사를 탓하거나 난감하게 만드는 환자들, 다음 진료에 방해가 될 정도로 시간을 끌며 꼬리 질문을 이어가는 환자들 등 여러 유형이 있을 것이다. 그러나 의사들이여, 환자를 이해하는 마음을 갖자. 다음 진료에 방해가 된다고 혹은 순간 짜증이 치밀어서 답답하다는 듯 신경질적으로 답하거나 침묵으로 일관한다면 환자들은 상처받는다. 환자는 본인이 말도 안 되는 질문을 했다고 생각하기보다 일방적으로 의사가 불친절하다고 생각할 것이기 때문이다.

흔히 방송에 출연하는 사람들에게는 방송에서 이야기할 때 '중학교 수준'으로 이야기하라고 한다. 즉 전 국민을 상대로 하는 방송인만큼 쉽게 이야기해야만 모든 국민들이 이해하고 즐길 수 있다는 것이다. 사실 국민들 중에는 방송 출연자보다 똑똑하고 많이 배운 지식인들도 많다. 그러나 한편에는 중학교 수준의 이해도를 가진 사람들도 있다. 중학교 수준으로 이야기하면 박사부터 중학생 수준의 사람들까지 보편적으로 모두 이해하고 즐길 수 있는 것이다. 의사들도 방송 출연자와 같은 마음가짐을 갖고 대화에 임하면 어떨지 생각해보자. 환자들 중에는 이해력이 높은 사람부터 낮은 사람까지 모두 존재할 것이기 때문이다. 특히 다른 분야에서는 능력을 인정받는 전문가라 할지라도 자신의 병에 대해서는 전혀 무지할 수도 있고, 주변에서 비슷한 환자를 경험하며 의사만큼이나 많이 알고 있는 환자도 있게 마련이다. 그러므로 모든 환자들에게 통하려면 중학교 수준으로 쉽게 이야기하는 것이 가장 효과적일 것이다. 물론 여기서 중학교 수준이라는 것은 기본적으로 중학교를 졸업한 사람은 누구나 이해할 수 있는 쉬운 수준으로 말하라는 것이다.

세상에는 많은 직업이 있다. 그러나 '의사'라는 직업은 정말 숭고한 직업이라 생각한다. 의사들이여, 자부심을 갖고 그 책임을 다하자.

Key Point

어떤 질문이든 환자가 질문을 하면 즉각적으로 대답해주자. 정 대답하기 곤란하다면 '네', '아니오' 정도라도 바로 답을 주는 게 커뮤니케이션에 임하는 최소한의 예의다.

20

병원의 분위기는 의사가 좌우한다. 칭찬은 사소한 것에서부터
(칭찬하는 법)

몇 년 사이 곳곳에 병원이 참 많아졌다. 그래서인지 병원마다 그 나름의 문화와 분위기가 있는 것도 사실이다. 우리가 같은 아파트 같은 동에 있는 아파트를 방문해도 집 주인의 취향과 주인이 손님을 대하는 태도에 따라 느낌이 많이 다르듯 병원도 의사의 취향과 의사나 병원 직원이 환자를 대하는 태도에 따라 많이 다르다. 이것은 병원 내부의 인테리어나 외관상의 모습만을 이야기하는 것은 아니다. 비슷한 평수의 비슷한 내부일지라도 환자가 병원에 들어서면서 받는 느낌과 분위기는 전혀 다르기 때문이다. 최고급 인테리어로 꾸민 멋진 병원일지라도 분위기나 병원 식구들(의사 혹은 간호사)이 환자를 대하는 태도에 불편함을 느끼게 한다면 환자는 그 병원을 다시는 찾지 않는다. 모든 사람의 심리는 같다. 자신을 반겨 주고 대우해 주는 곳을 찾는 것이다. 그리고 이러한 병원 분위기와 문화는 의사 혼자 만들어가는 것이 아니다. 의사를 중심으로 병원 직원과 간호사 모두가 하나가 되어야 한다. 병원 전체가 환자를 위해야 하며 환자를 먼저 배려하고 확고한 서비스 마인드가 있어야 가능하다. 종종 의사 선생님은 친절하고 좋은데, 간호사가 불친절해서 가고 싶지 않은 병원도 있고 반대로 병원 직원과 간호사 등은 친절하고 좋은데, 의사 선생님이 불친절해서 가고 싶지 않은 경우도 있게 마련이다.

얼마 전 인터넷에서 병원을 검색하다가 그 병원을 다녀왔던 환자가 화가 나서 쓴 이야기를 읽고 그 병원에 가야 할지 망설인 적이 있다. 세상이 무섭다고 느낀 것은 그 병원에 절대 가지 말라고 병원 위치와 이름까지 정확하게 밝혀 두고 있었다는 점이다. 더 무서운 것은 리플을 달아 놓은 네티즌 중에 몇 명은 자기도 그 병원에서 같은 경험을 했다고 적극적으로 그 환자를 동조하고 있었다. 아마도 그 병원의 이미지에는 매우 치명타일 것이다. 병원에 대한 가장 확실한 정보통은 바로 그 병원에서 진료를 받은 환자임을 부정할 수 없기 때문이다. 그런데 내가 글을 읽으며 정작 안타까웠던 부분은 환자의 불만이 결코 의사의 치료에 있었던 게 아니라는 것이다. 의사 선생님은 친절하고 설명도 잘 해주셨으나 자신을 치료하는 간호사들이 자신을 치료하며 그들의 연애사 등 잡담을 주고받는데 빠져 정작 환자의 치료에는 관심이 없었다는 것이었기 때문이다. 자신은 아파 죽겠는데 아픈 환자를 보살피는 것이 아니라 잡담을 하는 간호사들의 모습에 환자는 분노했던 것이다. 물론 간호사도 사람인데 이러한 실수 하나로 나쁜 간호사로 몰아붙이는 것은 미안한 일이지만, 그래도 프로는 프로다워야 한다. 동료와 하고 싶은 이야기가 있을지라도 환자를 치료하는 과정에서는 환자를 돌보는 것에 집중해야 한다. 특히 이 글을 남긴 환자의 마지막 이야기가 기억에 남는다. 그 병원 의사 선생님이 사람이 좋아서 간호사들이 자기들 마음대로 행동하는 것 같다고. 의사 선생님은 그런 실상을 모르는 것 같아 답답하다고.

자, 어떤가. 의사는 열심히 설명하고 치료를 하더라도 그 후에 간호사가 주사를 놓거나 거즈를 갈며 환자에게 불친절하거나 미숙하다면 환자는 그 병원에 대해 좋지 않은 이미지를 갖게 되는 것이다. 병원에 대한 좋은 이미지를 주기 위해서는 병원에 있는 의사, 간호사 등 모든 식구들이 하나가 되어야 한다는 것을 말해주고 있다. 사실 필자도 비슷한 경험을 한 적이 있다. 밤늦게 체하여 동네 종합병원 응급실에 실려간 적이 있는데, 응급실 의사와 간호사가 내 옆에서 줄곧 드라마 줄거리를 이야기하는 것이 아닌가. 물론 그 병원은 응급실임에도 동네 병원이라 비교적 한적했다. 그래서 응급실 당직 의사와 간호사가 잡담을 할 수 있는 시간적 여유가 있었을지라도 급체하여 아파하는 환자를 앞에 두고 드라마 이야기를 하며 재밌어하는 모습을 보니(수액을 맞으며 누워있는 환자로서) 의사에 대한 신뢰가 뚝 떨어졌다. '정말 이것만 맞으면 내가 나을 수 있는 건가? 지금 이렇게 아픈데, 무언가 다른 처방을 해줘야 하는 것 아닌가?'라는 오만 가지 생각과 함께 의사와 간호사에게 섭섭했다. 환자가 없는 당직실에서는 무슨 이야기를 해도 상관이 없지만, 환자가 그들의 이야기를 다 들을 수 있는 경우에는 특별히 환자를 배려해서 말조심해야 한다. 의사 입장에서는 아픈 환자를 대하는 것이 그야말로 일상이니, 환자가 아픈 게 별로 대단하게 느껴지지 않겠지만 아픈 환자 입장에서는 절대 그렇지 않다. 아울러 환자에 대한 불만은 더욱 조심해야 한다. 과거 혈액투석실에 갔다가 투석 받는 환자에게 안 들리겠지 싶어 환자에 대한 불평을 옆 간호사에게 늘어놓는 것을 보았다. 물론 본인이 커뮤니케이션 교육을 하는 사람이다 보니, 일반 환자들에 비해 의사/간호사의 사소한 말과 행동에 민감하게 반응할지 모르겠다. 그러나 들어서 안 좋은 이야기는 아예 꺼내지 말라고 했다. 환자는 우연히 들은 의사/간호사의 이야기가 자신에 대한 불평임을 알고 억장이 무너질 것이다. 이러한 경우는 실제 병원에서 부지기수다. 마취가 깨어나지 않은 줄 알고 환자 앞에서 환자에 대한 불만을 토로하거나 수술실에서 환자가 마취가 되었다고 생각하고 환자가 들어서 안 좋은 이야기를 했던 경우는 실제 의사가 알지 못하는 경우가 더 많을 것이다. 수술이 잘 끝나고 치료가 잘 되어도 환자는 자신에 대해 안 좋게 이야기했던 그 이야기들을 두고두고 마음속에서 잊지 못한다.

아울러 과체중으로 비만약을 처방받으러 온 환자에게 큰 소리로 체중을 물어봐서 주의를 집중시키거나 성형외과 데스크에서 "저기 저쪽에 앉아 있는 환자분도 저희 병원에서 눈과 코 다하신 거예요. 너무 잘 되셨죠?"식으로 기나리던 환자를 민망하게 하거나 부부 싸움으로 얼굴에 멍이 든 주부에게 무엇으로 어떻게 맞았는지 집요하게 캐묻는 등의 일은 절대 없어야 한다. 어찌 보면 너무나 상식적이고 당연한 일임에도 이러한 실수를 행하고 있는 병원이 생각보다 많다는 것이 안타깝다. 의사도 간호사도 눈치가 빨라야 한다. 환자에게 신뢰를 얻는 병원이 되려면, 환자의 마음을 빨리 읽고 거기에 맞게 적절히 행동해야 한다. 단순히 설명만 잘해준다고 환자에게 인사만 잘한다고 좋은 병원이 아님을 똑똑한 환자들은 안다. 자신이 없는 뒤에서 간호사나 의사가 자신에 대해 안 좋은 말을 하는 것을 환자는 느낌으로 다 안다. 그러므로 환자와 의사 또는 환자와 간호사 사이는 공적인 관계라는 것을 인식하고 사적인 섭섭함이나 불평등은 삼가자. 이와 함께 환자가 진료 시에 의사에게 이야기하는 사적 정보들도 철저히 비밀에 부쳐야 한다. 환자가 진료 시에 의사를 100% 믿고 했던 고백들을 의사는 크게 생각하지 않고 병원 간호사에게 전하거나 병원 밖에서 "글쎄. 이런 환자가 있더라고"라며 우스개소리로(환자가 상담한 내용을) 이야기하는 경우가 종종 있다. 인간적으로 이해가 안 되는 것은 아니지만 이러한 사소한 것도 의사들은 책임감을 갖고 지켜야 한다.

역지사지(易地思之). 입장을 바꿔 의사가 다른 병원에 환자로 방문하여 상담을 받고 자신에 대해 다 이야기했는데, 그것을 그 병원 의사가 밖에서 이야기하고 다닌다면 어떨지 생각해보라. 물론 서로가 이름이나 얼굴을 모르니까 의사는 죄책감이나 아무 생각 없이 이야기했을지라도 세상은 생각보다 좁다. 의사의 이야기를 듣고 있는 사람 중에 환자와 잘 아는 지인이 끼어 있을지는 그 아무도 모르는 것이다. 특히 환자의 태도나 의사에 대한 무례함 등은 그나마 이해하고 넘길 수 있으나 환자의 증상이나 치료에 대한 이야기 등은 절대 비밀을 지키도록 노력하자.

끝으로 환자에게 좋은 이미지를 주기 위해서 의사를 포함한 병원 식구들 모두가 어떤 식으로 행동하면 좋을지 커뮤니케이션 팁을 드리려고 한다. 바로 '인사'와 '칭찬' 그리고 '배려'다.

'인사'는 환자가 병원에 들어올 때와 나갈 때 모두를 이야기한다. 기존에 아는 환자라면 "홍길동 님, 어서 오세요."라든가 혹은

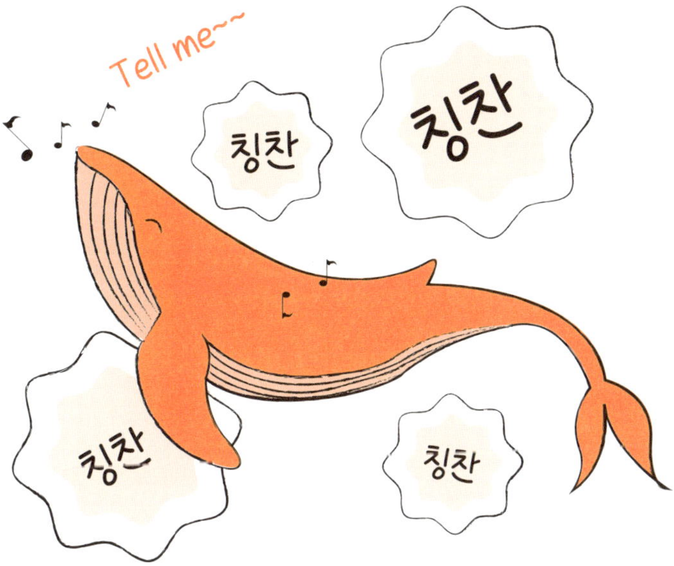

처음 오는 환자라면 "안녕하세요."식으로 환자를 반갑게 맞이해야 한다. 병원을 나설 때도 마찬가지다. "홍길동 님, 조심해서 가세요."라든가 "안녕히 가세요. 다음 주에 뵙겠습니다."식으로 친절하게 인사해야 한다. 아울러 '칭찬'은 그 딱딱한 고래도 춤추게 했다는 말이 있듯 환자에게 하면 할수록 좋다. 칭찬은 아주 사소한 것부터 시작되는데 구체적으로 칭찬할수록 어필이 된다. "오늘 옷이 참 잘 어울리세요.", "머리 스타일이 바뀌셨네요."식의 칭찬도 좋지만 조금 더 구체적으로 "어머, 빨간색 코트가 벌써 크리스마스가 온 것 같아요. 너무 잘 어울리세요."라든가 "이마가 예쁘셔서 머리를 묶으시니까 얼굴이 돋보이세요."식으로 조금 더 성의 있게 칭찬을 하면 진정 진심을 담은 칭찬이란 느낌이 들어 훨씬 어필이 된다.

'배려'는 진료를 기다리는 환자에게 잡지를 권하거나 따뜻한 차를 건네거나 환자에게 실제 도움이 되는 식이요법, 운동 등을 적극적으로 알려줌으로써 환자에게 신뢰를 얻는 방법이다. 일례로 심한 감기에 걸린 환자에게 의사가 주요 사항들만 알려주었다면 진료실 밖에서 간호사가 감기에 좋은 과일이나 도움이 되는 민간요법 등을 환자에게 알려주는 것이다. 병원의 분위기가 환자를 진정으로 편하게 할 때 환자는 그 병원을 찾게 된다는 것을 꼭 기억하길 바란다.

Key Point

환자에게 좋은 이미지를 주기 위해서 의사를 포함한 병원 식구들 모두가 하나가 되어 '인사', '칭찬', '배려'를 환자에게 몸소 실천하자.

21

환자에게 베풀어라.
서비스가 대세다.

혹시 환자가 걱정이 돼서 휴일에 병원에 나가본 적이 있는가. 환자가 진료시간보다 늦게 와서 퇴근을 미룬 적은 있는가. 혹시 휴일에는 진료 안 한다고 칼같이 이야기하고, 환자가 늦게 오면 그건 늦게 온 환자 잘못이니까 환자가 허탕치고 가는 게 당연하다고 생각하진 않는가. 사실 휴일에 진료를 쉬고 퇴근시간에 정확히 퇴근하는 것이 잘못된 것은 아니다. 그러나 조금만 환자를 배려해 준다면, 그것은 환자에게는 잊지 못할 고마움이 된다. 나에게는 지금까지도 기억에 남는 고마운 의사분이 계신다.

그래서 아직까지도 종종 생각이 난다. 몸이 안 좋아 개인 병원에서 가벼운 수술을 받았는데, 그게 하필 토요일 오후였다. 사실 수술을 받고 나서 내심 걱정이 되었다. '평일이면 선생님이 회진을 돌며 수술 결과를 확인해 주실 텐데. 진료가 있는 날이면 혹시 무슨 일이 생겨도 응급조치가 가능할 텐데….'라는 수술 후 환자의 아쉬움과 걱정이라고 할까. 그런데 수술 다음 날 오전, 의사 선생님이 폴로 티에 면바지를 입고 병실에 오셨다. 순간 어찌나 고맙고 힘이 되던지. 그리고 그 든든함이란. 그 병원 앞을 지나가는 길에 겸사겸사 들르신 것일지라도 수술을 받고 누워 있었던 나에게는 의사 선생님 방문이 그야말로 구세주였다. 즉 의사가 생각하는 것 이상으로 대부분의 환자들은 의사를 굉장히 의지하고 있는 것이다. 의사들은 환자한테 잘해주는 것을 오직 환자를 위한다고 생각할 수 있지만 그것은 결국 조금만 더 생각해보면 의사 스스로가 존경받고 병원이 번성하는 길이다. 병원 발전을 위해 병원에 대한 홍보를 하고 병원 경영을 컨설팅 받고 기타 연구를 하면서도 정작 환자에게 가장 사랑받는 병원이 되는 길은 간과하는 경우가 많다. 하루 세 번 꼬박 먹는 밥을 파는 음식점도 실제 직접 먹어본 사람들의 입소문으로 번성하는데, 병을 고치는 병원을 직접 병을 고치고 의사를 경험한 사람들이 광고를 하는 것은 말할 나위 없다. 그럼에도 사실 환자에게 인색한 병원이 참 많다. 조금 늦게 진료를 가면, 의사선생님 퇴근하셨다고 아예 접수를 받지 않거나 점심시간에 임박해가면 점심시간 내내 기다리다가 점심시간이 다 끝나고 진료를 받는 경우도 다반수다. 혹시 병원의 작은 물품 하나에도, 주사 후 문지르는 알코올 솜 하나, 병원에 비치되어 있는 티슈 하나, 차 한 잔에도 아까운 마음을 갖지는 않았는지 생각해보라. 절약하는 정신은 좋지만 병원을 찾는 환자들에게만은 넉넉하게 베풀길 바란다. 퍼주고 망한 장사 없다고 했다. 그런 사소한 것 하나로 치료를 잘했어도 뒤에서 원망을 들을 수 있다. 사람은 감정의 동물이기에 정작 몸이 아파 병원을 찾더라도 그 병이 중병이 아닌 이상에는 실제 병이 낫는 것보다 의사가 친절하고 환자를 배려해 준다는 느낌이 들 때 그 병원을 더 좋다고 인식하는 경우가 많다. 특히 종합 병원의 경우는 의사가 형식적으로 진료를 하는 경우가 많다는 원성이 높다.

회진 시, 환자는 침대에 누워있고 의사는 위에서 내려다보며 의사가 환자에게 주는 위압감은 누워있는 환자에게는 말로 표현이 안 된다고 한다. 환자와 간단한 대화를 할 때도 의사는 차트를 보며 환자와는 눈조차 마주치지 않는 것에서 대부분 종합병원의 실상을 알 수 있다. 환자를 호명할 때도 병실 번호를 붙여 '1802호 환자'라 칭하며 왠지 모를 거리를 두는 이유는 무엇일까. 그래도 최근 병원들이 점점 서비스가 나아지고 있어서 참 다행이라고 생각한다. 15년 전 필자가 이 책을 처음 출판했던 2008년

(초판 2008년 2월 출판)과 2023년 현재를 비교한다면 사회 전반적으로 서비스가 놀라울 만큼 강조되고 있고, 그러한 사회 분위기와 환자가 원하는 것을 잘 파악하고 있다. 사실 의사와 환자와의 관계, 또 병원과 환자와의 관계는 단순히 치료를 주고받는 관계를 넘어선다. 물론 병을 치료하는 것이 병원의 일차 목적인 만큼 병의 치료가 기본이 되겠지만 그 다음은 인간과 인간의 관계이니 환자의 마음을 어떻게 다루느냐가 제일의 관건이다. 의사부터 환자를 나를 인정해 주고 나를 믿고 찾아온 고마운 사람이라는 새로운 시각에서 조명해 보면 어떨까? 사실 의사도 환자가 있기에 존재하는 것이며, 병원도 환자가 찾기에 번성하는 것이다. '저 환자가 있어 감사하다.'고 생각하면서 환자를 조금만 더 소중하게 생각한다면 환자는 분명 의사에게 받은 만큼 병원에 되돌려준다. 환자들은 의사에게 친절함과 배려를 받아 감동하고, 병원에서 커피 한 잔의 작은 서비스라도 받으면 어떻게든 그 고마움을 갚고 싶은 것이 그 본성이다. 저기 먼 시골에서 상경한 할머니들조차 간호사가 친절하고 의사가 회진을 하며 손이라도 잡아주면 집에 있는 과일 하나라도 가져다주고 싶은 것이 그 마음이다. 연세 드신 의사분들은 아시겠지만 예전에는 의사라는 직업이 경제적인 부분을 떠나 많은 사람들에게 꽤 존경을 받는 직업이었다. 의사는 지적으로 인격적으로 훌륭한 사람이라는 인식이 있었기 때문이다. 그리고 실제로도 많은 의사분들께서 타의 모범이 되셨다. 아픈 할머니, 할아버지들의 손을 아들처럼 잡아드리고 돈

이 없는 환자들을 무료로 진료해주며 삶을 포기하고 있는 환자에게는 희망을 불어넣어주었기 때문이다. 그러나 지금 현실은 어떤가. 실제 훌륭한 의사분들이 많이 계심에도 대다수 환자들이 인식하는 의사의 모습은 그리 긍정적이지만은 않다. 의과대학이 많아지고 상대적으로 의사와 병원의 수가 많아졌기 때문일까? 그리 단순한 문제는 아니다. 분명한 것은 환자들은 자기가 느끼고 경험한 만큼 의사를 생각한다는 것이다.

언젠가 너무 불친절한 의사분에게 생크림 케이크를 선물하고 의사의 태도가 180도 바뀐 적이 있다는 환자분의 이야기를 들은 적이 있다. 그 자리에서 그 이야기를 듣던 사람들 모두가 "그래. 의사한테도 진료를 잘 받으려면 선물도 하고 잘 보여야 돼."라고 하며 맞장구를 쳤다. 물론 사람의 심리가 그렇다. 무엇이든 받은 것이 있으면 더 챙겨주게 되고 관심이 가는 것은 당연하리라. 이것을 심리학에서는 '상호성의 법칙(Law of reciprocality)'이라고 이야기한다. 실제 한 실험에서도 '받은 사람은 준 사람에 대한 호의도가 무척 높아진다.'는 결과가 나왔다. 그러나 이러한 '상호성의 원칙'을 의사들이 역으로 환자를 먼저 챙겨주고 배려해주면서 환자들이 자신을 배려해 준 의사에 대해 호의도가 높아져 자신이 받은 만큼 의사/병원에게 되돌려준다는 것을 이용해 보면 어떨까. 자신의 이익을 먼저 챙기는 의사와 병원에는 결국 환자가 남지 않는다. 설사 현재는 있다 하더라도 언젠가 기회가 되면 떠날 환자

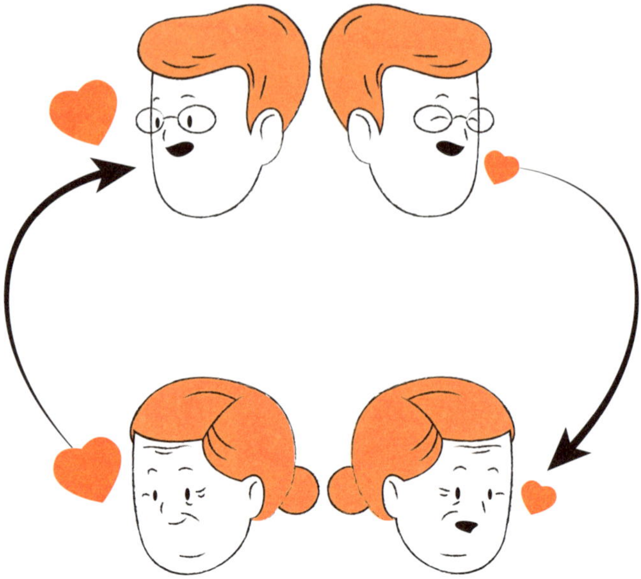

들이다. 진정한 인간관계는 따뜻하게 베푸는 마음으로부터 시작되는 것이다. 지금 당장이라도 병원을 찾은 환자들을 보면서 이렇게 말해보자. "저 환자들은 고맙게도 그 많은 병원 중에서도 우리 병원을 방문해 준 우리 병원의 보물이다. 내가 우리 병원을 찾은 저 환자들에게 좀 더 해줄 것이 없을까?" 만약 그 순간 뭔가 줄 것이 있다면 환자에게 주도록 하자. 기회가 되면 따뜻한 차 한 잔이라도 혹은 추운 날씨에 조심히 가시라는 인사말이라도 건네자. 의식하지 않더라도 그 대가는 반드시 돌아오게 되어 있다. 병원이 잘 되게 하고 싶다면, 돈을 많이 벌고 싶다면 방법은 하나다. 환자를 감동시키면 된다. 이것이 바로 최근 의료 시장에서 대세가 되고 있는 '감성 마케팅'이다. 그럼 환자들은 언제 감동할까? 의사의 진료 태도나 모습, 병원의 서비스가 환자가 낸 진료비보다 혹은 기대치보다 크다고 느낄 때 감동한다. 즉 환자에게 기본 진료비보다 훨씬 더 큰 서비스를 제공할 때이다. 환자들에게 물질적 이익뿐 아니라 감동과 같은 정신적 이익을 준다면 OK다. 최고의 성공 전략은 환자들에게 치료비에 대한 본전을 뽑았다는 만족감과 고마움이 들게 하는 것이다. 의사의 배려와 병원의 서비스에 감동한 환자는 새로운 환자를 소개하며 이에 보답하려고 할 것이다. 병원은 결과적으로 더 많은 것을 얻게 된다. 하지만 반대로 환자들에게 "그 병원 다시는 안 가!"라는 말이 나올 정도로 환자의 불만을 사거나 혹은 '치료비가 아깝다'는 생각이 들게 한다면 그 병원은 오래 지속되기 힘들 것이다. 옛말에 뿌린 만큼 거둔다고 했다. 환자들에게 받기 전에 먼저 줘라. 그래야 의사가 원하는 것을 얻게 된다. 간혹 의사분들 중에 환자에게 기본 진료비만큼만 해주는 게 현명하다는 생각을 가진 분들도 계시는 듯하다. 아마도 이상한 환자에게 상처받은 경험이 있으신 분들일 것이다. 사실 필자가 여러 의사 선생님들께 교육하며 이야기를 듣다 보면 이상한 환자, 정말 말도 안되는 환자들도 있기는 하다. 그러나 대다수의 환자들은 의사가 기본 진료비 이상의 감동 진료를 해줄 때 분명 그 이상의 대가를 병원에 지불한다는 것을 기억하길 바란다.

끝은 언제나 또 다른 시작이다. 첫인상은 정말 좋았는데 뒤끝이 안 좋은 의사가 종종 있다. 반면 첫인상은 좋지 않았지만 진료받으면서 좋은 느낌을 갖게 하는 의사도 있다. 환자와 좋은 관계를 오래 유지하고 싶다면, 첫인상이 아니라 끝 인상 관리를 잘해야 한다. 첫인상은 이미 과거이기에 더 이상 바꿀 수 없지만 끝 인상은 노력 여하에 따라 언제든 바꿀 수 있다. 아직 끝나지 않았기 때문이다. 오늘부터 환자에게 할 수 있는 최상의 서비스를 제공하길 바란다. 이미 마음이 떠난 환자의 발길을 다시 되돌리기는 아주 힘들다는 것을 떠올리며.

Key Point

의사와 환자와의 관계, 병원과 환자와의 관계는 단순히 치료해주고 치료를 받는 관계를 넘어선다. 지금부터 환자를 '나를 믿고 찾아온 고마운 사람'이라고 새로운 시각으로 조명해보자.

22

병원도 브랜드다.
의사의 퍼스널 브랜드를 찾아
경쟁력을 갖자!

요즘은 어떤 분야든 '전문화'와 '브랜드 구축'이 되지 않으면 경쟁에서 살아남기 힘들다. 이제는 환자들 이 병원을 찾을 때, 거리상 가까운 병원을 찾기보다는 그 분야에서 '최고'라는 병원을 찾아가는 열성을 보이기 때문이다. 우리 동네에 있다고, 병원의 규모가 크다고, 인테리어가 멋지다고 찾아가는 단순한 환자들이 과연 몇이나 되겠는가.

모든 의사가 환자들로부터 능력을 인정받고 싶어 한다. 그러나 인정을 받으려면 꼭 갖춰야 할 요소가 있다. 바로 '퍼스널 브랜드(Personal Brand)'다. 의사의 퍼스널 브랜드는 의사의 생각, 태도 그리고 행동방식 등을 하나의 약속으로 만들어 환자에게 명확하게 제시하고 그것을 성실하게 이행했기에 얻어지는 결과다. 더 쉽게 말해 환자의 머릿속에 남는 의사에 대한 전반적인 이미지라고 할 수 있다. 아울러 환자의 머릿속에 남는 의사의 브랜드 가치를 높이려면 강한 의지와 함께 구체적이고 현실적인 전략이 필요하다. 일반적으로 '브랜드'라는 말은 기업과 상품에서 많이 쓰이고 있기 때문에 사람에 대한 '브랜드'의 개념은 아직 생소한 편이다. 그러나 이름만 대면 단번에 그 사람의 이미지가 딱 떠오르는 의사들은 자신의 퍼스널 브랜드를 확고하게 굳힌 것이라고 할 수 있다. 대표적인 일례로 방송에 출연하거나 책을 써서 우리에게 익숙한 의사분들이 있다. 그래서인지 퍼스널 브랜드가 잘 형성된 의사는 그렇지 못한 의사보다 성공할 확률이 훨씬 높다. 따라서 의사로서 자신을 널리 알리겠다는 확고한 의지가 서야 하며 그에 따른 노력이 뒤따라야 한다. 결심이 현실로 이루어질 때까지는 끝없는 노력을 기울여야 하는데, 목표를 분명히 하고 그것을 달성하기 위한 노력을 지속적으로 기울여서 스스로의 브랜드를 다져 나가는 작업이야말로 의료 무한 경쟁시대에 의사들이 꼭 해야 할 과제다. 이제 병원의 의사들도 경영학에서 하는 SWOT 분석을 통해 강점과 약점, 외부 효과와 내부 효과를 분석

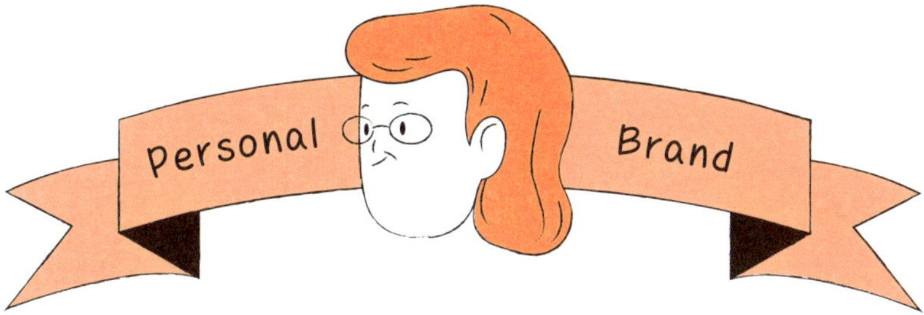

하여 강점은 살리고 약점은 최소화하는 전략을 치밀하게 세워야 한다. 특히 병원이 규모가 작고, 특별히 내세울 경쟁력이 없다면 병원을 '전문화'히거나 '브랜드화'하기보다는 의사 스스로 퍼스널 브랜드를 구축하는 것이 효과적이다. 즉 의사의 강점과 약점을 분석하여 강점을 강화시키는 것이다. 현재의 약점을 보완하는 것보다 기존 갖고 있는 강점을 강화시키는 것이 훨씬 더 빠르고 효과적이다. 만약 설명에 자신이 있다면 '설명 잘하는 의사'= '신뢰감 주는 의사'로 브랜드를 구축할 수 있고, 웃는 것에 자신이 있다면 '웃는 의사'= '환자 말을 잘 들어주고 잘 웃어주는 편안한 의사'로 브랜드를 구축할 수 있다. 혹 의사가 말수가 적고 조용하다면 '꼼꼼하고 차분한 의사'로, 의사가 재미있는 농담을 잘한다면 '재미있는 유쾌한 의사'로 브랜드를 구축시킬 수도 있다. 이렇게 의사 본인이 확고한 자신만의 퍼스널 브랜드를 구축하고 있으면, 환자들은 "그 병원은 OO가 전문이잖아."와 함께 "그 선생님 설명 참 잘하시더라." 혹은 "그 선생님 참 재미있으시더라."식으로 의사를 찾아 병원을 갈 것이다. 서울의 한 중형병원 일반 외과 과장님을 퍼스널 브랜드 모범

사례로 들고 싶다. 그 선생님은 환자들에게 '조곤조곤 설명 잘해주는 의사'로 통한다. 설명을 차근차근 잘해주니 그 선생님의 환자들은 같은 병실의 옆 환자들에게조차 "저 의사 선생님과 아는 사이세요?"라는 오해까지 받는다. 환자에게도 보호자에게도 어찌나 친절하게 설명을 잘해주는지 모두가 선생님을 좋아하고 고마워한다. 사실 그 의사분의 인상은 차갑고 좀 냉정하다. 과장을 조금 보태면 '한 성격하실 분' 같은 느낌까지 든다. 체격도 크고 늘 당당해 보여서 자칫 잘못하면 환자는 그 기세에 눌려 말 한마디 못 꺼낼 수도 있을 듯하다. 그러나 진료가 시작되고 대화를 나누다 보면, '아, 의사 선생님이 참 배려심이 깊구나. 환자를 진정으로 생각해 주시는구나. 설명을 친절하게 잘해주시는구나.'라는 생각이 들게 한다. 동료 의사들조차 "그 선생님은 원래 모든 환자들에게 그렇게 잘 하세요. 그분 천성인 것 같아요."라며 혀를 내두른다. 그러다 보니 진료받은 환자들은 그 병원과 의사분을 입이 마르게 칭찬하며 여기저기 소개하기 바쁘고, 실제 병원을 가면 역시 외과가 제일 환자가 많고 환자들 표정도 밝다. 배울 것은 배우고 참고할 것은 참고하자. 아마도 필자가 모르는 이러한 의사분들이 실제 더 많을 것이라 믿고 싶다.

끝으로 브랜드 전략을 위해 의사의 전공별 브랜드 전략에 대해 팁을 드리려고 한다. 일례로 '신경외과 의사'와 '피부과 의사'는 퍼스널 브랜드 전략이 달라져야 한다. 즉 '신경외과 의사'는 너무 웃고 말을 많이 하는 것보다는 절제된 표정으로 필요한 말을 논리적으로 해주며 말 한마디에도 신중함과 진중함이 묻어나야 한다. 표정 또한 너무 밝거나 잘 웃는 것보다 절제된 미소와 진지한 표정이 환자들에게는 신뢰감을 준다. 특히 생사를 다루는 큰 수술을 하는 의사의 경우, 환자에게 말을 많이 하고 농담을 쉽게 한다면 환자는 의사를 신뢰하지 못한다. 외적인 부분도 너무 멋을 부렸거나 명품을 많이 하고 있다면 마이너스가 된다. 그 의사의 전공과 맞지 않기 때문이다. 오히려 며칠 밤을 새운 초췌한 모습에 유행이 지난 의상이 환자에게는 더 신뢰를 줄지도 모른다. 반면 주로 환자의 미를 다루며 상담을 많이 하는 성형외과나 피부과 의사의 경우는 확연한 차이가 있다. 일단 의사들이 세련되고 스마트한 느낌을 주어야 하며 말 또한 논리적으로 잘해야 한다. 표정도 밝고 환자의 이야기에 잘 웃어주면서 환자와 친해져야 유리하다. 사실 미용성형을 전문으로 하는 성형외과 의사가 너무 촌스럽다거나 설명을 못하면, 환자는 그 의사에게 자신의 얼굴을 맡기기가 겁날 것이다. 그러므로 의사 각자의 전공을 고려하여, 의사의 본연의 이미지를 고려하여 퍼스널 브랜드를 성공적으로 잘 만들어 가길 바란다. 혹시 성형외과 의사인데, 외모가 순박하고 설명을 잘못한다면? 혹은 신경외과 의사인데, 외모가 세련되고 말이 많다면? 그렇다면 적절히 보완하여 장점은 살리고 단점은 커버하자. 자신의 전공과 외모에서 풍기는 이미지가 맞지 않으면 의상과 안경 등의 소품을 이용하거나 커뮤니케이션 기술을 연마하여 전공 분야와 잘 어울리는 이미지를 지닌 의사가 되어야 한다. 배우도 자신이 맡은 역할을 완벽히 소화하기 위해 배역에 맞는 의상부터 표정, 몸짓, 말투까지 연습한다고 하는데 의사들 또한 자신이 전공하는 분야에 적합한 의사의 이미지를 심어야 함은 당연하다. 어느 환자가 재미있고 유머러스한 의사에게 뇌 수술을 받고 싶겠는가. 또 어느 누가 촌스럽고 무뚝뚝한 성형외과 의사에게 성형 수술을 받고 싶겠는가. 본인 스스로는 자신의 이미지를 잘 모를 수 있다. 그렇다면 주위 사람들에게 객관적인 평을 들어보자. 과연 진료 분야의 전문의 이미지가 풍기는지. 모든 것은 그것이 그것다울 때 가장 멋지다. 학생이 학생답고, 교사가 교사답고, 의사가 의사다울 때. 그리고 의사의 다양한 전공에 적합한 전문적인 느낌이 느껴질 때 그 의사는 그 전공의 최고 의사답게 느껴진다.

Key Point

환자들로부터 의사의 능력을 100% 제대로 인정받기 위해 갖춰야 할 필수 요소가 바로 의사의 퍼스널 브랜드다. 즉 환자의 머릿속에 남는 의사에 대한 전반적인 이미지를 말한다. 특히 의사의 전공에 적합한 전문적인 느낌이 느껴질 때 그 전공의 최고 의사로 느껴진다.

23

인생의
오아시스/성공 마인드/회두청산
행복은 전염된다.

과거 대한여의사협회(의사/치과의사/한의사) 임원진들에게 커뮤니케이션 강의를 한 적이 있었다. 강의에서 "내 인생의 오아시스는?"이란 주제로 의사들에게 질문을 던졌는데, 의외로 '내 인생의 오아시스'에 대해 대체적으로는 잘 대답하시지 못하는 것을 보고 많은 생각이 들었다. "글쎄요. 오아시스라…. 저는 그냥 사는 자체가 즐거움이에요."라고 호탕하게 말씀하시는 분부터 "우리 딸이죠. 내가 우리 딸 때문에 살아요."라고 말씀하시는 분까지 참으로 다양했다. 그러나 그 중에는 분명 확고한 인생의 오아시스가 있으신 분도 계셨다. "네. 저는 인생의 오아시스가 여행입니다. 일 년에 두 번 여름과 겨울 휴가 때 한 달 동안 병원 문을 닫고 여행을 떠나요. 그것이 저에게 얼마나 큰 힘이 되는지 몰라요. 새로운 에너지를 가득 충전해 와서 다시 병원에 앉아 환자들을 만나면 얼마나 감사하고 일이 즐거운지 모른다니까요."라고 말씀하시는 것을 듣고 '아, 저 의사분이 계신 병원을 찾는 환자들은 행복할 것이다.'라는 생각이 들었다. 의사들의 행복은 그 의사의 치료를 받는 환자에게 그대로 전염되기 때문이다. 의사부터 스스로의 삶에 불만을 느끼고, 바쁜 진료에 치여 형식적으로 진료를 하다 보면 환자는 의사의 불편한 마음과 피곤함을 그대로 느낀다는 것이다. 그러므로 환자에게 의사의 좋은 에너지와 기운을 전하기 위해서라도 의사는 인생의 오아시스를 찾아 자신이 느낀 행복을 환자들에게 전파해야 한다. 그것은 의사의 의무이자 책임이다.

아울러 환자들에게는 의사의 치료에 대한 열정적인 모습 자체가 훌륭한 커뮤니케이션이 된다. 우리가 사회생활을 영위하면서 가장 소중한 것은 일에 대한 열정을 보이는 것이다. 특히 의사의 환자 치료에 대한 열정은 환자에게 무한한 가능성을 열게 해주는 에너지원이자 치료에 대한 확신을 주는 전략적 요소가 된다. 특히 환자를 진료하는 것에 열정을 지니려면 우선 진료를 할 수 있다는 사실에 감사해야 한다. 자신이 하고 있는 일을 진정으로 사랑해야 한다는 것이다. 자신이 현재 하고 있는 일이 무엇이든 그것이 세상에 반드시 필요한 일임을 인식하고 최선을 다하겠다는 자세로 하면 열정은 자연스럽게 생겨난다. 또한 열심히 일하는 모습은 그 자체로 신뢰를 일으킨다. 실제 세상의 각 분야에서 뛰어난 업적을 이루고 있는 사람은 그 일을 진정 사랑하는 사람들이다. 자신도 모르게 어떤 일에 몰입하게 되는 에너지는 그 일을 사랑하고 열정적으로 임하는 것으로부터 우러난다. 열정은 암을 움직일 만큼 큰 힘이 있다. 치료에 열정적인 의사 곁에 있으면 환자는 자신도 모르게 열정적으로 변하며 삶에 애착을 갖게 된다. 그렇기에 열정적인 의사를 만난 환자는 큰 복을 받은 환자라고 해도 과언이 아니다. 이렇게 의사가 환자에게 열정을 가지면 믿음과 설득력이 생기고, 그것은 의사와 환자와의 관계를 개선하고 환자와의 원활한 커뮤니케이션의 원동력이 된다.

마음을 바꾸면 세상이 다르게 보인다고 했다. 회두청산(回頭青山)이라는 말은 '고개를 돌려보니 애타게 찾아다니던 푸른 산이 바로 거기에 있다.'는 의미다. 즉 이 세상의 진리나 자신이 얻고자 하는 것을 열심히 찾아 헤매다 지쳐 있던 사람들이 우연히 마음을 바꾸어 세상을 보니 진정 얻고자 했던 것들이 멀리 있는 것이 아니라 자신 주변에 있다는 것이다. 이는 환경이나 상대는 그대로인데 스스로의 마음가짐에 따라 환경이나 상대가 전혀 다르게 인식될 수 있다는 애기다. 사실 환자와의 관계에서 스트레스를 많이 받는 의사일수록 환자를 탓하며 환자에게만 문제를 찾는다. 이에 반해 행복한 의사는 어떤 문제가 생기면 자신을 먼저 돌아보고 반성한다. 이렇게 의사가 먼저 마음가짐을 달리하니 스스로 행복할 수밖에 없다. 나아가 행복한 의사에게 치료받은 환자들은 그 행복 바이러스에 감염되어 의사에게 더욱 잘하게 된다. 그러므로 의사들은 늘 자신의 환경과 환자에게 감사하고, 어떻게 하면 환자에게 더 잘 해줄까 고민해야 한다. 긍정적인 삶을 가로막는 가장 큰 장애는 좋은 쪽보다 안 좋은 쪽을 먼저 보고 남의 것을 더 크게 보는 것이다. 즉 대다수의 좋은 환자들보다는 안 좋았던 환자들을 마음속에 담아두기 마련이며 잘 되는 병원을 마냥 부러워한다. 그러나 현명한 의사는 밝은 면을 먼저 본다. 또 스스로 선택하고 결정하며 나쁜 일 속에서도 좋은 점을 찾아내고 긍정적인 질문을 던져 긍정적인 답변을 얻어낸다. 곧 긍정적 지혜를 만들어가는 습관이 행복과 성공을 가져다준다. 먼저 의사 자신의 표

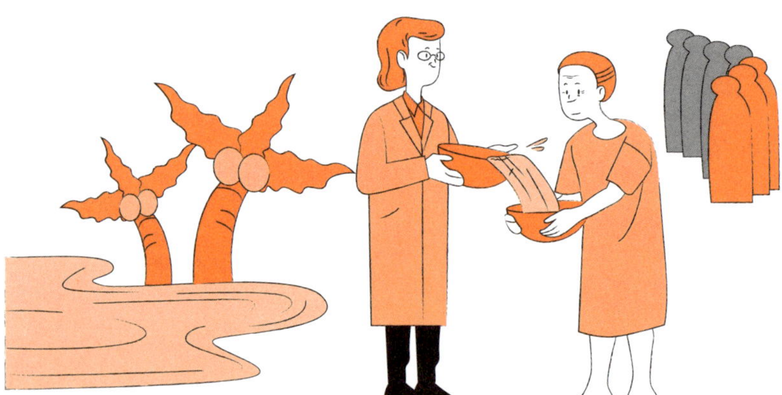

정을 밝게 바꿔서 좋은 일이 찾아오도록 마음의 문을 열고, 긍정적인 말을 하면서 성공으로 다가서야 한다. 공감과 배려로 환자들의 지지를 이끌어내고 환자에게 먼저 베풀어 더 많은 것을 얻는 자세로 살아가는 것이 중요하다. 똑같이 의대를 졸업하고 인턴, 레지던트를 거쳐 같은 '의사'로서 살아가는데 어떤 의사는 즐겁고 행복한 마음으로 감사히 살고, 어떤 의사는 늘 불만족스럽고 불행한 삶을 살고 있다. 과연 왜일까? 바로 감사의 차이 때문이 아닐까. 매사에 감사하는 마음자세를 유지하는 것은 아주 중요하다. 사실 대다수의 사람들이 다른 사람과 자신을 비교하면서 늘 부족함을 느끼고 자신이 불행하다는 생각을 한다. 의사들 또한 환자가 많은 것을 감사하게 생각하기보다 '아 하루하루 환자 보는 게 피곤하고 재미가 없어.', '별 이상한 환자가 다 있네.'하는 생각과 함께 환자들에게 불만을 갖는 경우가 있다. 그러나 나 자신을 위해서 아예 이 참에 인식 전환을 해보면 어떨까. 모든 일에 감사하는 마음을 갖고 환자에게도 나를 믿고 찾아온 고마운 사람이라는 인식을 갖는 것이다. 나아가 감사하는 마음이 있다면 그것을 환자에게 표현해 보자. 감사 쪽지를 남기거나 감사 메시지를 보내는 것도 좋은 방법이다. 당장 오늘 진료 후, 환자의 손을 잡고 눈을 쳐다보며 "○○○씨, 그동안 치료에 잘 따라와 주셔서 감사합니다."라고 이야기한다면 환자는 큰 감동을 받을 것이 분명하다. 바로 이것이 의사들이 환자에게 가져야 할 올바른 커뮤니케이션 자세다.

강조하지만 의사가 환자를 고마운 존재, 반가운 존재로 인식하고 귀히 여기며 행동할 때 환자와 의사 간의 관계는 훨씬 좋아진다. 오늘부터라도 나를 찾는 환자와 나를 도와주는 간호사에게 고마운 마음을 갖고 감사의 말을 전해보자. 행복은 바이러스다. 의사가 간호사에게 전한 행복 바이러스는 많은 환자들에게 전해지고, 환자가 전달받은 행복 바이러스는 다시금 의사에게 전해진다. 의사와 간호사, 그리고 환자 모두가 행복한 병원이야말로 행복이 넘치는 이상적인 병원이 아닐까. 지금 바로 이 순간, 행복의 씨앗을 뿌려보는 것은 어떨까. 머지않아 행복의 씨앗이 열매를 맺고 꽃을 피우는 날, 새로운 삶을 살고 있음을 알 것이다.

Key Point

의사의 행복은 그 의사의 치료를 받는 환자에게 그대로 전염된다. 환자에게 좋은 에너지와 기운을 전하기 위해서라도 의사는 인생의 오아시스를 찾아 자신이 느낀 행복을 환자에게 전파해야 한다. 그것은 의사의 의무이자 책임이다.

24

리더의 언어와 리더십/조직 커뮤니케이션 -보고, 지시, 부탁, 거절

훌륭한 리더란, 조직의 비전과 방향성을 제시할 수 있어야 하고 본인 스스로 올바른 비전과 방향성을 갖춰야 하며 다른 사람들을 고무할 수 있어야 한다. 그러나 무엇보다 리더에게 중요한 능력은 바로 인간성, 즉 따스한 인간미다. 가정에서든 병원에서든 다양한 능력과 개성이 있는 사람들을 이끌어가는 자리에서 효과적인 리더십을 발휘하려면 권력의 강제적인 힘이 아닌 인간적 따스함을 바탕으로 진정한 이해와 공감대를 형성해야 한다는 것이다. 그래서 기능적/전문적 능력, 경영능력과 함께 의사, 곧 사회의 리더가 반드시 갖추어야 하는 요소로 인간적 능력을 꼽는다.

흔히 훌륭한 리더가 갖추어야 한 요소로 5S, 즉 강함(Strength), 감수성(Sensitivity), 미소(Smile), 희생(Sacrifice), 기술(Skill)을 얘기한다. 즉 리더는 육체적/정신적으로 강인해야 하며 상대(환자나 간호사)의 처지나 기분에 대해 배려할 수 있는 감수성을 지녀야 하며 '득의담연, 실의태연'이라 하여 뜻을 얻었을 때는 담담하게, 실의에 빠졌을 때는 태연하게 행동할 수 있는 담담함을 지녀야 한다.

물론 조직(병원)을 위해 자신을 희생할 수 있는 살신성인(殺身成仁)의 자세도 포함된다. 그러나 이처럼 훌륭한 리더가 되기 위해서는 연령대별로 반드시 습득해야 하는 각각의 능력들이 있다. 20대 때는 활력(Vitality)이요, 30대 때는 전문성(Speciality)이요, 40대 때는 독창성(Originality)이요, 50대 때는 인간적 능력(Personality)이다. 이것은 신체가 가장 왕성한 20대 때는 이것저것 가리지 말고 도전하고, 30대 때는 기능적/전문적인 능력을 한 가지 이상 확고히 만들고, 40대 때는 개성을 살려 자신만의 리더십을 완성하고, 50대 때에는 인간적인 능력을 완성해야 한다는 것이다.

이것을 '의사'라는 직업에 대입시켜 보면, 가장 활력이 넘치는 20대 때는 대학에서 의학을 공부하며 가장 힘들다는 인턴과 레지던트를 거치며 몸은 힘들지만 온 힘을 다해 열정을 불태운다. 30대 때는 전문의를 취득하면서 조금 더 전문성을 갖게 된다. 40대 때는 전문분야에서도 나름의 치료 노하우라든가 병원 경영 기술, 퍼스널 브랜드 구축 등 독창성을 갖게 된다. 개인의 리더십과 삶의 구체적인 방향도 이때 매우 확고해진다. 마지막으로 50대 때는 어느 정도 병원도 안정되고 그동안의 연륜과 경험을 바탕으로 환사에게 의사의 인간적인 면모를 많이 보이게 된다. 이는 환자들에게 가장 존경받는 이상적인 의사의 모습일 것이다. 20대 때의 활력과 30대 때의 전문 기술, 40대 때의 독창성과 리더십이 50대에 비로소 빛을 발하는 것이다.

이러한 것들을 바탕으로 다시금 훌륭한 리더의 모습을 정리해 보면, 첫째, 리더는 만사 긍정적인 태도를 지녀야 한다. '그래서 안 돼'가 아니라 '어떻게 하면 될까'로 인식을 전환해야 한다. 사고방식이 긍정적이고 적극적이면 자연히 태도나 말도 긍정적이고 적극적으로 나온다.

둘째, 상대방의 가치와 존엄성을 인정하고 겸허해져야 한다. 즉 "나 이외의 모든 사람이 나의 스승이다."라는 말처럼 상대의 처지를 이해하고 겸허한 마음을 갖는 것이다.

셋째, 상대의 진정한 마음을 읽을 수 있어야 한다. 가정에서 가장으로서, 병원에서 원장으로서 일하는 이 모두가 결국 사람을 움직이는 작업인 만큼 마음을 읽고 움직여야 한다는 것을 기억하자.

넷째, 어떤 일이든 때를 놓치지 말고 정확히 판단해 신속히 결정해야 한다. 리더에게 결정 능력이 가장 기본적인 조건인 만큼 의사 결정을 할 때 그때를 놓치지 말고 제때에 정확히 판단하여 시행하자.

다섯째, 함께 이룬 일도 다른 사람에게 먼저 공을 돌릴 수 있어야 한다. 리더는 '땀은 함께 흘리고, 그 공은 다른 사람에게 돌리겠다.'는 자세를 갖는 것이 바람직하다. 존경받는 리더는 결코 멀리 있는 것이 아니다.

여섯째, 여러 업무 중 주요업무에 먼저 집중해 생산성을 높여야 한다. 업무에는 Must(반드시 해야 하는 일)과 Desirable(하는 편이 좋은 일) 그리고 Not Necessary(할 필요가 없는 일)이라는 3종류가 있다. 즉 Must와 Desirable 업무를 잘 구분하여 업무의 효율성을 높이자.

일곱 번째, 복잡한 조직 체계를 단순화시켜 조직을 활성화해야 한다. 'Keeping things simple' 자세야말로 조직 활성화의 가장 기본임을 기억하고 'Simple', 'Small', 'Speedy'를 명심하자.

여덟째, 조직원들과 원활한 커뮤니케이션(의사소통)을 이뤄야 한다. 먼저 다가가서 귀를 열고 그들의 이야기를 적극적으로 잘 듣는 자세가 요구된다. 병원 식구들은 모두가 하나가 되어야 한다.

아홉째, 문제 발생 시에는 발 빠른 문제 해결 능력을 갖추어야 한다. 문제 해결 능력으로 리더의 자질이 판단된다고 해도 과언이 아니다.

열 번째, 늘 다면적/장기적/근본적인 발상을 해야 한다. 어떤 문제가 발생하면 문제를 다면적으로 바라보고 오늘 내일이 아닌 장기적인 시점에서, 본질이나 핵심을 먼저 바라보라는 것이다. 이 중 리더의 가장 중요한 능력을 꼽으라면 리더의 커뮤니케이션 능력을 들 수 있겠다. 리더, 곧 원장의 말 한 마디는 병원을 살리기도 하고 죽이기도 하는 큰 힘을 갖고 있기에 분열과 파괴의 언어가 아닌 비전과 도전, 성공의 언어로 늘 병원 조직원들에게 힘을 북돋아 주어야 한다. 리더의 언어와 리더십에서 나오는 '따뜻한 카리스마'만이 진정 이해와 공감을 바탕으로 병원을 발전시킬 수 있다.

강조하지만 훌륭한 리더는 비평가, 평론가, 학자와는 달리 어떠한 '결과'를 낼 수 있어야 한다. '판단', '결단', '단행'이라는 것이 함께 수반되지 않으면 그 리더는 리더가 아니다.

조직에서 리더의 역할 중 첫째는 '보고하기'다. 보고는 상대가 묻기 전 적절한 시기에 먼저 해야 하며 결론을 먼저, 가급적 짧게 구체적으로 표현해야 한다. 특히 주관을 배제한 사실 그대로 상대가 궁금하지 않게 전달해야 하는 것이 중요하다. 보고는 환자에게 검사 결과를 알리는 것부터 병원 직원들에게 상부의 결정이나 환자의 치료 계획을 전할 때도 해당된다.

둘째는 '부탁하기'다. 리더로 일을 하다 보면 다른 사람에게 부탁을 해야 하는 경우가 많음에도 부탁하는 것이 미안해서 혹은 부탁을 거절당하면 관계까지 어색해질 수 있다는 이유로 부탁을 꺼리는 경우가 생각보다 많다. 필자가 팁을 드리면 부탁할 때는 예의 바른 말로 상대의 정황을 먼저 고려한 후 적절한 시기에 요청해야 한다. 특히 부탁 이유나 목적, 왜 그 사람에게 부탁하는지 특정한 이유를 이야기하면 상대에게 동기부여와 책임감을 줄 수 있어 부탁이 받아들여질 확률이 높다. 간호사에게 일을 부탁할 때도 일을 맡기는 분명한 이유를 이야기한다면 간호사는 책임감과 긍지를 갖고 즐겁게 일할 것이다.

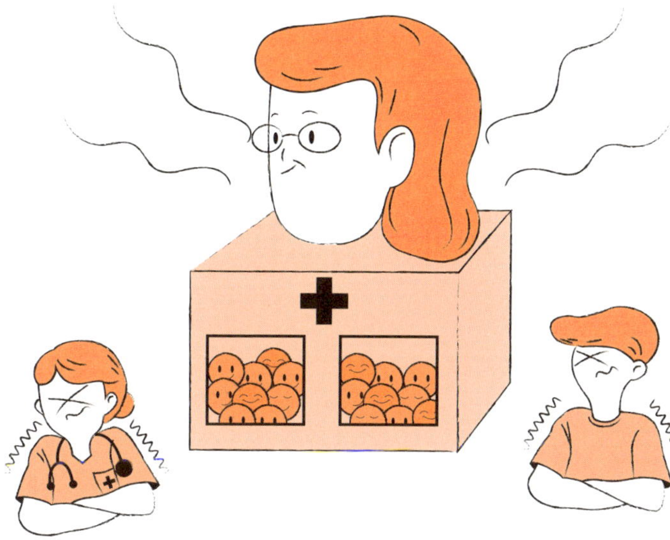

셋째는 '거절하기'다. 사실 그 누구도 거절하는 것은 힘들다. 일단 거절하는 것 자체가 상대의 기대를 저버리는 것이기에 미안하기 때문이다. 그렇다고 얼렁뚱땅 대답하면 나중에 일이 커진다. 필자가 팁을 하나 드리면 [믿고 부탁해 줘서 고맙다. ⇒ 그러나 미안하다 ⇒ 들어줄 수 없다(yes, no 분명한 의사 표현) ⇒ 거절의 이유(왜냐하면) ⇒ 제3의 조건이나 기약]식의 거절법이 현명하다.

넷째는 '칭찬하기'다. "칭찬은 고래도 춤추게 한다"는 말이 있듯이 칭찬이야말로 상대의 가치를 인정하고 존재 의식을 북돋아주는 마법의 힘을 지니기에 누구에게나 약이 된다. 가급적 상대가 의욕을 불태울 수 있도록 진심을 담아 구체적으로 칭찬해 주는 것이 좋다. 이러한 칭찬에도 원칙이 있는데 예를 들면 8번 칭찬하고 2번 주의를 주는 것, 그리고 야단을 칠 때나 주의를 줄 때는 물건이나 어떤 사항을 대상으로 삼아야지 사람을 대상으로 해서는 절대 안 된다는 것이다. 기본 성품이나 인격을 부정하는 것이 아니라 정확히 문제에 초점을 맞춰 문제 제시형이나 교육 지향형으로 꾸중하거나 주의를 주어야 한다는 것이다. 또한 질책보다는 주의를 주되, 결과적으로 상대에게 의욕을 불러일으키는 표현을 사용하는 것이 좋다. 잘못을 저지른 간호사에게도 "김 간호사처럼 모범적인 사람이 이런 실수를 하다니 앞으로 좀 더 신경 쓰길 바랍니다." 식으로 이야기하는 것이 현명하다.

다섯째는 '꾸짖기'다. 일을 하다 보면 잘못을 꾸짖거나 조언할 일이 빈번한데 앞서 이야기했듯 감정에 치우쳐서 상대의 자존심을 건드리거나 인격을 모독하는 말은 상대로 하여금 반항심만 갖게 할 뿐 교육 효과가 없다. 듣는 이가 진정 반성과 개선의 의욕을 갖도록 잘못만을 압축하여 전하자. 상대의 좋은 점을 먼저 칭찬하고 이런 점들만 보완되면 좋겠다는 '칭찬-지적'순 코칭법이 효과적이다.

마지막으로 '교섭/설득하기'다. 조직의 리더는 의견이 다른 상대를 설득하거나 교섭할 일들이 생각보다 많다. 상대를 설득하기 위해서는 상황의 이치에 맞는 논리적 말하기를 구사해야 하며 애매한 말이 아닌 머릿속에 그려지는 명확한 표현과 단정적인 어조, 말투를 사용하는 것이 효과적이다. 특히 교섭 시에는, 상대의 말을 경청한 후 상대의 관심사나 가치관 등을 잘 파악해 적절한 설득점에서 요구가 이뤄지도록 Win-Win을 강조하며 설득하는 것이 성공 확률이 높다. 이렇게 조직 안에서 '보고하기', '부탁하기', '거절하기', '칭찬하기', '꾸짖기', '교섭하기' 등 리더가 맡은 역할은 매우 중요하다. 하지만 이런 모든 역할들도 리더의 '인간적 따스함'이 바탕이 될 때 그 빛을 발할 수 있다.

다시 강조하지만 리더의 제1조건은 따스한 인간미다. 리더의 언어와 리더십을 바탕으로 한 '따뜻한 카리스마'야말로 이 시대 최고의 리더 조건이다.

Key Point

리더의 제1조건은 따스한 인간미다. 리더의 언어와 리더십을 바탕으로 한 '따뜻한 카리스마'야 말로 이 시대 최고의 리더 조건인 것이다. 따스한 인간미를 지닌 멋진 의사가 되자.

고객만족중심의

병원 경영 10대 원칙

경영 전문가들이 충고하는 새로운 의료 서비스 패러다임

Creating Customer Focused Health Care Organization By Gobert C. Ford and Myron D. Fottler Healthcare Management Review, 2000

이 글은 미국의 경우를 설명하고 있지만, 한국과 매우 비슷한 상황에 대해서 논하고 있다. 현재 우리의 병원은 많이 변화해왔고 변화하려고 하지만, 경영적 원리를 병원에 적용하기가 실상은 사실 힘들다. 다음은 우리가 자주 논하는 고객만족 중심의 병원 경영을 하기 위해 어떻게 할 것인지 병원 경영 10가지 원칙을 제시해 읽으면서 쉽게 접근하고 이해하리라 생각된다. 이 글을 읽는 의사 모두가 이 10가지 원칙을 병원에 적절히 적용하여 가까운 시일 내에 성공사례가 되기를 바라는 마음으로 일부를 발췌해본다.

의사들을 위한 팁

요즘은 병원의 수적 증가, 소비자 운동, 보험 지급의 변화, 병상 점유율 감소 그리고 의료산업의 재구조화 등을 통해 의료 제공자들의 경쟁은 심화되고 있고 이는 병원을 고객 중심으로 운영하게끔 만들고 있다. 새로운 패러다임의 대두되는 오늘날, 의료소비자들은 예전과는 달리 의료의 질과 가치를 좀 더 잘 알고 있다. 즉, 소비자들은 의료 서비스에 대해 그리고 그들이 지불하는 돈에 대해 가치를 판단하는 데 있어 좀 더 민감해졌다. 또한 인터넷을 통해서 의료 제공자들을 선택하고 있다. 소비자 단체는 예전의 환자의 인내심에서 좀 더 적극적으로 의료를 결정하는 역할에 서도록 환자의 태도를 바꾸려 하고 있다.

이것은 예전에는 병원이 '의사가 원하고 그리고 보험회사가 원하는 것을 잘 알면 경영은 성공한다.'에서 '의료 서비스를 받는 고객인 환자를 기억하라.'라는 새로운 패러다임이 도래한 것이다. 고객인 환자가 선택권을 가지고 있을 때, 가장 낮은 가격으로 의료 서비스를 제공하는 것만이 최상은 아니라는 것이다.

지금, 고객은 스스로가 원하는 것을 제공받기를 원한다. 바로 이 점이 의료 서비스 제공자들이 환자 고객을 끌어들이기 위해 많은 시간과 노력을 들이고 있는 것을 보여준다.

환자는 임상적 절차나 결과가 성공이냐 실패냐 보다는 전체적인 의료 서비스를 받으면서 느끼는 질과 가치에 대해 더 많은 중요성을 부과한다. 즉, 입원이나 치료 시작에서 환자의 평가가 시작되는 것이 아니라 광고나 외부에서 느끼는 이미지에서부터 환자는 한 의료기관을 평가하게 된다는 것이다.

다음은 서비스산업에서 고객중심을 위해 중요하게 생각해야 할 10가지 기준이다. 이것은 고객중심을 강화하기 위해 병원들이 중점을 두어야 할 부문들이다.

새로운 패러다임을 위한
10가지 원칙

❶ 고객이 원하는 것을 확실히 알아야 한다.

서비스의 질과 가치는 언제나 고객에 의해서 정의된다. Disney나 Marriott와 같은 고객중심의 회사들을 보면, 그들의 성공은 고객의 기대를 충족시켜 주는 데에 있다. 이 말은 이들은 서비스의 질과 가치를 고객이 판단할 때 영향을 끼치는 주요 요소가 무엇인지를 밝혀내는 데에 상당한 시간과 노력을 기울인다는 것이다. 그리고 이 주요 요소들은 이 회사들의 경영 방침에서도 주요 요소가 된다.

예를 들어, 한 의료기관이 고객을 만족시키는 주요 요소들을 조사한다. 아마 음식의 질, 의사와의 의사소통 그리고 병원 직원의 예의 바름, 따뜻함 그리고 친절 등일 것이다. 일단 이러한 요소들이 밝혀진다면, 의료기관은 이 각 요소들을 강화하기 위해 자원과 시간을 배분하고 어떻게 고객의 만족을 향상시키는지를 정확히 알게 될 것이다. 고객의 서비스를 위해서 의사와 직원을 훈련시켜야 한다는 것이다. 실제로 Birmingham Hospital에서 예전에는 수술 당일에 아침 일찍 환자에게 병원에 올 것을 요구해서 환자의 불편을 샀다. 하지만, 지금은 "3days package"라는 상품을 내놓고 호텔과 같은 쾌적한 시설에서, 하루 전날 입원하고, 같은 종류의 병을 가진 사람들끼리 모여서 좋은 식사를 제공했다. 이것은 환자를 만족시켰고 현재 이 병원은 이와 유사한 서비스를 계속 확대하고 있다.

❷ 고객의 참여를 유도하라.

고객의 참여는 그들의 서비스 경험의 질과 가치를 더해준다. 대부분의 서비스 산업은 고객의 참여가 많은 장점을 가지고 있다는 것을 잘 알고 있다.

그 중 하나는 고객 스스로 참여하는 것이 회사가 정책을 정하기 위해 누군가에게 일을 시키는 비용보다 훨씬 적다는 점이다. 또한 고객 스스로가 창출한 서비스는 고객을 훨씬 더 만족시키고 서비스에 대한 불만을 할 수 없게 한다.
예를 들어, 복부 탈장 전문병원인 Shouldice Hospital은 환자의 편안, 편의 그리고 건강 상태에 중점을 두었다. 식사는 오직 식당에서만 먹고 환자의 각 방에는 일부러 전화나 TV를 두지 않아서 수술 후의 환자의 운동을 장려했다. 수술을 위한 피부 면도도 환자가 직접 하게끔 했고 수술방에 갈 때도 직접 걸어서 가게 했다. 이러한 체제는 환자의 적극적인 참여를 유도했고 환자의 높은 만족도를 얻게 되었다. 더욱이 이것은 일반 병원보다 낮은 비용으로 더 높은 질적 서비스를 제공한다.

❸ 고객 중심의 문화를 발전시켜라.

모두가 고객이 중요하다는 것을 믿어야 하고, 이는 행동으로 옮겨져야 한다. 문화라는 것은 다른 기관과는 구별되는 독특한 것으로서 일반적으로 신념, 가치 그리고 행동하는 방식이라고 정의될 수 있다. 즉 문화는 모든 직원들에게 무엇이 중요하고, 무엇이 중요하지 않고, 무엇이 적당한 행동이고 적당하지 않은 행동이고 아울러 외부와 내부 사람들에게 어떻게 대해야 하는 방식을 알려주게 된다. 예를 들어, 한 의료 기관에서 간호보조사가 노인 환자가 땅콩버터 밀크셰이크를 먹고 싶어 한다는 것을 알게 되었다. 이 간호 보조사는 직접 환자가 먹고 싶어 하는 셰이크를 만들어 주었다. 이 얘기를 들은 원장은 고객만족상을 이 직원에게 수여했다. 이는 한 의료기관에서 환자 만족을 위해 애쓰는 것이 중요하다는 문화를 만드는 데에 중요한 역할을 하게 되었다. 최고 경영자의 자리에서 이러한 문화를 시작하고 강조하는 것은 중요하다. 계속적으로 최고 경영자, 원장이 하는 행동들은 어떤 표어나 의사소통보다도 중요하다.

❹ 고객 중심의 직원을 채용하고 훈련시켜라.

능숙하고 따뜻한 직원을 발견하고, 채용하고 그리고 훈련시켜라. 의료경영자들에게는 고객을 위하는 직원들을 채용하고, 계속적으로 훈련시키고 또 고객에 대한 서비스를 향상시키고 지속시키는 것이 쉬운 일은 아니다. 사실, 통계적으로도 필요 인력의 10%만이 이 조건을 만족한다고 한다. 고객중심의 대표적인 회사인 Disney나 Marriott는 뛰어난 고객 서비스를 제공하기 위해 고객 중심의 직원을 채용하고 훈련시키는데 엄청난 투자를 하고 있다.

그러나 의료산업에서 전통적으로 직원을 채용할 때 임상적인 기준에 따른다. 여기에는 고객을 만족시키기 위한 기술에 대해서는 전혀 고려하지 않는다. 하지만 이제는 신입 직원을 채용할 때도 고객중심의 치료를 위한 기술을 확실히 해야 한다.

예를 들어, Virginia에 있는 Inova Hospital은 응급실 직원(의사, 간호사, 기술자 등)에게 8시간 고객 서비스 프로그램을 받게 했다. 이 프로그램은 고객 서비스의 원칙, 서비스 산업 벤치마킹, 스트레스 관리, 협상 기술, 적극적인 고객서비스 그리고 특정 고객서비스를 등을 포함하고 있다. 그리고 이 프로그램 후 조사에서 이 병원 응급실에 대한 환자 불만은 70% 감소했고 100%의 만족도가 향상되었다. 즉, 고객서비스의 훈련이 시장경쟁력을 부여한 것이다.

❺ 고객 중심이 되기 위해 직원들에게 동기를 부여하라.

고객은 잘 훈련받았고 좋은 의사소통 기술을 지닌 직원을 기대한다. 서비스 산업은 직원들이 그들의 업무에 뛰어날 뿐만 아니라 고객을 최대로 만족시키기 위해 상당한 노력을 한다. 아무리 고객에게 제공하는 식사가 훌륭하다고 할지라도 직원들이 고객에게 무례하게 군다면 고객은 결코 만족하지 못하기 때문이다. 행복한 직원과 행복한 고객의 관계에 대한 연구가 있었다. 이 연구 결과에 따르면 직원이 즐거우면 고객도 즐거워한다는 것이다. 즉, 직원이 고객에게 서비스를 제공하는 방식이 유쾌하다면 당연히 고객도 이를 느낀다는 것이다. 그러나 전통적으로 의료 경영자는 의료 제공자가 제공하는 탁월한 의료 능력만을 강조해 왔다.

예를 들어, 심장 이식수술에 대한 평균 이하의 사망률을 가졌다면 이에 대해 병원은 이 담당 의사에게 포상을 한다. 이는 의료 제공자를 중심으로 포상을 한 것이다. 새로운 패러다임에서는 경영자를 비롯한 전 의료기관이 고객 만족에 의해 포상을 해야 한다. 이것은 종래의 임상적인 기술에 대한 중요성을 전혀 감소시키지 않는다. 결국, 이 새로운 환경에서는 임상적 기술과 고객 만족 둘 다 중요시하게 된다.

❻ 연속적인 고객 서비스 체제를 만들어라.

고객은 연속적인 서비스를 기내한다. Ritz-Carlton Hotel의 Horst Schulze는 어떻게 호텔 관리인이 룸서비스의 지연을 해결했는지를 얘기하고 있다. 몇 명의 투숙객들이 아침식사가 늦게 도착했고 음식이 식었음을 불평했다. 이로 인해 호텔 관리인은 이 일에 대한 원인을 밝히고 해결하도록 했다. 그 원인은 청소부들이 각 층의 침대 시트 여유분 부족으로 배분이 잘못되어 항상 아침 시간에 엘리베이터를 점유하고 있기 때문이었다. 따라서 룸서비스의 팀은 엘리베이터를 이용할 수 없었던 것이다. 이후 Ritz-Carlton Hotel은 Malcolm Baldridge Quality Award를 받았다. 이 호텔 전체 부서의 서비스를 향상시키고 문제점을 개선했기 때문이다. Old paradigm에서 의료 기관은 환자보다는 각 부서의 목표에 초점을 맞춰 왔다. Day Saints Hospital에서는 Day surgery의 경우, 예전에는 환자가 속옷을 입지 않은 상태로 가운 하나만을 걸치고서 반나절 이상을 보내야만 했다. 하지만, 지금은 환자가 속옷을 입고, 수술실에 직접 걸어가고, IV 주입 시에 피를 뽑고, 짧은 회복 시간을 갖는 등 더 높은 수준의 고객 만족을 하고 있다.

❼ 대기 시간을 관리하라.

고객이 서비스를 받기 위해 기다리지 않도록 하라. 서비스를 받기 위해 기다리는 것은 모든 서비스 영역에서 일반화된 현상이다. 뛰어난 서비스 기관은 서비스를 제공하기 위해 투여하는 자본과 서비스를 받기 위한 고객의 대기 시간을 조심스럽게 경영하고 있다. 어떻게 효율적으로 대기 시간을 관리하느냐는 심리학적이고 양적인 접근이 필요하다. 양적인 접근은 대기 시간을 줄이는 데에 도움을 준다. 기다리는 것에 대한 심리는 설명할 수 없고, 불쾌하고 불편한 기다림이라는 것을 알게 한다. 따라서 서비스 기관들이 대기 시간에 대한 이유를 고객에게 잘 설명한다면 고객은 이 시간을 가능한 즐겁게 기다릴 것이다. 즉, 첫째는 양적인 투입으로 대기시간을 가능한 짧게 할 수 있다. 편안한 요소 → 안락한 의자를 동원함으로써 대기 시간을 즐겁게 할 수 있다. 의료기관은 환자가 기다리는 것을 무시하고 오직 의료 직원의 편의성만을 생각하기로 악명이 높다. 모든 환자가 검사나 진료를 위해 오랫동안 기다리는 경험은 필수였다. 사실상, 필수불가결로 환자가 기다리게 된다면 환자 만족과 임상 결과를 최상으로 만들어야 한다.

❽ 매력적인 서비스 환경을 만들어라.

환자가 기대하는 환경을 창출해라. 성공적인 고객 서비스를 제공하는 기관은 이들의 내부 기관을 인테리어 장식, 고객서비스 등 다양한 전략을 통하여 고객을 만족시킨다. 예를 들어, Disney에서는 테마별로 구분된 놀이동산에서 각 테마의 특성에 맞는 인테리어와 직원들의 복장을 갖추고 있다. 그래서 고객은 자신들이 어디에 있는지를 알고 있고 지금 있는 곳의 특성을 알 수 있다. 즉, 고객은 자신이 위치에 대한 불안감, 혼란 그리고 스트레스의 감정을 최소화할 수 있게 된다는 것이다. 의료 기관에서도 의료 환경의 영향에 대한 인식은 어떻게 환자들이 의료의 질과 가치를 보는지 알게 한다. 즉, 환경은 고객에게 많은 영향을 끼친다. 실제 연구조사에 의하면 환경은 소리, 냄새, 색깔 그리고 환경을 둘러싸고 있는 기타 조건들로 환자에게 여러 영향을 끼친다고 한다. 같은 환자라도 일반 병실에서의 소독 냄새와 수술실에서의 소독 냄새에 각기 반응할 수 있으며 침대의 조명 또한 환자를 편하게 할 수도 있지만 우울하게 만들 수도 있다는 것이다. 그러므로 의료기관은 회복실의 환경을 따뜻한 배경으로 만든다면 환자의 회복을 보다 빠르게 할 수 있다. 수술실의 가족 대기실 또한 따뜻하게 함으로써 불안한 가족들을 편안하게 하고 병원을 친근하게 만들 수도 있다. 예를 들어, Brookwood Hospital in Alabarna의 산과 병동에는 가족들과 친구들을 위한 소파 및 조명을 배치해 놓고 집과 같은 환경을 만들어 놓았다.

9 서비스에 해당되는 모든 면을 평가하라.

평가되는 것들은 관리가 된다. Marriott Hotel이나 Disney 같은 서비스가 뛰어난 회사는 다양한 조사 기술을 통해서 고객의 서비스 만족도를 측정하기 위해 엄청난 돈과 노력을 투여한다. 고도화된 조사 자료는 고객이 느끼는 서비스의 질과 가치를 평가하고 이해하는 데에 아주 중요하다. 서비스 산업의 이러한 평가가 중요한 데에는 크게 세 가지 이유가 있다. 첫째, 서비스라는 것은 생산되는 순간에 소비되는, 눈에 보이지 않는 것이다. 둘째, 서비스는 각각의 고객에 의해서 평가된다. 셋째, 고객에게 무엇이 중요한지를 알고 이를 관리하는 것이 서비스 산업의 존립에 중요한 영향을 끼친다. 어떻게 그리고 언제 환자에게 좋은 서비스를 제공하지 못했는지를 발견하는 것은 새로운 패러다임에서 아주 중요하다. 의료기관들은 각 부서의 기본적인 고객 만족을 위한 기준을 정해 놓고 지속적으로 조사를 시행하려 하고 있다. 예를 들어, 외래 암 전문기관인 Salink는 아주 세세하게 환자의 경과 및 치료 기록을 가지고 다양한 치료 방법을 개발해 내고 있다. 이로써, 이 기관은 더 나은 임상 결과, 환자의 만족 그리고 비용 절감 세 가지를 모두 얻을 수 있었다.

⑩ 지속적으로 향상시켜 나가라.

성공했다고 해서 결코 끝이 아니다. 고객의 기대를 충족하거나 초월해가는 것이 결코 정지되어 있는 목표가 아니다. 고객에게 이 기관이 항상 좋은 서비스를 제공하는 곳이라는 것을 인식시키기 위해서는 서비스의 질과 가치를 계속적으로 향상시켜 나가야 한다. 사실 오늘날의 서비스 산업의 서비스 제공은 기관마다 거의 비슷하다. 예를 들어, 처음으로 한 식당에서 손님의 차문을 열어 직접 안내하면 그 다음날, 다른 식당도 이와 같은 서비스를 제공하게 될 것이다. 병원도 마찬가지다. 다른 경쟁병원이 발레파킹 서비스를 제공한다면 당신의 병원은 좋은 주차 공간만으로는 부족할 것이다. 그러므로 모든 병원들은 고객이 기대하는 특징, 서비스, 그리고 가치를 계속적으로 밝혀내고 이를 제공해야 한다. 일례로 암 환자가 편리하지도, 편안하지도 않는 대형병원을 이용하고 있다. 이때 중소 병원인 암 전문센터가 병원보다는 호텔 같은 편안함과 암치료를 위한 전문 의료 기술을 제공한다고 하자. 이것은 이 병원이 잘 되는 이유를 설명하게 되는 것이다.

⑪ 제안

오늘날의 환자들은 비용 효과적, 높은 질, 그리고 고객 중심의 의료 서비스를 요구하고 있다. 더욱이 의료체제 또한 이러한 요구에 따라 움직여지고 있다. 경쟁이 더 치열해지고 있는 산업사회에서 경쟁력을 갖추기 위해서는 경쟁병원이 쉽게, 그리고 빨리 따라 할 수 없는 능력을 개발해 나가야 한다. 의료 기관, 전 부서에서 실행되는 10가지 원칙은 증가된 고객 만족을 통해 경쟁적인 이점을 획득하기 위한 통합적인 기전을 나타낸다. 이러한 원칙들은 수년 동안 가장 최고의 고객서비스를 행했던 기관에서 나온 것이다. 어떤 사람들은 병원은 생명, 죽음 혹은 건강과 같은 좀 더 심각한 문제를 다루고 있어서 일반 서비스 산업과 다르다고 할지도 모른다. 하지만 오히려 고객 만족과 임상적 결과를 동시에 만족하는 병원만이 성공하는 것을 볼 수 있다. 이 10가지 원칙의 실행은 병원의 막대한 시간과 자원의 투자를 요구한다. 하지만, 전 부서 간의 통합적이고 계속적인 서비스 향상은 병원을 성공적으로 만들 것이다. 아울러 이 10가지 원칙은 당신의 병원을, 다른 경쟁병원이 쉽게 따라올 수 없는 독보적인 위치에 놓이게 할 것이다.

(메디포 뉴스 2007년 10월 2일 기사 中)

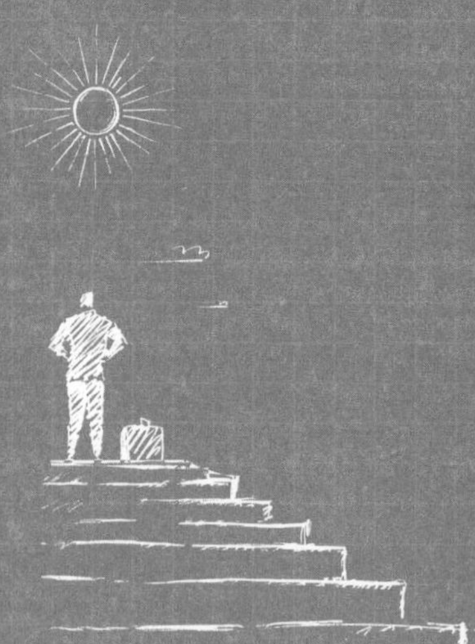

Ⅱ

의사들이 많이 하는 커뮤니케이션 질문 모음

Q & A

Q 01

환자가 다른 병원에서 처방받았다고 자신이 기존에 먹던 약을 무작정 처방해 달라고 요구하는 경우?

▶ 실제상황

20대 여성이 눈병에 걸렸다고 내과에 왔다. '안구건조증'이라고 전에 먹던 안약을 달라고 의사에게 요구했고, 의사는 안과가 아니라서 못 준다고 했다가 3분 동안 시비를 벌이게 되었다. 결국 의사가 환자가 다녔다는 병원에 전화를 해보니 「라식 수술」 환자라고 했다. 의사가 왜 거짓말했냐고 환자에게 물으니 일반 시약값이 비싸서 거짓말했다고 한다. 의사가 적극적으로 환자가 처방받았던 병원에 전화를 하지 않았으면 정확한 상황을 알 수 없었을 것이다. 잘한 행동이다. 확실하지 않은 것에서는 의사가 적극성을 보이며 분명하게 짚고 나가야 나중에도 탈이 없다. 라식 후 문제가 있을 경우 의사에게 책임을 전가할 수도 있었다.

& A

환자에게 의사는 처방에 대한 책임을 지게 되므로 법적으로 문제가 된다고 확실하게 이야기해야 한다. 그리고 그 환자를 진료한 의사의 소견서, 진료의뢰서 등을 갖고 오도록 하거나 처방을 해준 병원 의사선생님과 통화를 시켜달라는 등의 확실한 조건을 요구하면 환자는 할 말이 없어진다. 중요한 것은 의사의 확실한 'NO'다. 괜히 매정한 의사라는 오해를 받을까 봐 "이해는 하지만 안 될 것 같다"라는 어설픈 뉘앙스를 남기면 환자는 무작정 조르면 될 것 같다는 생각을 하고 막무가내로 의사를 귀찮게 하며 위협까지 할지 모른다. 안 되는 것은 확실하게 못을 박는 것이 중요하다. 의외로 강자 앞에서는 약한 것이 대부분 사람의 심리다. 특히 개원 초기에는 환자를 놓칠까 싶어 무작정 참는 경우가 있는데, 터무니없는 것을 요구하는 환자들은 과감히 잘라버리고 정상적인 다른 환자들에게 더 잘해주는 것이 결국 병원을 위해 남는 것이다.

Q

02

잘못된 처방/시술/수술이 아닌데도 환자가 잘못되었다고 우기면서 의사에게 무리한 보상을 요구하는 경우?

▶ 실제상황

한 병원에 전동 휠체어 처방을 원하는 환자가 지팡이를 짚고 와서 접수, 전동 휠체어 처방을 원한다고 했다. 병원 사무장이 "지팡이 짚고 보행이 가능하고 양팔에 힘이 있어 전동 휠체어는 안 되고 수동 휠체어는 가능하다"고 설명한 후 전동 휠체어는 안 될 것 같다고 하자 환자는 욕하면서 나갔다고 한다. 그리고 타 병원에서 전동 휠체어를 처방받고 이 의사를 상대로 돈을 요구하며 협박한다고 했다. 의사를 '진료 거부'로 고소하여 사무장이 경찰서에 가서 진술서까지 써야 했다. 물론 의사의 무혐의는 당연히 입증되겠지만, 이 환자가 너무 괘씸하여 변호사를 선임해 모독죄로 감방에 넣고 싶다고 한다. 개인적으로는 의사가 '이보 전진을 위한 일보 후퇴'를 하길 바란다. 사실 이 환자는 너무 괘씸하고 못됐다. 그러나 이 환자를 감방에 넣는다고 의사가 다리 펴고 편히 잘 수 있지는 않을 것이다. 사람 마음이란 게, 아무리 자기에게 못된 행동을 했어도 막상 그 사람이 벌받는 것을 보면 마음이 그리 편치 못하다. 또한 변호사까지 선임하여 돈 들이고 벌할 만큼의 가치가 없다. 그러므로 경찰에서 험한 소리 좀 듣게 해서 환자를 겁주고 혼내는 것으로 마무리 짓길 바란다.

& A

분명 처방/시술/수술이 잘못된 것이 아니라면, 환자에게 객관적이고 확실한 데이터를 보여주거나 학술적이고 전문적인 용어를 사용하여 의사의 전문성을 강조해야 한다. 일반 환자들에게 설명할 때는 가급적 전문용어를 이해하기 쉽게 풀어 설명해야 하지만, 이런 환자들에게만은 예외다. 즉 의사를 못 믿고 잘못되지 않은 부분을 잘못되었다 우긴다면 의사는 '의사'라는 자격증을 이용하여 전문가/일반인의 분명한 구분을 지을 필요가 있다.

Q 03

새로운 병원에 취직을 할 때 연봉협상을 하는 경우?

▶ 실제상황

피부과 의사가 레지던트를 마치고 유명 피부과에 취직을 하게 되었다. 그러나 병원 측은 피부 시술을 배울 수 있다는 점을 내세워 낮은 연봉을 제시했다. 이 의사 또한 피부 시술을 배울 수 있다는 이점만을 생각하여 노동력을 무시한 채 취직을 했는데 문제는 취직 후 '일에 비해 소득이 적다'는 스트레스였다. 사실 모든 일은 일한 만큼 소득이 있어야 힘들어도 참고할 수 있는 법이다. 현재도 일은 하고 있지만, 너무 많은 스트레스를 받고 있다. 어차피 피부 시술을 배우기 위해 잠시 취직을 한 경우라면, 소득보다는 피부 시술을 배우는 데서 더 큰 만족을 찾으라고 권하고 싶다. 그럼에도 불구하고 스트레스가 극심하다면 처음부터 일이 힘들더라도 일한 만큼 급여를 주는, 급여가 높은 피부과에 취직을 했어야 했다. 즉 이직을 할 때는 자신이 가장 우선시하는 것이 무엇인지 잘 파악해서(우선순위에 따라) 결정해야 한다.

& A

연봉 협상이든 근로 조건 협상이든, 기본적으로 협상은 win-win이다. 즉 양쪽 모두 오케이해야 한다는 것이다. 일단 동기를 비롯한 자신과 비슷한 능력의 의사들이 비슷한 병원에서 받는 기본 연봉을 정확히 파악한 후(물론 병원마다 다르겠지만, 어느 정도의 급여 선이 있을 것이다. 만약 같은 병원에서 다른 연봉을 받는 의사가 있다면 분명 진료 능력이나 시술 테크닉에서 차이가 있을 것이다). 거기에서 약간 높게 책정하여 제시하자. 협상은 원래 조금 높게 시작해야 정작 자신이 원하는 것을 받을 수 있는 법이다. 그리고 조건이 조금 아깝더라도 협상 시 병원 측에서 무리한 요구를 하거나 의사의 의견이 전혀 받아들여지지 않아 타협점을 찾을 수 없다면 'NO'라는 말을 할 수 있어야 한다. 그래야만 취직 후에도 진정 대접받으며 일할 수 있음을 기억하자. 조건이 좋다고 유명한 병원에 너무 숙이고 들어가면 실제 근무하면서도 스트레스를 많이 받게 된다.

Q 04

의사로서 큰 병이 아닌데, 보호자가 너무 걱정을 하며 의사를 불신하는 경우?

▶ 실제상황

위에 조그만 종양(5 mm 정도)이 있는 환자를 검사해보니 다행히 양성이어서 내시경 치료로 완치가 가능하다고 했다. 그러나 환자는 종양이라는 말에 지레 겁을 먹고 무서워하며 의사의 말을 믿지 못하고 계속 안절부절 못했다. 그래서 의사는 더 이상 설명을 길게 늘어 놓는 것보다 큰 병원에 갈 수 있는 의뢰서를 써 주는 것을 제안했고, 환자는 그 말에 따라 의뢰서를 받아 큰 병원에 갔다. 사실 이러한 환자는 아무리 길게 설명하고 양성 종양이 큰 걱정을 하지 않아도 된다고 설득해도 끝까지 의사 말을 믿지 못할 확률이 크다. 의사 말을 믿는 환자였다면 처음부터 알아들었을 것이다. 그러므로 처음에 확실한 설명을 해주고 환자가 정 못 믿는다 싶으면, 아예 다른 병원을 갈 수 있는 의뢰서를 제안하는 것이 효과적이다.

& A

의사가 보기에는 그리 대수롭지 않은 병인데, 환자가 너무 많이 걱정을 하며 의사의 말을 믿지 못할 경우에는, 다른 큰 병원을 소개해주는 것이 현명하다. 즉 "네. 제가 보기에는 환자분의 복통과 설사는 어떤 기질적인 원인보다도 장이 예민해져 생기는 과민성 대장 증후군의 증상입니다. 흔한 질환이고 걱정하실 필요가 없는 질환입니다. 하지만 환자분이 그렇게 걱정이 많이 되시고 불안하시면 좀 더 큰 병원에 가셔서 정밀검사를 받으실 수 있도록 의뢰서를 써 드리겠습니다."라는 식으로 이야기하자. 혹 자신의 말을 믿지 못한다고 자존심이 상해 함부로 이야기한다면 역으로 진료 거부나 나쁜 소문을 내면서 그 몇 배의 원망으로 돌아올 수 있기 때문이다. 오히려 의사의 예의 바르지만 단호한 결정에 환자는 할 말을 잃게 된다.

Q

05

다른 병원의 의사가 내린 진단과 비교하며 시비를 거는 경우 혹은 다른 병원의 의사를 욕하는 경우?

▶ 실제상황

다른 병원에서 감기약을 처방받고 주사도 맞았는데, 기침이 전혀 멈추지 않는다며 환자가 진료를 왔다. 그 환자는 감기약을 처방해 준 의사가 돌팔이라고 심하게 원망했다. 의사는 환자에게 "그 의사 분이 제대로 감기약을 처방해주셨다고 해도 기침에는 아직까지 확실한 약이 없기에 기침 증상이 남아있을 수도 있고, 감기 증상이 잡혔어도 감기 후 기관지가 예민해져 기관지염으로 발전해 기침을 계속하는 경우도 있습니다."라고 설명하며 그러나 "그런 것을 잘 모르시는 환자분으로서는 충분히 그렇게 오해하실 수도 있을 것입니다."라는 말로 환자의 마음을 다독거려주는 지혜를 보였다.

& A

사실 병의 초기에는 대체로 비슷한 증상을 보이는 경우가 있기에 의사마다 병명을 다르게 보는 경우가 있다. 그러나 다른 병원 의사가 내린 진단과 비교하며 의사에게 시비를 건다면 일단은 왜 그런 진단을 내리게 되었는지 논리적으로 설명해 주자. 그리고 그 다음에는 단호하게 이야기하자. "환자분이 정 저를 못 믿으시면 그 병원에서 진료를 받으시면 됩니다."라고. 그러나 절대 싸우듯이 기분 나쁘게 이야기하지 말고 부드러운 표정으로 침착하게 이야기하자. 조금 낮은 목소리로 천천히 또박또박 이야기하는 것도 중요하다. 의사의 부드럽지만 근엄한 태도는 환자로 하여금 다른 병원에 가거나 의사를 믿고 처방을 받거나 둘 중 하나를 택일하게 할 것이다. 많은 의사들이 실수하는 행동이 바로 이런 환자에게 기분이 상해 말이 빨라지면서 감정적으로 대응하거나 '혹시 내가 잘못 보거나 놓친 게 있나?'라는 생각에 순간적인 당혹감을 보이는 것이다. 그러나 의사가 감정적으로 대할수록 환자는 언성을 높이고 의사를 더 의심하게 된다. 강조하지만 의사의 침착하고 분명한 태도는 환자에게 깊은 신뢰를 준다. 아울러 환자가 다른 병원의 의사가 오진했거나 처방이 효과가 없었다고 욕을 하는 경우도 있다. 그런 경우에도 같은 의사로서 참 난감하지 않을 수 없다. 그러나 그럴 때는 그냥 껄껄 웃으며 "아, 그러셨어요. 환자분이 오해를 하셨나 봅니다. 그 의사분은 이러한 방향으로 치료를 하시려고 했던 것 같은데 환자분의 입장에서는 그렇게 생각하실 수도 있을 것 같네요." 하며 가볍게 넘어가는 센스가 필요하다.

Q 06

인터넷으로 프린트를 하는 등 진료 시 이런저런 자료를 잔뜩 갖고 와 의사를 테스트하며 의사의 의견에 반박하는 경우?

▶ 실제상황

성형외과에 상담을 온 환자가 자신이 좋아하는 배우의 눈과 좋아하는 모델의 코, 외국 배우의 얼굴형을 프린트해 와서 이렇게 해달라고 요구했다. 의사는 기가 막히기도 하고 무엇보다 전체적인 조화가 중요한 성형 수술에서 눈, 코, 얼굴형이 각기 다른 연예인들의 사진을 가져온 환자가 답답하기도 했다. 그러나 일단 "환자분, 정성이 대단하시네요. 어떤 스타일을 원하시는지 알겠습니다. 좀 지적인 느낌을 원하시는군요. 그러나 성형수술은 무엇보다도 환자분 현재 얼굴의 전체적인 조화를 고려하여 진행되는 만큼 눈, 코, 얼굴형을 이렇게 그대로 할 수는 없습니다. 그러면 이렇게 됩니다."라고 말하며 실제 그 배우들의 눈, 코, 얼굴형을 담은 시뮬레이션 모습을 컴퓨터로 보여주었다. 영 어색한 모습이었다. 그 모습을 본 환자는 의사의 말을 바로 이해하고 프린트물을 가방에 넣었다.

& A

인터넷은 무한한 정보의 바다인 만큼 무분별한 정보가 참 많이 돌아다닌다. 그래서 의사들 또한 그러한 무분별한 정보를 접하고 오는 환자들을 대할 때 난감한 경우가 많을 것이다. 그러나 그런 환자를 너무 미워하지는 말자. 환자 입장에서는 자기가 자기 몸을 챙긴다고 생각하며 나름 최선을 다한 행동이니까. 그리고 그 정보가 잘못된 정보라 할지라도 처음부터 "환자분, 이게 뭡니까? 괜한 행동을 하셨네요. 말도 안 되는 정보들을 뽑아 오셔서 뭘 어쩌자구요?"식으로 말하는 것은 절대 안된다. 일단 처음에는 그냥 웃으며 "환자분, 수고 많으셨습니다. 정성이 대단하시네요."식으로 환자의 정성을 인정해 주고 그 다음 차근차근 그 정보가 왜 잘못되었는지 설명해 주자. 그렇게 정보를 프린트해 오는 환자일수록 데이터나 논리적 근거에 약한 경향이 있다. 그러므로 의사들이 보는 자료나 데이터를 보여주면서 의사의 말에 신뢰를 더하는 것이 확실하다. 끝까지 의사의 말을 못 믿고 인터넷 정보를 맹신하는 환자라면 과감히 다른 병원으로 보내자. 그런 환자라면 시술/수술 후에도 의사를 괴롭히며 사소한 것으로 문제 삼을 확률이 크다. 즉 최선을 다해 친절하게 설명해 주되 환자에게 미련을 갖지 않는 게 현명하다.

Q

07

진료가 끝났음에도 의사에게 꼬리 질문을 이어가며 진료실 밖을 나가지 않는 경우?

전화 상담 시에도 절대 끊으려고 하지 않는 환자의 경우

▶ 실제상황

전화 상담을 요청한 환자가 특별히 질문도 없는 것 같은데 아쉬운 마음에 전화를 끊지 못하는 것이었다. 의사가 "네. 그럼…" 하고 끊으려는 시늉만 해도 "저기, 선생님~!" 하며 환자는 의사를 불렀다. 그러나 환자의 질문을 듣고 보면 참 별 내용이 아니라 의사는 은근히 속이 끓었다. 그래서 환자가 질문이 끝난 다음에 "환자분, 더 궁금하신 것 있으세요?" 하고 물어보니 오히려 환자는 당황하기는커녕 물 만난 물고기처럼 "네. 아주 많아요."라고 좋아했다고 한다. 그래서 아예 "환자분 죄송합니다만 제가 지금 진료 환자가 너무 밀려 있어서 더 답변 드리고 싶지만 전화를 끊어야 할 것 같습니다. 죄송합니다. 다음에 다시 전화 주시면 좀 더 충실한 답변 드리겠습니다."라고 정중히 말했다고 한다. 그러자 바로 "네"라며 싱겁게 끊었다고 한다.

& A

진료 대기 환자가 밀려 있는 바쁜 상황에서, 환자가 '의사 잘 만났다!'하는 마음으로 계속 꼬리 질문을 이어가며 본 진료가 끝났음에도 나가지 않고 의사를 붙잡고 늘어진다면 정말 당혹스럽다. 그렇다고 환자의 말을 중간에 끊고 "나가세요"라고 쫓아낼 수도 없는 법이다. 그렇게 했다가는 그 환자는 섭섭한 마음과 자존심이 상한 만큼 인터넷을 비롯한 여러 경로를 이용하여 병원을 비방하고 다닐 것이다. 이럴 때는 의사의 상황을 정확하게 이야기할 필요가 있다. "환자분, 저도 환자분에게 더 시간을 내어 질문에 답을 드리고 싶습니다만 보시다시피 환자분들이 너무 많이 기다리고 계십니다. 중요한 질문에 대해서는 거의 답변을 드린 듯하니 다음에 질문 리스트를 뽑아 오시면, 그때 더 상세히 설명해 드리겠습니다. 죄송합니다."식으로 논리적으로 이야기해야 한다. 인간적으로 환자에게 좀 미안한 마음이 들더라도 이런 말은 직접적으로 하는 게 가장 오해가 없다. 괜히 애매하게 둘러대며 환자를 내보내려고 한다면 환자에게 더 큰 오해를 살 수도 있다. 또한 효과적인 방법 중 하나가 환자에게 칼자루를 쥐여주는 것이다. "환자분, 다른 궁금한 점 있으세요?"식으로 역으로 질문을 하거나 "자, 그럼 처방전은 밖에서 받으시면 됩니다. 다음에 뵐게요."식으로 화제를 돌려 말하면 환자는 당황하며 말을 못 하는 경우가 많다. 그러므로 실제 진료 시에도, 전화상담 시에도 전화를 끊지 않고 물고 늘어지는 환자가 있으면 답변 후 "환자분, 또 다른 질문은 없으세요?"식으로 바로 환자에게 질문을 던져보자. 꽤 효과적이다.

Q 08

환자와 간호사가 싸울 경우, 의사는 어떻게 대처해야 하나?

▶ 실제상황

병원 데스크에서 환자가 진료비 때문에 싸우고 있었다. 차마 의사한테는 항의를 못하고 애꿎은 간호사에게 화풀이를 하는 것이다. 분명 의사에게 처방전은 괜찮다고 이야기했는데, 진료비 몇천 원을 왜 내야 하냐며 소란을 피우고 있었다. 의사는 진료실에서 어처구니가 없었지만 그냥 듣고 있었고, 간호사는 진료비는 처방전과 별개로 진료를 보셨으니까 받는 것이라고 설명했지만 환자는 막무가내로 소리를 질렀다. 결국 의사는 환자에게 "돈을 떠나서 진료비는 당연히 받아야 하며, 진료비를 받지 않으면 환자유치 행위로 영업정지를 받을 수도 있습니다."라고 객관적인 입장에서 설명하여 일을 마무리 지었다.

& A

사실 진료가 없을 때에는, 진료실 밖 데스크에서 간호사와 환자가 나누는 대화가 의사에게 들리는 경우가 대부분이다. 만약, 의사와 환자가 말다툼을 하거나 환자가 무리하게 간호사에게 트집을 잡아서 화를 낸다면 의사 입장에서는 난처하다. 그냥 못 들은 척하고 있기에도 무책임하고, 그렇다고 갑자기 나가서 싸움을 말리는 것도 영 어색하다. 이런 경우에는 일단 대략적인 상황을 판단하여 환자가 말도 안 되는 억지를 부리거나 일방적으로 간호사에게 화를 낸다면 일단은 잠시 동안 참는 것이 효과적이다. 종종 간호사 선에서 해결될 일에 의사가 나서면서 일이 더 커지는 경우도 있기 때문이다. 그러나 간호사가 같이 화를 내며 싸움이 커지고 있다면 내부 전화로 간호사를 조용히 진료실로 부르는 것이 좋다. 간호사에게 자초지종을 들은 후 정확한 상황 판단을 했다면 의사가 나서서 환자를 설득하는 것이 좋다. 환자에게는 간호사를 무작정 대변하는 자세로 대하기보다 중간 입장에서 객관적으로 이야기하는 것이 좋다. 즉 간호사와 의사가 같은 입장일지라도 의사는 간호사보다 객관적인 입장에서 이야기한다는 식으로 대처해야 환자의 화를 가라앉힐 수 있다. 일방적으로 간호사의 말을 변호하며 편을 든다면 환자는 오히려 소외감을 느끼고 더 크게 저항하며 난리칠 수도 있다.

Q 09

환자에게 순간적으로 말실수를 했을 경우?

▶ 실제상황

의사가 간호사에게 미혼 여성을 '아주머니'라고 지칭하여 환자가 매우 화를 냈던 경우가 있다. 그런 경우에는 "아이코. 정말 죄송합니다. 요즘은 동안이신 분들이 많으셔서 제가 미혼 여성과 기혼 여성을 잘 구분하지 못합니다. 오해 없으시길 바랍니다."식으로 정중히 사과하고 그 위기를 현명히 모면해야 한다.

& A

말실수란, 바로 그 자리에서 최대한 정중하게 사과해야만 한다. 한 번 엎질러진 물을 주워 담을 수는 없을지라도 그래야 그 피해를 최소화할 수 있다. 의사의 말실수는 시간이 흐를수록 환자의 상상력과 감정이 첨가되어 눈덩이처럼 불어날 수 있고 돌이킬 수 없는 오해를 부를 수 있다. 그러므로 혹시 말실수를 했다면 "에구, 정말 죄송합니다. 제가 요즘 정신이 없어서 환자분을 자세히 보지 않고 실수를 했습니다."라며 정중히 혹은 때에 따라서는 유머를 섞어 사과하는 것이 좋다.

Q 10

수술이 잘못되었거나 의사의 실수로 환자가 더 악화되었을 때 대처법?

▶ **실제상황**

내과의 증상이 비슷하여 오진을 하는 경우가 종종 있다. 사실 오진이라고 이야기 하기에는 무리가 있는 경우도 상당히 많다. 계속 마른 기침을 하며 힘들어하는 환자에게 천식이나 만성 감기로 처방을 내렸는데, 내시경으로 자세히 보니 역류성 식도염이었다. 의사는 환자가 알아듣도록 "초기 증상이 비슷해서 내시경 검사를 하기 전에는 그 증상에 가장 흔한 질환인 천식이나 후비루 증후군으로 생각할 수밖에 없습니다. 지금 역류성 식도염으로 인한 기침으로 밝혀졌으니 바로 처방해 드리겠습니다."라고 논리적으로 설명하고 양해를 구하여 상황을 모면했다. 이럴 때는 확실히 상황을 설명하여 양해를 구하고 납득시키는 것이 어설픈 핑계를 대며 오진을 숨기는 것보다 효과적이다.

& A

처음에는 가벼운 기침 감기로 생각하고 감기약을 처방했는데, 알고 보니 조금 다른 질환인 경우, 의사는 상황이 난처할 것이다. 초기 증상이 비슷하더라도 결과적으로 치료가 되지 않았으니 분명 의사의 실수가 아닐 수 없다. 그러나 이러한 경우에는 솔직히 상황을 이야기해주는 것이 가장 좋다. 다만 논리적으로 설명해주되 낱낱이 모두 설명하는 것보다는 간단 명료하게 묶어서 이야기해주는 것이 환자의 괜한 오해나 원망을 줄일 수 있는 길이다. 이러한 상황에서는 부연 설명이 길어질수록 변명같이 들리고 오해만 커진다.

Q

11

분명 오진은 아닌데 환자의 상태가 처음 생각했던 것보다 심하여 보호자에게 처음의 말을 번복해야 하는 경우?

▶ 실제상황

피부과를 찾은 여드름 흉터 환자에게 피부 스케일링 10~12회 정도면 어느 정도 완치가 된다고 이야기했는데, 실제 치료를 하다 보니 그 환자가 지금까지 너무 많은 레이저 치료를 받아서 피부 재생력이 떨어진 상태에다 색소 침착도 많은 편이었다. 처음 생각했던 것보다 피부 문제가 훨씬 심각했다. 치료 진행 중 환자에게 "10회로는 조금 무리가 있을 듯합니다."라고 치료를 조금 더 권하니 환자는 대뜸 화를 내며 "처음부터 그렇게 많이 받아야 한다고 했으면 시작도 안 했을 것이다."라며 난리를 쳤다. 의사는 환자에게 "환자분의 피부는 문제가 너무 많아서 12회로는 절대 불가능합니다."라고 이야기했다가 환자의 화를 돋우고 결국 환자에게 기존 10회 비용까지 반액을 환불해 주었다. 이런 경우는 의사가 경솔한 행동을 한 것이다. 사실 정확하지 않은 것은 횟수를 정확히 거론하며 약속을 하지 않아야 하며, 후에 환자에게 상황을 이야기할 때도 환자의 피부가 문제가 많다는 식으로 이야기하기보다는 환자분의 피부가 조금 예민하신 편이라 추가 치료가 필요하고 2~3회 정도 시술을 서비스로 더 해드리겠다는 식으로 환자의 피부를 걱정하고 배려해 주는 느낌을 주었어야 했다.

& A

조금 애매하거나 불확실한 경우에는 가급적 확답을 주지 않는 것이 현명하다. 그러나 어쩔 수 없이 치료 중 이런 상황이 발생한다면, 환자의 기분을 최대한 고려하여 환자를 배려하는 느낌을 주어야 한다. 즉 의사의 잘못을 인정하거나 환자의 병을 탓하기보다는 “환자분에게는 이런 치료가 더 효과적일 것 같습니다.”, “흰자분에게는 이러한 시술이 조금 덜 자극이 될 것 같습니다.”식으로 환자 입장에서 기분이 상하지 않도록 조심스럽게 이야기(치료 계획을 조정)해야 한다.

Q 12

환자를 밖에서(음식점이나 술집 등) 만났을 경우 어떻게 해야 어색하지 않고 자연스러울까?

▶ 실제상황

의사가 퇴근길에 배가 고파서 포장마차에서 오뎅 꼬치를 먹고 있는데, 그 포장마차 안에 좀 전에 진료받고 나간 환자가 떡볶이를 먹고 있었다. 의사는 어색하여 환자를 못 본 척 외면하고 먹는데 집중했는데, 환자가 오히려 의사에게 인사를 했다고 한다. 어색하게 웃으며 인사를 하는데 의사가 영 민망했다고 한다. 이런 경우에는 오히려 의사가 철판 깔고 당당해야 한다. "아, 환자분. 안녕하세요. 여기 떡볶이 맛있죠? 오뎅 국물도 시원하네요."식으로. 의사라고 포장마차 못 가라는 법 있나. 모두 같은 사람이니 절대 어디서든 어색해하지 않길 바란다.

& A

의사가 먼저 당당하게 인사하자. "안녕하세요!"라고. 괜히 병원에서 의사와 환자의 관계로 만나다가 술집에서 어색하게 만났다고 피하거나 외면한다면 오히려 더 우습게 된다. 그러므로 아예 환자를 반갑게 생각하고 먼저 적극적으로 인사하며 어색함을 타파하자. 그리고 이러한 인간관계는 환자와의 라포르 형성에도 도움이 된다.

Q 13

단골 환자가 치료비를 깎거나 무리한 서비스를 요구한다면?

▶ 실제상황

성형외과에서 외상으로 코 성형을 받은 환자가 수술 후 다른 환자들을 계속 소개해 주며(한 명을 소개해줄 때마다) 소개비 느낌으로 조금씩 수술 비용을 깎아내렸다고 한다. "이번에 찾아간 환자, 제가 보낸 환자거든요. 제 소개라고 이야기하죠? 지금까지 세 명이나 소개해 드렸으니, 수술비 50%를 할인해 주세요."라고. 참 얄미운 환자이지만 그렇다고 환자가 소개를 많이 해주었는데 모른 척 외면할 수도 없다. 그러나 그런 식으로 환자가 온다고 해서 수술비를 50% 깎아 주는 것도 현명하진 않다. 그럴 경우에는 차라리 환자에게 "그럼 환자 10명을 소개해 주세요. 10명을 소개받으면 환자분은 서비스 차원에서 수술을 그냥 해드린 것으로 하죠."라며 아예 환자에게 무리한 제3의 제안을 제시하고, 환자의 요구에 효과적으로 대처하는 것이 현명하다. 혹시 환자가 작정하고 10명의 환자를 소개한다면, 그때는 그냥 환자의 수술비를 받지 않길 바란다. 10명의 환자를 소개받았다면 그 환자 한 명을 그냥 수술해주는 것이 병원으로서 그리 손해는 아닐 것이니까.

& A

"죄송합니다. 저는 저희 형님도 치료비를 깎아 드리지 않습니다."식으로 환자의 부탁에 먼저 양해를 구하고 죽어도 원칙을 준수한다는 것을 분명하게 밝혀야 한다. 대신 환자에게 들어줄 수 있는 제3의 제안을 하는 것이 효과적이다. "제가 제 선에서 치료비는 깎아 드릴 수 없지만 환자분 수술은 정말 만족하실 수 있도록 책임지고 최선을 다하겠습니다."식으로라도 이야기한다면 환자는 위안이 될 것이다.

Q

14

환자가 인간적으로 의사에게 도움을 요청하거나 어려운 가정사를 이야기하며 병원비를 낼 수 없다고 한다면?

▶ 실제상황

"저희 남편이 공사장에서 허리를 다쳐 생계가 막막합니다. 형편이 어려워 도저히 병원 치료비를 낼 수 없는데, 제발 한 번만 도와주시면 안 될까요?" 라고 울면서 이야기하는 환자가 있었다. 인간적으로는 너무나 딱하지만, 이렇게 환자 한 명 한 명 개개인의 사정을 듣고 보면 정말 이 세상에 딱하지 않은 환자가 없다. 그러므로 환자에게 "죄송합니다. 치료비를 안 받게 되면 저희 병원에서도 손해가 커서 그렇게 해 드릴 수는 없습니다. 대신 제가 치료에 들어가는 약은 가격적인 면에서 배려를 해드리겠습니다."식으로 입장을 분명히 밝히고 의사가 들어줄 수 있는 다른 제안을 제시하는 것이 현명하다. 이렇게 한 명 한 명의 환자 입장을 모두 다 봐주다 보면 병원 문을 닫아야할 지도 모른다. 그러므로 병원에 무리가 없는 요청이라면 가급적 환자 입장에서 도와주도록 하고 좀 무리가 되는 요청이라면 의사가 들어줄 수 있는 제3의 제안을 하며 무리한 요청은 확실하게 거절하는 것이 효과적이다. 괜히 가슴이 아파서 혹은 매정하게 자를 수가 없어서 어설픈 대답을 한다거나 생각을 해보겠다는 식으로 대책 없이 답을 미루는 것은 환자에게 괜한 기대감과 더 큰 실망감을 준다.

& A

13번과 비슷한 예이다. 인간적으로는 이해가 되더라도 의사가 이렇게 한 명 한 명의 환자 입장을 모두 다 봐주다 보면 정작 병원 문을 닫을지도 모른다. 그러므로 병원에 무리가 없는 요청이면 가급적 환자 입장에서 도와주도록 하고 좀 무리가 되는 요청이라면 의사가 들어줄 수 있는 제3의 제안을 하며 무리한 요청은 확실하게 거절하는 것이 효과적이다. 괜히 가슴이 아파서, 혹은 매정하게 자를 수가 없어서 어설픈 대답을 하거나 생각을 해보겠다는 식의 대책 없이 답을 미루는 것은 환자에게 괜한 기대감과 더 큰 실망감을 준다.

Q 15

수술 중(혹은 검사 시술) 환자에게 응급 상태가 발생한다면, 밖에서 기다리던 보호자에게 어떻게 전해야 할까?

▶ 실제상황

예전에 전신마취를 하고 지방흡입 수술을 받던 환자가 수술 중에 문제가 생긴 적이 있었다. 수술이 끝나고 몇 시간이 지나도록 마취가 풀리지 않자 보호자는 수술실 밖에서 걱정을 하며 계속 데스크 간호사에게 물어봤고, 결국 수술실에서 문제가 발생했다는 것을 알게 되었다. 여기서 문제가 된 부분은 이 성형외과 의사가 밖의 보호자가 걱정할까봐, 또 문제가 커질까봐 재빨리 큰 병원 응급실로 옮기지 않고, 보호자에게 수술 후의 문제를 숨기고 병원 내에서 해결하려고 했던 것이다. 큰 병원 응급실로만 바로 옮겼더라도 환자는 살 수도 있었으나 결국 환자는 죽었다. 조금만 일찍 응급 처치를 받았다면 목숨은 살릴 수 있었을 것이란 보호자의 울부짖음이 아직도 아른거린다. 아마 그 의사는 의사 면허를 정지당하고 엄청난 보상을 해주었던 것으로 기억된다. 사실 나도 이 사건을 매스컴을 통해 접했는데, 어떤 당혹스러운 상황이든 간에 솔직하게 밝히고 그 상황에서 발빠르게 움직여 최선을 다하는 것이 현명하다.

& A

환자가 마취를 하고 작은 수술을 받던 중, 마취가 깨어나지 않아 응급상황이 발생한다면 정말 기가 막힐 것이다. 아울러 밖에서 기다리던 보호자는 환자의 응급 상황에 놀라서 어떻게 된 일인지 난감해할 것이다. 이럴 때 밖에 있는 보호자가 확실하지 않은 문제에 걱정을 할까봐 응급 상황을 숨기는 경우가 종종 있다. 그리니 혹여나 나중에 큰 문제가 발생하지 않으려면, 간단하게라도 보호자에게 환자의 증상에 대해 언급할 필요가 있다. "수술은 잘 되었는데, 환자분의 상태에 조금 문제가 있는 것 같습니다. 최대한 응급조치를 했고 지금 바로 큰 병원으로 옮겨 치료를 받으려고 하니 너무 걱정하지 마시고 잠시 기다려 주십시오."라고. 사실 이야기하기 매우 힘들고 당황스러운 상황이지만 의사가 직접 이야기하지 않더라도 제3자인 간호사에게라도 반드시 이야기를 전하게 하자. 그리고 최대한 빨리 큰 병원으로 옮겨 응급조치를 받도록 하자.

Q 16

진료 시, 환자에게 설명을 하다가 이야기 핵심을 잃고 환자에게 어떤 질문을 받았는지 깜빡했다면?

▶ 실제상황

한 50대 여의사가 늘 깜빡깜빡하여 진료 중에도 환자에게 설명을 하며 '내가 환자의 무슨 질문에 답변하려다 지금 이 이야기를 하고 있나?'라는 생각을 하면 당황스러울 때가 많다. 결국 의사는 자신의 실수를 환자에게 솔직하게 인정하면서 위기를 모면했고, 나에게 커뮤니케이션 강의(두괄식으로 단문으로 설명하기)를 받으며 설명하는 기술을 테크닉으로 터득했다.

& A

사실 의사뿐만 아니라 그 누구든 설명을 하다 보면, 자신도 모르게 삼천포로 빠지는 일이 많다. 그러나 진료 상황에서는 절대 용납할 수 없다. 횡설수설하는 의사는 환자에게 신뢰를 잃는 것은 물론 심한 불신을 남긴다. 그러므로 자주 핵심을 잃고 깜빡한다면 무조건 두괄식으로 말하는 습관을 들이자. 일단 핵심을 앞에 두는 두괄식으로 설명을 하면, 의사가 핵심을 놓쳐 삼천포로 빠져도 환자는 의사의 핵심을 전달받을 것이기 때문이다. 아울러 두괄식으로 이야기할 경우 핵심이 앞에, 이유나 근거가 뒤에 나오기에 아무래도 삼천포로 빠지는 일이 줄어든다. 그러나 혹시 설명하던 중 본의 아니게 설명이 횡설수설하게 되었다면, 그 순간 정중히 사과하자. "아이코. 제가 설명이 좀 길어졌네요. 알기 쉽게 설명을 해드리려다 보니…. 아까 어떤 점이 궁금하다고 하셨죠?"하며 아예 의사의 실수를 인정하고 질문에 대해 환자에게 다시 물어보고 간결하게 바로 답해주는 것이 현명하다. 괜히 횡설수설하며 환자가 무엇을 질문했는지 잊어버리고서도 애써 모른척한다면 더욱 신뢰를 잃을 뿐이다.

Q

17

강압적인 환자가 의사에게 대들면서 화가 치밀 정도로 건방지게 행동한다면?

▶ 실제상황

어떤 환자가 늘 술을 먹고 와서 병원에서 행패를 부렸다. 개원 초기 말도 안되는 시비를 걸고 의사를 괴롭히는 환자들을 어떻게 할지 고민하던 의사는 괴롭히는 환자들을 자르기로 결정하고, 112에 전화해서 경찰을 부르거나 그들에게 단호하게 행동했다. 그대신 그만큼 단골 환자들에게는 더욱 잘 해주며 라포르를 형성했다. 결과적으로 의료분쟁이 생길만한 소지도 더 적어지고 단골 환자들이 꾸준히 받쳐주기에 병원 운영에도 문제가 없다고 한다. 터무니없는 환자들은 과감히 자르고, 남은 환자들에게 더욱 잘해주는 것이 현명하다.

& A

강자한테는 강해야 한다. 사실 병원에는 착하고 모범적인 환자부터 의사를 공갈협박하는 질이 나쁜 환자까지 참으로 다양하다. 그러므로 모든 환자에게 같은 태도를 보일 수는 없다. 일반적인 환자들에게는 정말 친절하고 배려해 주는 인간적인 의사가 되어야 하겠지만, 이렇게 공갈협박하는 질이 안 좋은 환자들에게 의사가 괜히 약한 모습을 보인다면 된통 당할 수가 있다. 그러므로 오히려 강하게 나오면(그렇다고 같이 욕을 하며 싸우라는 것은 아님) 그 상황을 피하며, 경찰의 도움을 받는 것이 현명하다. 의사가 굳이 더러운 모습을 볼 필요가 없다. 그런 환자에게는 단호하게 행동하며 그 환자를 혼내고 실랑이를 벌이는 등의 모든 일은 경찰에 맡기자. 실제 이러한 행위는 다른 환자의 진료 방해와 명예훼손, 주거침입 등의 명목으로 현행범으로 체포될 수 있는 항목이다. 그런 환자들은 환자를 설득하거나 마음을 바꾸게 하는 등의 노력을 하는 것보다 그냥 '안녕'하는 것이 현명하다. 대신 의사의 말을 잘 따르는 환자들에게 더욱 잘해주자. 결국 병원의 경영적 측면에서는 그리 큰 차이가 없을 것이다. 처음에는 환자가 떨어져 나가는 게 좀 아쉬운 마음이 들 수도 있지만, 그러한 환자는 앞으로도 병원을 떠날 환자이다. 절대 미련 가질 필요 없다.

Q 18

의사에게 부담스러운 선물을 건네거나 돈 봉투를 건네면서 환자가 특혜를 요구한다면?

▶ 실제상황

의사에게 주는 것이 많은 환자는 확실히 의사에게 그만큼 많은 것을 바란다. 실제 한 신경외과 의사는 뇌수술로 입원해 있는 환자 보호자로부터 명절날 돈 봉투를 받았다고 한다. 떡과 함께 받았기에 모르고 받았고 금액 또한 그리 크지 않아서 명절이고 하니 그냥 좋은 마음에 받자고 생각 없이 넘겼는데, 돈을 건넨 보호자는 그 이후 의사에게 특별대우를 요구하며 사소한 것도 간호사가 아닌 의사 핸드폰으로 전화해서 물어보는 등 경우 없이 행동했다고 한다. 이 의사는 보호자에게 돈을 다시 돌려주고 싶었지만, 몇 주가 지난 상황에서 돈을 다시 돌려주는 것도 우스운 일인 것 같고 참 상황이 난처하다며 처음부터 발목 잡힐 일은 아예 하지 않는 게 현명하다고 했다.

& A

선물은 받을 때야 좋은 마음에 받지만, 선물이 두고두고 짐이 된다면 선물은 받지 않는 게 현명하다. 그것은 선물이 아니라 의사에게 무거운 족쇄가 되기 때문이다. 그러므로 수술이 잘 되어 환자가 감사한 마음에 전하는 것이라면 환자의 정성으로 감사히 받아들이고, 수술 전이나 입원 중에 있는 환자가 어떤 이득을 위해 대가성 있는 뇌물을 건네는 것이라면 정중히 거절하자. 사실 환자에게 덜 잘해주고 더 잘해주는 것은 없다. 다만 모든 환자에게 최선을 다하여 평등하게 대우하되 나중에 짐이 될 만한 것들은 처음부터 씨를 뿌리지 말라는 것이다.

Q 19

이성 환자가 의사에게 과잉 친절을 베풀며 부담스러운 행동을 한다면?

▶ 실제상황

신경외과 의사가 입원환자를 회진하던 중, 한 여자 환자가 머리가 아프다고 해서 뒷골 쪽에 손을 댔다. 그러자 그 여자 환자가 의사 손 위에 자신의 손을 올려놓으며 그야말로 의사에게 부담스러운 행동을 보였다. 의사는 단호하게 손을 빼며 아무 일 없었다는 듯 "일단 내일 오전에 다시 검사를 하겠습니다."라고 말하며 병실을 나왔다고 했다. 그리고 그 다음부터 아무 일도 없었다는 듯 행동하며 그 환자에게는 더욱 행동과 말에 조심했더니, 그 환자도 더 이상의 부담스러운 행동을 보이지 않고 조용히 치료받고 잘 퇴원했다고 한다.

& A

사실 의사가 오해하는 경우도 종종 있다. 여자(남자) 환자는 그냥 자신을 진료하는 의사이기에 친밀하게 행동했는데, 의사 입장에서는 '이 환자가 왜 이러나?'하며 당혹스러울 때도 있는 것이 사실이다. 만약 의사에게 과잉 친절을 베풀거나 혹은 식사 제안을 하며 환자 이상의 행동을 보인다면 과감히 자르자. 그렇다고 환자를 무안하게 하거나 우습게 만들지 않길 바란다. 분명 나쁜 의도는 없었을 것이니까. 그냥 조금 더 행동에 신경 쓰면서 평소보다 단호하게 행동하고 의사 이상의 친절이나 서비스는 보이지 않는 것이 좋다. 다른 환자들 하고는 안부를 주고받으며 웃고 농담도 하는 살가운 이사리고 하너라도 환자가 이러한 모습을 보이면, 의사 입장에서는 분명한 태도를 보여야 나중에 오해가 없다. 조금 우습지만 결혼을 했다면, 가족 사진을 책상 저편에 세워놓는 것도 효과적이다.

Q 20

병원에 불만을 가진 환자가 병원 혹은 의사를 비방하고 다니며 나쁜 소문을 퍼트린다면?

▶ 실제상황

어떤 환자가 성형수술이 마음에 안 든다고 재수술을 받고서도 계속 수술비 환불을 요구하며 피해 보상까지 요구했다. 사실 이 환자의 수술은 전혀 잘못된 것이 아니고, 성형수술이란 게 지극히 주관적인 '자기만족'이라서 의사는 기가 막힐 뿐이었다. 한 달 내내 병원에 찾아와 소리를 지르며 진료를 방해하더니 나중에는 인터넷에 그 병원에 대해 악성 글을 남기고 다녔다. 처음에는 환자를 다독거리며 타협을 보고 깨끗이 끝내려고 했지만, 이러다간 된통 당하겠다는 의사의 판단으로 경찰에 의뢰했고 결국 그 환자는 다른 성형외과도 전전하며 이러한 수법을 행하는 상습범이라는 것이 밝혀졌다. 병원에 대해 과도한 비방을 한 환자에게는 병원의 이미지에 흠이 될까 싶어 무조건 비위를 맞춰주고 타협을 하는 것보다는 가끔은 강력하게 대처할 필요가 있다.

& A

가급적이면 환자가 병원을 비방하고 다니지 않도록 '일보 후퇴는 이보 전진을 위함'을 기억하고 환자에게 조금 손해를 보더라도 그냥 베풀자. 그러나 피치 못하게 사이가 나빠졌을 경우는 그냥 무시하는 것이 현명하다. 솔직히 인터넷에 악성 댓글을 쓰고 다니는 환자를 어찌 막겠는가. 만약 너무 심하다면「사이버 수사대」에 의뢰하여 경찰에 명예훼손 등으로 고소하는 것이 현명하다. 어설프게 환자가 남긴 악성 글에 댓글을 남기고 다니거나 해명을 한다고 어설프게 변명하면 더욱 우습게 될 수 있다. 이런 환자들은 아예 무시하고 현재 있는 환자에게 최선을 다하자. 아울러 병원 게시판 등에 악성 댓글을 달고 협박전화를 하는 등의 행위는 '진료 방해', '모욕', '명예훼손' 등으로 경찰에 고소를 하거나 그 환자가 병원 게시판에 글을 남기지 못하도록 차단하는 등의 강력한 행위도 효과적이다. 때로는 강한 환자에게 강력하게 대응할 필요가 있다.

Q 21

아무리 설명해도 절대 못 알아듣는 환자의 경우는?

▶ 실제상황

50대 아줌마 환자가 목도 아프고 온몸이 쑤셔서 한숨도 못 잤다고 병원을 찾았다. 의사가 목을 보니 우측 편도선이 많이 부어 있어 급성 편도선염이라고 병명을 알려주고, 편도선염 때문에 편도에 염증이 생겨서 몸살이랑 열도 나는 거라고 열심히 설명했다. 그런데 잠시 후, 환자가 "선생님, 그런데 편도선염이 뭐예요?"라고 질문을 하는 게 아닌가. 즉 편도선이 부어서 이러이러한 증상이 나타난다고 자세히 설명해 줬는데도 이와 같이 같은 질문을 계속 되묻는 환자가 있는 것이다. 그러므로 의사는 이해력이 조금 부족한 환자에게는 그냥 그 이해 수준을 있는 그대로 받아들이고 부드럽게 넘어가자.

& A

환자에는 아무리 설명해도 의사의 설명을 못 알아듣는 경우가 있다. 그러나 그렇다고 짜증을 내거나 "아이고, 아줌마!" 하며 무심하듯 부르는 것은 환자에게 참 자존심 상하는 일이다. 그러므로 가급적 환자가 알기 쉽게 설명해 주고 여러 번 반복 설명해줘도 못 알아듣는다면 그냥 웃으면서 환자가 이해할 수 있는 한도에서 간단히 병명과 주의사항만이라도 분명히 알려주자. 의사로서 최선을 다하면 된 것이다.

Q 22

분명히 알았다고 해 놓고, 나중에 가서 의사에게 책임을 전가하며 발뺌하는 환자의 경우는?

▶ 실제상황

어떤 병원에서 전신마취를 하며 구두로 환자의 동의를 받았다. 구체적으로는 전신마취 중 마취제에 의해 예상치 못한 알레르기 반응이 생기면 문제가 될 수 있다는 거였다. 결국 전신마취를 하고 성형 수술을 했다가 그 알레르기 반응으로 문제가 되었다. 다행히 환자가 문제가 해결되어 무사히 넘어갔지만 혹시라도 환자에게 문제가 생겼다면, 또 환자나 보호자가 동의를 한 적이 없다고 발뺌이라도 했다면 그 병원은 바로 문을 닫고 의사는 의사면허를 정지당했을 것이다. 물론 아주 오래전 일이기에 지금은 이러한 병원이 없으리라고 생각하지만, 이렇듯 중요한 사항들은 구두가 아닌 반드시 문서화한 후 사인을 받아 확실하게 해주자.

& A

의사의 말에 분명히 알겠다고 하고, 뒤에 가서 자신은 그런 말을 들은 적이 없다고 발뺌하는 환자가 있다면 의사는 난감하기도 하고 환자에게 배신감을 느낄 수도 있을 것이다. 일례로 입원 중인 환자가 자의로 퇴원을 원해 퇴원을 하는 경우, 퇴원 후 발생될 수 있는 모든 문제는 환자가 책임을 진다는 등의 것도 분명히 동의서를 받아 놓아야만 나중에 문제가 없다. 그러나 세상에는 이런 사람도 있고 저런 사람도 있다. 비단 병원만이 아니다. 그러므로 나중에 문제가 생길 우려가 있는 부분은 환자에게 확인서를 받아 놓거나 환자/보호자의 사인 등을 받아 반드시 문서화하자. 이것은 경험이 있는 의사들은 특별히 주의를 기울이는 부분이지만 경험이 없는 의사들은 알아도 쉽게 간과할 수 있는 부분이니까 꼭 기억하길 바란다.

Q 23

본의 아니게 환자와의 진료 예약 시간을 지키지 못하고 지각했을 경우는?

▶ 실제상황

의사가 진료시간에 늦었음에도, 여유롭게 들어오면 기다리던 환자는 무시당한 느낌이 든다. 한 치과의사는 체면을 구기지 않으려고 죽으라고 뛰다가 병원 입구부터 걸어 들어갔는데, 환자는 그러한 의사의 모습에 무시당한 느낌이 들어 간호사에게 엄청나게 항의를 했다고 한다. 그 환자를 달래느라 간호사가 매우 힘들었다는 이야기를 들으며 의사의 생각이 짧았음을 다시 한번 느꼈다. 의사의 체면이나 이미지보다는 의사가 잘못을 했을 경우에는 인간적인 솔직한 모습을 그대로 보이는 것이 최고다.

& A

환자와의 약속을 어기게 되었을 경우는 은근슬쩍 넘어가기 보다는 정중히 사과하고 양해를 구해야 한다. 특히 아침 진료에 의사가 늦는 경우는 병원 앞에서라도 뛰어 들어가는 모습을 보여 대기 의자에 기다리고 있는 환자에게 의사가 달려왔다는 느낌을 주는 것이 환자에게 이해를 얻는 데 효과적이다.

Q 24

계속되는 진료에 너무 지치고 힘들어 도저히 환자들에게 친절한 설명과 편안한 표정이 안 나오는 경우는?

▶ 실제상황

평소 밝은 표정으로 늘 환자들에게도 친절히 잘하던 의사가 연말에 잦은 망년회 모임으로 몸이 피곤하여 한 달가량 지친 모습으로 환자를 진료했다고 한다. 그런데 놀랍게도 그동안의 친절함보다 12월 한 달간의 소홀함이 무섭도록 소문이 빨랐고 생각보다 훨씬 많은 환자의 수가 줄어들었다고 했다. 즉 원래 나쁜 소식은 좋은 소식보다 열 배는 소문이 빠른 법이다. 의사 입장에서는 그날따라 피곤해서 무의식적으로 격앙된 목소리와 까칠한 태도를 보였을지라도 환자는 그러한 의사의 태도와 말투를 절대 잊지 않는다. 그러므로 환자에게 신뢰를 얻으려면 자기 관리를 잘하는 현명한 의사가 되어야 한다.

& A

그래서 이미지 메이킹이 필요한 것이다. 배우들도 지치고 힘들어 죽상을 하다가도 카메라만 들이대면 활짝 웃고, 장사를 잘하는 사업가는 부부 싸움을 하다가도 손님이 들어오면 아무 일도 없는 듯 밝게 이야기한다. 즉 힘들고 지치더라도 환자와의 진료 동안에는 절대 그런 모습을 보이지 말라는 것이다. 만약 이미지 메이킹조차 힘든 상황이라면 차라리 10분 정도 배려를 구하고 진료를 잠시 쉬자. 그리고 잠시 눈을 붙이거나 간식을 먹으면서 에너지를 충전하자. 의사의 에너지는 100% 환자에게 전해진다. 의사가 지치고 힘들다면 당연히 환자에게 친절하게 설명해 주거나 환자의 말에 진심으로 귀 기울여주기 힘들다.

현재의 '나' 그리고 '나의 병원'에 대해

정확히 알아보기

「SWOT 분석」과 「조하리의 창」

"지피지기면 백전백승이다"라는 말이 있다.

지금부터 SWOT 분석을 통해 나의 커뮤니케이션 강점과 약점, 기회와 위기 등을 알아보고 조하리의 창을 이용하여 나의 이미지에 대해 알아보려고 한다.

❶ 먼저 SWOT 분석을 통해 '나'에 대해 알아보기!

1. 정의

SWOT는 Strength(강점), Weakness(약점), Opportunity(기회), Treat(위협)의 합성어인데 실제 기업의 경영 컨설팅에서도 많이 사용되고 있다.

즉 SWOT 분석을 통해 각자의 강점과 약점, 기회와 위협 요인을 두루 분석하여 앞으로 자신의 나아갈 길과 경쟁력 강화에 관하여 모색하는 것이다. 각자의 강점과 약점을 잘 파악하여 약점은 보완하고 강점은 더욱 강화시킬 수 있기를 바란다.

커뮤니케이션 SWOT 분석

Opportunity I 기회	Treat I 위협
• 지역 TV 의료방송에 전문의로 출현 • 까다로운 수술 성공 → 환자 대만족 • 학회에서 병원 경영 기술을 교육받음	• 환자가 치료 효과가 없다고 클레임 • 옆 건물에 새로운 병원이 들어섬 • 의료시장 개방과 기본 진료비 저하
Strength I 강점	**Weakness I 약점**
• 말실수가 적음(=생각 없이 말하는 일 없음) • 환자 이야기에 경청을 잘하고 친절함 • 인상이 좋으며, 내과 의사로서 이미지가 잘 맞음	• 습관적으로 말끝을 흐림 • 표현력 부족, 사투리 심함 • 환자와 시선을 잘 못 마주침

2. 개념

- 내부 환경 분석: 경쟁자와 비교한 나의 상황(강점과 약점)을 분석한다.
- 외부 환경 분석: 자신을 제외한 모든 외부환경을 분석한다. 즉 목적을 결정하는 데 가치 있는 지식 정보를 기술하여 외부환경을 통해 나의 상황을 분석하는 것이다.

3. 활용

SWOT 분석을 통해 앞으로의 효과적인 전략을 도출한다.

매트릭스 표를 활용하여, 좋은 쪽으로 작용하는 것은 기회, 나쁜 쪽으로 작용하는 것은 위협으로 분류하여 한 눈에 들어올 수 있게 한 후 분석하면 효과적이다.

❷ 「조하리의 창」을 통해 '나'에 대해 알아보기.

이미지는 내면의 표현이다. 내가 아무리 예의 바른 의사일지라도 환자가 정작 나를 보며 예의 없고 무뚝뚝하다고 생각하는 것은 무의미하다. 즉 나의 내면을 환자가 제대로 읽어내도록 노력해야 한다. 내 안에는 나도 모르는 또 다른 모습이 잠재해 있고, 이로 인하여 내가 원치 않는 이미지가 형성될 수 있기 때문이다.

과연 내가 어떤 이미지를 갖고 있다고 생각하는가? 사람들은 나를 어떤 이미지로 보고 있는가? 물론 이 두 가지는 같을 수도 있고 다를 수도 있다. 이를 정리한 것이 바로 조하리의 창(Johari's Window)이다. 「조하리」란, 고안자인 죠와 헤리의 이름을 결합한 것으로 인간관계에는 4가지의 창이 있다는 것을 보여준다(도표 참고).

조하리의 창

	자신 **자신이 안다**	**타인** **자신이 모른다**
타인이 안다	Public Area (공공영역)	Blind Area (맹목영역)
타인이 모른다	Private Area (사적영역)	Unknown Area (미지영역)

공공영역(Public Area)은 의사와 환자가 서로 잘 알고 있는 부분이기에 그리 큰 문제가 되지 않는다.

미지영역(Unknown Area)은 스스로 모르는 자신의 모습이라는 점에서 조금 찜찜하긴 하지만, 의사와 환자 서로가 모르기 때문에 당장은 불편하지 않다.

가장 문제가 되는 것은 맹목영역(Blind Area)이다. 즉 스스로 볼 수 없는 이 영역은 미지 영역이 분화된 것으로, 그것이 좋은 것이든 나쁜 것이든 무의식과 가까운 곳에 있다. 그리고 대부분의 경우 스스로 볼 수 없는 것이 아니라 「인정하고 싶지 않은 것」이다. 남들(환자들)은 보고 있는데 정작 자신 스스로는 보지 못하는 이 영역은 의사소통에서 갈등을 일으키는 원인이 될 수 있기에 고쳐 나가야 한다. 자신도 모르게 말끝을 흐리며 환자에게 자신 없는 나약한 모습을 보이거나 자신은 모르는데 얼굴에 늘 어두운 그늘이 드리워져 있는 것 등이 바로 이러한 맹목 영역에 속한다.

아울러 사적영역(Private Area) 역시 문제가 된다. 본인 스스로는 이런 사람인데 상대방이 전혀 그것을 인지하지 못한다면 누구를 탓할 수 없기 때문이다. 우선, 상대에게(환자에게) 자신을 제대로 알리지 않은 스스로의 책임이 크며, 반성하고 고쳐야 하는 영역이다.

단 10분이라도 각자의 SWOT 분석과 조하리의 창 표를 그려 '나'에 대해 진정으로 알아보는 시간을 갖기를 바란다. 그리고 「SWOT 분석」을 통해 파악한 강점은 강화시키고 약점은 보완하며, 「조하리의 창」을 통해 본 맹목영역과 사적영역은 열심히 보완하자.

※ 의사로서의 '나' 그리고 현재의 '나의 병원'을
냉철히 직접 SWOT 분석해보길 바란다.
그리고 강점은 강화시키고, 약점은 보완하자.

의사로서 나의 경쟁력을 강화시키면서 외부적인 위협 요인에 잘 대비하며 병원을 성장시킬 수 있는 소중한 기회를 놓치지 말자.

Opportunity 기회 | Treat 위협 | Strength 강점 | Weakness 약점

***Bom Medical & Legal Communications*는**
의사와 법조인들에게 전문적으로 커뮤니케이션을 교육하는 연구소입니다.

- 진료 잘 보는 의사가 되는 첫 걸음은 자신의 진료 장면을 객관적으로 바라보는 것입니다.
- 〈성공하는 의사들의 진료비법 24〉 독자 선생님들께 진료보시는 모습을 무료로 모니터 제공해드립니다. 이메일로 신청하시면 진료보시는 장면을 모니터하여 전문가 피드백 제공해드립니다. 신청하실 때는 성함과 연령, 전공, 연락처 등을 함께 보내주시길 바랍니다.

| 이메일: speechcom1@hanmail.net |

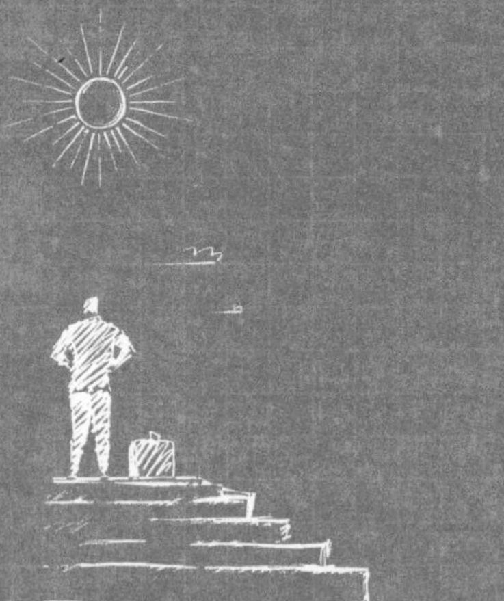

| 성공하는 의사들의 진료비법 24 |

부록

서로가 다른 점을 인정할 때_MBTI 유형에 따른 커뮤니케이션 방법 |

질문 잘하는 의사되기 Seven |

이혜범이 알려드리는 질문 잘하는 의사되기 Six |

서로가 다른 점을 인정할 때

MBTI 유형에 따른 커뮤니케이션 방법

요즘 MBTI가 이슈가 되고 있다. 많은 사람들이 서로의 MBTI 유형을 들으며 자신과 같다고 공감대를 형성하기도 하고 역으로 '아 저 사람이 나랑 유형이 다른 사람이어서 안 맞았구나.'하며 그동안 잘 맞지 않았던 사람들을 이해하는 계기가 되기도 한다. 그 사람이 내 말을 무시했던 것이 아니라 성향이 원래 그랬던 것을 알게 되는 순간 '나와 다름이 결코 틀림이 아니다.'라는 것을 깨달으며 관계가 회복된다. 의사와 환자, 보호자 관계에서도 MBTI(스피치 방식과 행동양식)를 적절히 참고한다면 서로를 이해하는 폭이 넓어져서 소통에 도움이 될 것이다.

MBTI (Myers-Briggs Type Indicator)는 심리학자 칼 융(Carl Jung)의 성격이론을 바탕으로 마이어스(Myers)와 브릭스(Briggs)가 개발한 성격유형 지표다. 현재 전 세계에서 가장 널리 쓰이는 성격유형 검사도구다.

MBTI에서는 성격유형을 크게 4가지로 분류한다.

4가지 선호경향인 태도(에너지 방향), 인식기능, 판단기능, 생활양식을 기초로 한다.

어디서 에너지를 얻는지에 따라 **외향형(Extroversion)**과 **내향형(Introversion)**, 무엇에 관심을 기울이는지에 따라 **감각형(Sensing)**, **직관형(iNtuition)**, 무엇을 근거로 결정하는가에 따라 **사고형(Thinking)**과 **감정형(Feeling)**, 어떤 생활 방식을 좋아하는가에 따라 **판단형(Judging)**과 **인식형(Perceiving)**으로 구분할 수 있다.

▶ **MBTI** (Myers-Briggs Type Indicator)

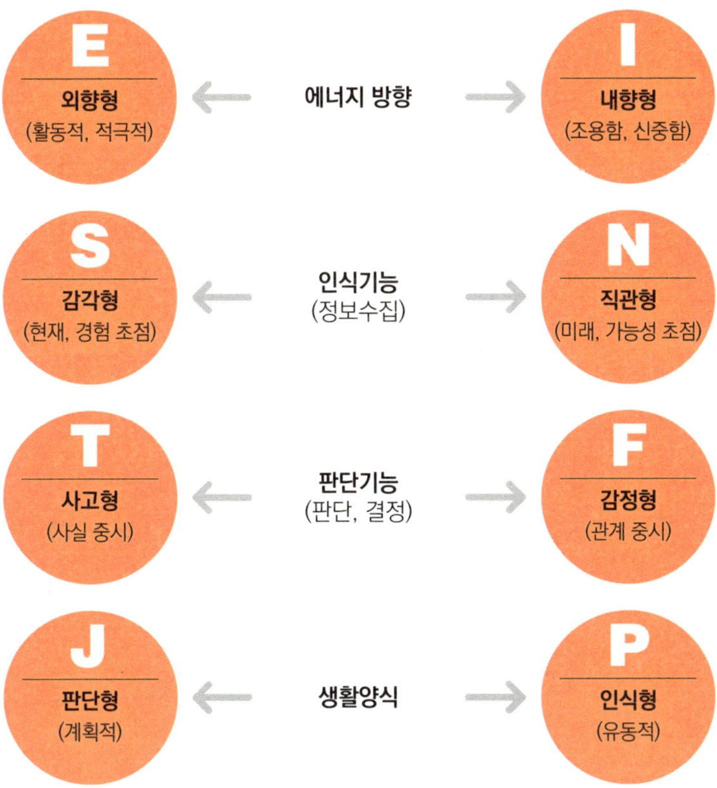

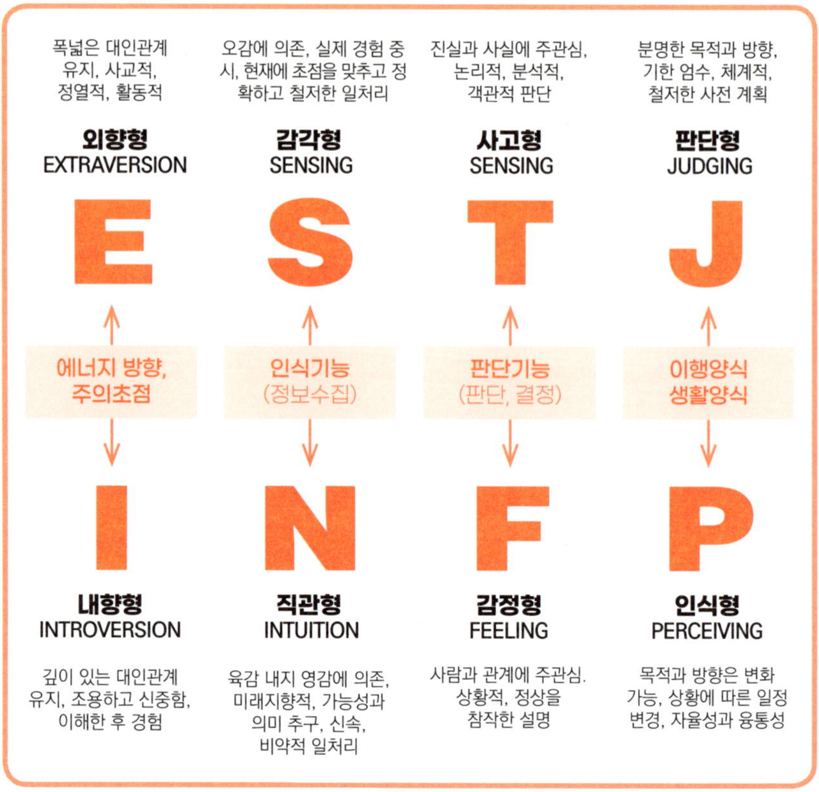
폭넓은 대인관계 유지, 사교적, 정열적, 활동적
외향형
EXTRAVERSION
E
오감에 의존, 실제 경험 중시, 현재에 초점을 맞추고 정확하고 철저한 일처리
감각형
SENSING
S
진실과 사실에 주관심, 논리적, 분석적, 객관적 판단
사고형
SENSING
T
분명한 목적과 방향, 기한 엄수, 체계적, 철저한 사전 계획
판단형
JUDGING
J
에너지 방향, 주의초점
인식기능 (정보수집)
판단기능 (판단, 결정)
이행양식 생활양식
I
내향형
INTROVERSION
깊이 있는 대인관계 유지, 조용하고 신중함, 이해한 후 경험
N
직관형
INTUITION
육감 내지 영감에 의존, 미래지향적, 가능성과 의미 추구, 신속, 비약적 일처리
F
감정형
FEELING
사람과 관계에 주관심, 상황적, 정상을 참작한 설명
P
인식형
PERCEIVING
목적과 방향은 변화 가능, 상황에 따른 일정 변경, 자율성과 융통성

또 이 4가지 선호지표에 따라 성격유형을 조합하면 총 16가지로 분류할 수 있다. 하지만 어떤 성향의 부모 밑에서 어떤 교육을 받고 어떤 경험을 하면서 성장했는지 등에 따라 같은 유형이라도 다른 모습을 나타낼 수 있으므로 MBTI가 모든 사람의 성격을 대변하지는 못한다.

ISTJ(소금형)	ISFJ(권력형)	INFJ(예언자형)	INTJ(과학자형)
한번 시작한 일은 끝까지 해냄. 책임감 강하고 현실적임. 매사에 철저하고 보수적인 편.	성실하고 온화하며 협조를 잘함. 차분하고 헌신적이며 인내심 강함. 타인의 감정변화에 관심이 많은 편.	뛰어난 통찰력으로 사람들에게 영감을 줌. 공동체 이익을 중요시하는 편.	전체를 조합해 비전 제시. 의지가 강하고, 독립적임. 분석력이 뛰어난 편.
ISTP(백과사전형)	**ISFP(성인군자형)**	**INFP(잔다르크형)**	**INTP(아이디어형)**
논리적이고 분석적. 상황 적응력 뛰어남. 과묵한 편.	온화하며 겸손함. 따뜻한 감성과 삶의 여유 가짐.	성실하고 이해심 많으며 개방적임. 내적 신념이 강하며 이상적 세상을 만들어 감.	지적 호기심 높으며, 잠재력/가능성 중시. 비평적인 관점을 가진 뛰어난 전략가.
ESTP(활동가형)	**ESFP(사교형)**	**ENFP(스파크형)**	**ENTP(발명가형)**
느긋하고 관용적임. 타협을 잘하며 현실적 문제 해결에 능숙함. 친구, 운동, 음식 등 다양한 것을 선호함.	분위기를 고조시키는 사교적/우호적 성격. 호기심 많고 개방적. 구체적인 사실을 중시함.	상상력이 풍부하고 순발력이 좋음. 똑같은 일상을 지루해하며 열정적으로 새로운 관계를 만들어 감.	박학다식하고 창의적이며 풍부한 상상력 가짐. 새로운 것에 끊임없이 도전함.
ESTJ(사업가형)	**ESFJ(친선도모형)**	**ENFJ(언변능숙형)**	**ENTJ(지도자형)**
사무적이고 실용적인 현실 중시 스타일. 체계적으로 일하고 규칙 준수함. 사실적 목표설정을 중시.	사람에 대해 관심이 많고 친절함. 타인에게 봉사하며 동정심 많음.	사교적이고 타인의 의견을 존중함. 타인의 성장을 도모하고 협동하지만 비판에는 예민하게 반응함.	비전을 갖고 타인을 적극적으로 인도하는 통솔력 지님. 준비를 철저히 잘함. 활동적이고 단호한 편임.

내향형(I) vs. 외향형(E)

에너지가 밖으로 향해 있는지 안으로 향해 있는지를 통해 판단할 수 있다. 밖에서 사람들과 어울리면서 힘을 얻는지, 반대로 집에서 혼자 쉬면서 힘을 얻는지에 따라 외향형과 내향형으로 구분한다.

외향형은 에너지가 밖으로 향해 있기에 다른 사람들과 함께 일하는 것에 편안함과 즐거움을 느낀다. 반면 내향형은 에너지가 자기 안으로 향해 있어 다른 사람들과 함께 일하면 더 불편하고 혼자 조용히 일하는 것을 더 편하게 생각한다.

스피치 방식을 살펴보면 외향형 사람들은 대체로 목소리가 크고 말이 빠른 편이다. "~해라", "~하라니까"와 같은 명령조 말투가 많고 억양에도 변화가 많다. 상대를 이해시키기 위해 같은 말을 반복하거나 다양한 표정과 제스처를 사용하기도 한다. 또 외향형 사람들은 자신의 생각을 즉각적으로 표현하는 경우가 많으며 다른 사람들과 이야기하는 것을 좋아한다. 자신의 행동을 인정해주고 공감해주면 즐거워하며, 내향형에 비해 행동을 먼저 한 후에 후회하는 경우가 많다. 혼자 있는 것보다 다양한 사람들과 어울리길 원하며 다방면에 흥미와 관심이 많다.

반면 내향형 사람들은 "~하시겠어요?", "~에 대해 어떻게 생각하시나요?"식으로 상대의 의견을 묻는 말투가 많으며 억양도 비교적 변화가 적다. 대체로 목소리도 작은 편이고 말의 속도도 빠르지 않다. 내향형 사람들은 대화를 할 때 표정의 변화가 크지 않으며 아이 콘택트를 정확히 못하거나 제스처 사용도 적다. 자신이 말하는 것보다는 상대의 이야기를 듣는 것을 좋아하며, 말을 많이 시키는 것을 부담스럽게 생각하기도 한다. 여러 사람이 모인 상황에 가서 앉아있는 것 자체에 피로감을 느끼기도 하고 자꾸 말을 시키는 것에 피곤하게 느낀다. 그럼에도 한 가지 일에 푹 빠지면 옆에서 말을 시켜도 모를 만큼 집중력이 좋다. 행동을 하기 전 그 일을 왜 해야 하는지, 어떤 결과가 생길지 신중히 고려한 뒤 행동해서 외향형에 비해 후회도 적다. 다양한 사람들과 어울리는 것보다 마음에 맞는 소수의 사람들과 깊이 있게 지내는 것을 좋아한다.

내향형(I)-외향형(E) 대화

우선 자신이 내향형이고 상대가 외향형일 때는 상대가 에너지를 외부로 발산한다는 점을 기억해야 한다. 상대의 말에 되도록 빨리빨리 반응하고, 의미 없는 대화일지라도 대화를 피하거나 무반응을 보이는 일은 없어야 한다. 상대의 말에 관심이 있다는 사실을 맞장구 치거나 고개 끄덕임 등으로 적극적으로 표현해주는 것이 좋으며, 상대가 말하는 내용에 지속적인 피드백을 해주는 것도 도움이 된다. 종종 상대의 적극적인 언행이 부담스럽게 느껴지더라도 가능하면 적절히 대응해주길 권한다.

반대로 자신이 외향형이고 상대가 내향형일 때는 상대의 에너지가 내부로 향한다는 점을 기억해야 한다. 진료나 검사를 진행할 때도 가능하면 적절한 거리를 두는 것이 좋다. 또 검사를 위한 신체적 접촉이나 사적인 질문을 던질 때도 동의를 구하고 진행하는 것이 중요하다. 다른 환자나 보호자가 듣는 앞에서 무안을 주거나 사적인 질문을 공개적으로 던지는 것도 내향형 환자들에게는 외향형 환자들보다 더 큰 상처가 된다. 너무 큰 목소리나 불필요한 말은 되도록 피하는 것이 좋으며, 말하기 전에는 한 번 더 생각한 뒤 신중히 건네길 바란다.

감각형(S) vs. 직관형(N)

무엇에 관심을 기울이는지를 통해 판단할 수 있다. 정보를 받아들일 때 어떤 점에 더 주의를 기울이고 중요하게 생각하는지를 살펴보는 것이다. 즉 사물을 바라보는 관점이 어떻게 다른지 보는 것이다. 정보를 받아들일 때 감각을 통해 직접적으로 받아들이는 것을 선호하면 감각형일 확률이 크고, 실제가 아닌 직관으로 받아들이는 것을 선호하면 직관형일 확률이 크다.

감각형은 사실에 기초한 오감을 주로 사용하는 반면, 직관형은 일차적인 감각을 떠나 육감까지 사용한다. 그래서 감각형 사람들은 눈에 보이고 귀에 들리는 것을 느끼고 판단하는 것에 비해, 직관형 사람들은 눈에 보이는 것에서 한 걸음 나아가 거기에 얽힌 추억이나 개인적인 의미까지 찾아내려고 애쓴다. 예를 들어 감각형 환자들은 지나가다 병원 간판이 보이면 '글씨가 큼직하게 잘 보이네.'라고 생각하는 반면, 직관형 사람들은 병원 이름을 보며 의미를 생각한다. 또 감각형 사람들은 "제가 똑똑히 봤습니다."식으로 경험을 밝히며 느낀 것을 이야기하며 추상적인 이야기보다 단순하게 이해할 수 있는 이야기를 많이 한다.

특히 감각형 사람들은 글보다 그림을 선호하며 실제 있었던 일이나 경험한 것을 생생하게 이야기할 때 잘 이해한다. 또 기억력과 눈썰미가 좋다는 평가도 듣는다. 맛이나 냄새, 촉감에도 민감하며 감각적인 체험을 중시해서 직접 경험하며 만족을 얻으려고 한다.

반면 직관형은 감각형에 비해 은유적이고 상징적인 표현, 주관적인 언어들을 많이 사용한다. 언어에 대한 이해력이 빠르고 상황과 맥락, 주제에 맞는 적절한 언어를 잘 구사한다. 하지만 직관을 중시하다 보니 추상적이거나 의미가 모호한 이야기, 현실과 거리가 먼 꿈같은 이야기를 하는 경우도 있다. 직관형 사람들은 겉으로 드러나는 사실보다 그 안에 감추어진 의미를 생각하며, 그 주제에 대해 연상하다가 상상의 나래를 펼치기도 한다.

감각형(S)-직관형(N) 대화

자신이 감각형이고 상대가 직관형일 때는 상대가 직관을 중시한다는 점을 기억해야 한다. 상대가 다소 비현실적이고 엉뚱한 말을 하더라도 무시하거나 특이하다고 몰아가기보다는 인정해주는 자세를 보이는 것이 중요하다. 상대가 은유적이고 비유적인 표현을 하더라도 적절히 호응해주면서 공감대를 형성하면 신뢰를 줄 수 있다.
반면에 자신이 직관형이고 상대가 감각형일 때는 상대가 직접 보고 경험할 수 있도록 배려해주면서, 새로운 정보는 친절하게 설명해주는 자세가 요구된다. 환자가 정보를 자세히 알아볼 수 있는 인터넷 사이트 혹은 환우회 등을 안내해주는 것도 도움이 된다. 특히 환자가 직접 경험했던 사실을 들어 설명하면 이해도를 높일 수 있다. 환자의 직업이나 생활 방식, 좋아하는 것 등에 적절히 맞춰 설명방법을 바꾸는 것이다. "백문이 불여일견"이라는 말이 가장 잘 적용되는 사람들이 바로 감각형의 사람들임을 기억하면 소통이 도움이 될 것이다.

사고형(T) vs. 감정형(F)

사고형과 감정형은 무엇을 근거로 의사를 결정하는지를 통해 판단할 수 있다. 논리적이고 객관적인 방식으로 결정하는 사람이라면 사고형일 확률이 크고, 공동체의 조화와 화목을 기준으로 결정하는 사람이라면 감정형일 확률이 크다. 사고형 사람들은 주로 논리적이고 객관적인 기준을 가지고 의사 결정을 하는 반면, 감정형 사람들은 주관적인 기준과 사람들의 관계를 중심으로 의사 결정을 한다는 것이다.

예를 들어 병원을 갈 때도 사고형 사람들은 의사의 학력이나 경력 등을 토대로 객관적인 판단을 한다. 이에 반해 감정형 사람들은 단지 의사의 인상이 좋거나 병원 이름이 마음에 들어서와 같은 주관적인 느낌이 결정을 좌우하는 것이다.

사고형 사람들은 "왜?" "꼭 그렇게 해야 할까?"와 같이 따지고 묻는 말을 많이 사용한다. 그래서 종종 상대의 기분을 상하게 할 때도 있지만 그저 궁금해 물어보는 것이므로 오해하지 말아야 한다. 대체로 사고형들은 이성적이라 다른 사람의 말을 듣다가 논리적인 모순도 잘 찾아내며, 예리한 질문을 던지거나 상대의 말꼬리를 잡아 질문을 이어가는 경우도 많다. 하지만 사고형이라고 해서 다른 유형에 비해 생각이 많다는 것은 아니다. 판단할 때 공정하고 객관적인 잣대로 어떤 원칙에 따르려는 경향이 강하다는 것이지 사고를 많이 한다는 의미는 아니다.

반면에 감정형 사람들은 "너무 행복해요.", "너무 감사해요", "너무 속상해요"와 같이 자신의 감정을 표현하는 말을 많이 사용한다. 또 말을 할 때 이미 표정에서 기쁘거나 속상한 감정이 고스란히 드러나 자신의 감정을 숨기기가 어렵다. 감정형은 객관적으로 옳고 그름을 따지기보다는 주관적으로 좋고 싫음을 판단하기 때문에 상대의 감정적인 말 한마디에 민감하게 반응하고 상처도 잘 받는다. 또 눈물이 많은 편이라 힘든 이야기를 하거나 억울한 일이 생기면 감정이 복받쳐 눈물부터 흘리는 경우가 많다. 사람에 대한 관심이 많고 자신이 좋아하는 사람에게는 사소한 것도 잘 챙겨주는 등 감정 표현이 확실하다. 특히 감정형은 다른 사람에게 충고를 받거나 단점을 지적 받으면 감정적으로 받아들여 속상해하는 경우가 많다. "저 의사 선생님은 왜 나한테만 뭐라고 하시지?"라고 생각하며 지적 받은 내용보다는 그 행위 자체에 자존심 상해하며 감정적으로 대응한다.

사고형(T)-감정형(F) 대화

자신이 사고형이고 상대가 감정형일 때는 상대가 감정이 예민하다는 사실을 기억하고 상처가 될 수 있는 말은 피하는 것이 좋다. 단점을 지적할 때도 칭찬을 섞어가면서 샌드위치 화법(칭찬-꾸짖기-칭찬)으로 대화해야만 상대가 자신이 싫어서 그러는 것이 아니라고 생각하고 그 말을 받아들인다. 섭섭하거나 속상했던 점을 이야기할 때에도 논리적으로 설명하기보다 일단 마음을 헤아려주고 공감해주기 바란다. 감정형 사람들은 속마음이 표정에 잘 드러나는 경우가 많으므로 상대의 표정을 살피면서 소통하면 도움이 된다.

반면 자신이 감정형이고 상대가 사고형일 때는 상대의 논리를 일단 수긍하고 인정해주는 자세가 중요하다. 상대가 이해할 수 있도록 객관적인 정보를 제공해 스스로 판단할 수 있도록 해야 한다. 메시지가 핵심에서 벗어나지 않도록 주의를 기울이며 본론에 집중한다. 혹시 상대가 감정이 상할 만한 말을 하더라도 나에게 악의가 있거나 내가 싫어서 그런 것이 아닐 것이니 감정적으로 대처하지 말자. 또 싫은 사람이나 하기 싫은 일이 있더라도 겉으로 티 나지 않게 표정에 신경을 쓰는 것이 좋다.

판단형(J) vs. 인식형(P)

판단형은 자신이 정한 기준으로 주변을 판단하기 때문에 자기 마음에 들지 않으면 일단 스트레스를 받는다. 서류가 완벽히 잘 준비되어 있고 주변이 깨끗하게 정리 정돈되어 있는 것에 편안함과 안정감을 느끼는 유형이다. 특히 판단형 사람들은 기존 방식이나 규칙에서 벗어나는 것을 싫어한다. 새로운 것에 부담을 느끼므로 약을 바꾸거나 치료법을 바꾸는 것에 거부감을 가질 수 있다. "적당히 드세요!"와 같은 말은 이들에게는 불편하다. 오히려 정확한 양이나 크기, 먹는 횟수를 이야기해주는 것이 편하다. 구체적인 지시대로 신속하게 일을 종결해야만 스트레스를 받지 않고 마음이 놓이기 때문이다. 하지만 무슨 일을 할 때 계획을 세워 조직적으로 수행하기를 원한다는 것이지 판단을 내리고 평가하는 것을 좋아한다는 의미는 아니다. 특별히 판단형 사람들은 판단하고 결정을 내린 다음에는 더이상 다른 사람들의 의견을 듣지 않으려는 경향도 있으니 참고해야 한다.

반면 인식형 사람들은 주변을 있는 그대로 인식한다. 그래서 주변이 조금 정리가 되어 있지 않거나 서류들이 잘 정리되어 있지 않더라도 그것으로 인해 크게 스트레스 받지 않는다. 그러다보니 판단형 사람들과 인식형 사람들이 함께 일하면 맞지 않아 부딪히며 스트레스가 발생된다. 판단형 사람들 눈에는 인식형 사람들이 성의 없이 대충 일을 처리한다는 느낌이 들고, 인식형 사람들 눈에는 판단형 사람들이 유난을 떨며 트집을 잡는다고 생각할 수 있기 때문이다.
또 인식형 사람들은 결론을 먼저 내리기보다 충분한 정보를 통해 생각하고 결정하길 원하므로 "조금 더 생각할 시간을 주세요"와 같은 말을 자주 한다. 궁금한 것도 많고 다방면에 관심이 있어 "그것도 나쁘지 않은 것 같네요", "그렇게 생각할 수도 있겠네요."처럼 여러 가능성을 열어주는 태도를 보인다. 인식형 사람들은 일을 미루다가도 한꺼번에 몰아서 뚝딱 해치운다. 판단형 사람들과 달리 벼락치기로 일을 행하기에 이를 판단형 사람들이 보면 인식형 사람들이 초반에 지나치게 여유를 부리는 것 같고 행동이 굼뜬 것 같아 답답하게 느끼는 경우가 많다.

판단형(J)-인식형(P) 대화

자신이 판단형이고 상대가 인식형일 때는 상대가 너무 여유를 부린다는 생각이 들어 초반에는 답답할 수 있다. 그렇지만 인식형의 느긋한 특성을 받아들이고 강압적으로 밀어붙이거나 잔소리하지 않는 것이 결과적으로 더 좋다. 가능하면 상대가 자율적으로 선택할 수 있도록 기회를 제공하며, 어떤 일이든 무 자르듯 거절하지 말고 시간을 갖고 신중히 생각해볼 수 있도록 기회를 주는 것이 좋다. 만약에 인식형 환자의 약복용이나 치료를 더이상 미루지 못하게 하고 싶다면 조금씩 자주 지시하는 방법이 효과적이다.

반대로 자신이 인식형이고 상대가 판단형일 때는 상대에게 무엇을 어떻게 해야 할지 구체적인 절차와 방법을 가능한 한 상세히 알려주도록 한다. 또 판단형 사람들과의 약속은 무슨 일이 있어도 꼭 지키는 것이 좋으며, 가능하면 중간에 일이 변경되거나 추가되는 일이 없도록 처음부터 신중하게 꺼내야 한다. 물론 말을 할 때도 정확하지 않은 예측이나 판단에 혼란을 주는 애매한 표현은 쓰지 않는 것이 좋다.

질문 잘하는

의사되기

Seven

문진(問診)이란 병의 진단과 치료를 목적으로 환자나 환자 보호자를 통해 환자의 신상, 과거병력, 발병 원인, 치료경과 및 현재의 자각증상, 생활환경, 가족력, 기타 질병과 관련된 정보를 물어서 얻는 진단 행위다. 그래서 의사가 문진을 잘하는 것은 결국 진료 시 꼭 필요한 질문들을 효과적으로 잘한다는 것이다.

물론 질문을 잘 던지는 바탕에는 그 동안의 수많은 임상 경험, 다양한 환자 케이스가 녹아 있을 것이다. 그러나 많이 안다고 의학 정보가 많다고 질문을 잘 던질 수 있는 것은 아니다. 질문 의도나 내용은 훌륭할지라도 그 질문을 어떻게 던지는지에 따라 전혀 다른 답을 얻어낼 수 있기 때문이다.

또 환자에게 진단을 위한 질문을 던져 어느 정도 병명을 파악했다면 그 다음에는 환자에게 치료에 대한 필요성을 알리고 치료 순응도를 높일 수 있는 질문까지 확장할 수 있어야 한다. 질문을 통해 문진부터 환자가 복약이나 치료의 필요성을 깨닫고 치료 의지를 갖게 할 수 있는 것이다.

커뮤니케이션을 잘한다는 것은 그 상황에서 자신이 원하는 방향으로 대화를 이끌어 대화 목적을 적절히 이루는 것이다. 상대를 설득해야 하는지, 중요한 정보를 물어보고 알아내야 하는지 등 각각의 상황에 맞춰서 커뮤니케이션 목적도 달라진다.

그럼에도 아직까지 많은 사람들이 경청의 중요성은 알지만 질문의 중요성은 간과하는 경우가 많다. 질문을 잘할 때 경청을 잘하는 것도 더 빛을 발할 수 있게 된다. 특히 진료 면담에서 의사가 환자에게 질문을 잘하는 것은 환자의 증상과 병력을 파악하여 정확한 진단을 내릴 수 있는 것과 직결된다. 어떤 어휘를 사용하여 어떤 식으로 질문을 던지는지에 따라 환자의 대답도 달라지기 때문이다. 우리가 인터넷 검색을 할 때 철자가 하나 틀리면 전혀 다른 내용이 검색되는 것처럼 질문 역시 그렇다.

어떤 어휘로 어떤 구조로 어떻게 질문을 던지는지에 따라 어떤 답변을 얻어내느냐가 결정되는 경우가 많다는 것을 꼭 기억하길 바란다. 또 환자의 이야기를 듣던 중이라도 의사가 더 알고 싶은 부분의 이야기가 나올 수 있도록 중간중간 환자에게 질문을 던지는 것도 중요하다. 병의 원인을 파악하거나 치료 방향을 파악할 수 있는 중요 단서를 환자의 대답을 통해 얻어낼 수 있다.

이혜범이 알려드리는 질문 잘하는 의사되기 Six

❶ 질문의 수준이 적절해야 합니다.

의사의 질문 수준이 환자나 보호자 답변의 수준을 결정합니다.

혹시 '장님 코끼리 더듬기' 이야기를 들어 보셨나요? 장님이 커다란 코끼리 몸을 더듬거리며 당장 손에 만져지는 신체 일부 부위로 코끼리의 전체 모습이 어떠할 것이라고 판단하는 이야기 말입니다. 질문 역시 그렇습니다.

질문을 던지는 사람이 전체를 바라보지 못하고 뻔한 질문을 던지면 답변 역시 만족스럽지 못합니다. 질문의 목적과 대상을 생각해서 그에 맞는 수준의 질문을 던져야 합니다. 이미 잘 아시겠지만 문진은 "어디가 불편하십니까?"와 같은 넓은 개방형 질문에서 "복통이나 구토는 없으셨습니까?", "통증이 간헐적이신가요, 지속적이신가요, 뻐근한 통증이신가요, 아니면 쥐어짜는 듯한 통증이신가요?"식으로 폐쇄형 질문으로 좁혀 나가야 합니다. 그러나 그 과정에서 환자의 병력이나 경험, 질병에 대한 정보, 성향 등을 고려하여 어휘 사용과 질문의 순서를 효과적으로 조절하는 것이 중요합니다. 또 사람마다 경험이나 생각에 따라 다르게 생각할 수 있는 주관적 표현들은 모두 객관적인 수치나 표현들로 바꾸셔야 합니다. "자주 아프신가요?", "통증이 조금 있으신가요?"식의 질문은 사람마다 생각하는 정도가 전혀 다를 수 있습니다. '자주', '조금', '약간' 이런 어휘는 '하루 몇 회 얼마마다 반복인지, 지속 시간은 얼마 정도인지' '최고 통증 수치를 10으로 했을 때 몇 정도인지'식으로 바꿔 주셔야 합니다.

❷ 나만의 질문법을 만들고 노력해야 합니다.

질문을 잘하고 싶으시면 선생님들이 주로 보시는 진료 분야, 병원 위치나 형태, 주로 만나는 환자들을 떠올리시며 각자의 질문법을 계발하는 것을 추천합니다. 종종 논리적인 사람이 핵심을 찌르는 질문을 쏙쏙 던지는 것을 보며 '송곳질문'을 잘 한다는 이야기를 합니다. 그래서 이런 질문을 잘하는 기자나 정치인들에게 질문을 받는 사람들은 날카로운 질문에 진땀을 흘리는 경우도 많습니다. 선생님들 각자의 성향이나 특성, 진료 분야, 주로 만나는 환자들의 특성이나 이해수준 등을 고려하여 효과적인 질문법을 찾아야 합니다. 만약 진료 보시는 환자들이 주로 고령층이라면 질문은 '네, 아니오'라는 대답이 나올 수 있도록 짧고 쉬워야 합니다.

기억하셔야 합니다. 질문을 잘하기 위해서는 컴퓨터 모니터만 바라보면 안 됩니다. 상대에 대한 관심과 관찰력이 필요합니다. 짧은 진료일지라도 환자가 진료실에 들어오는 모습과 인사, 의사의 첫 개방형 질문인 "어디가 불편하십니까?"와 같은 질문에 대한 환자 답변을 통해 환자를 신속히 파악하셔야 합니다. 그리고 그 다음 던질 질문의 수준과 방식, 어휘 사용 등을 선택하셔야 합니다. 이전 환자의 차트를 작성하시느라 모니터를 보고 계시더라도 환자가 진료실에 들어오는 순간에는 잠시 고개를 돌려 환자와 눈인사라도 나누시길 바랍니다.

❸ 현문현답을 기억하셔야 합니다.

현문현답(賢問賢答)이란 질문을 잘 던질 때 좋은 답변을 얻어낼 수 있다는 것입니다. 내가 우문을 던지면 결국 우답 밖에 얻지 못하게 됩니다.

환자가 의사의 질문을 듣고 정확히 이해하지 못했다면 환자의 입에서 나오는 대답 역시 의사가 기대하는 내용이 담겨있지 못할 것입니다. 그런데도 실제로 환자들에게 조사해보면 의외로 많은 환자들이 진료실에서 의사의 질문을 정확히 못 알아들었음에도 되묻기 민망하여 혹은 의사의 권위에 눌려서 끄덕이는 경우가 많습니다. 그것은 의학 용어가 어렵거나 표현 자체가 익숙하지 않아서 못 알아들을 수도 있고, 환자가 집중력이 저하된 상태에서 다른 이야기가 귀에 잘 들어오지 않을 수도 있으며, 혹은 의사의 목소리가 너무 작거나 말이 빠르기 때문일 수도 있습니다. 그 외에도 소통을 방해하는 다양한 이유가 있겠지만 중요한 것은 환자에게 딱 맞는 질문을 던질 때 의사가 기대하는 딱 맞는 대답을 들을 수 있다는 것을 기억하셔야 합니다.

특히 환자의 병에 대한 정보나 이해수준을 고려한 질문은 정말 중요합니다. 환자의 직업이나 학력, 외적인 모습으로 이해수준을 짐작하시거나 선입견을 가지시면 안 됩니다. 반드시 질문과 답변을 통해 환자의 이해수준과 순응도를 파악하셔야 합니다. "똑똑한 사람 같으니 이 정도는 알고 있겠지. 이 정도는 잘 챙겨 드시겠지."라고 생각하면 오산입니다. "돌다리도 두들겨 보고 건너라"라는 속담 기억하시길 바랍니다.

❹ 환자의 말을 듣지 못했거나 재확인할 때 질문을 효과적으로 사용하시길 바랍니다.

진료 시 환자의 이야기가 잘 이해되지 않거나 환자가 목소리가 작다고 또는 환자가 횡설수설하거나 똑같은 이야기를 반복한다고 "네? 뭐라고요?" 식으로 반문하고 있지는 않으십니까? 혹은 "네? 말씀이 너무 빠르셔서 알아듣기가 어렵네요." 식으로 환자 언어습관을 지적하며 반문하고 있지는 않습니까?

이럴 때는 "~라고 말씀하신 것이 맞을까요?", "중요한 부분이라 제가 다시 한 번 확인하겠습니다." 식으로 다시 정확한 정보를 확인할 수 있는 방법을 찾아야 합니다. 혹시 확인형 질문을 다시 하기 힘든 상황, 예를 들면 환자가 눈물을 글썽이며 얘기하거나 자신의 병력이나 통증을 힘들게 이야기했던 상황이라면 그 순간에는 자연스럽게 듣고 대화를 이어나가다가 마지막에 정리하듯 다시 재확인 질문을 던지는 것을 권합니다.

실제 진료 현장에서 의사-환자 대화 모습을 녹화하여 모니터해보면 서로의 질문을 잘못 알아들었음에도 대충 넘어가는 경우가 많습니다. 나중에 의사가 "환자분, 왜 진작 말씀하지 않으셨나요?"라고 물으면 환자는 "네? 저번에 말씀드렸는데요?"라고 반문하는 경우도 있습니다. 이러한 일들을 사전에 방지하고 서로가 정확한 커뮤니케이션이 될 때 진료는 더욱 빛을 발할 수 있습니다.

❺ 질문을 통해 깨달음을 주고 적절한 치료로 이끌 수 있습니다.

역사상 훌륭한 제자들을 많이 배출했던 고대 철학자 소크라테스는 그의 제자들을 교육할 때 절대 꾸짖거나 혼내지 않았습니다. 그는 제자들이 스스로 생각해볼 수 있도록 적절한 질문을 던져 제자가 그 질문에 답하면서 스스로 깨우치며 답을 찾게 했습니다.

환자를 진료하고 치료하며 환자를 설득하고 적절한 치료로 이끌어야 할 때 질문을 잘 사용하면 효과적입니다. "김선생님, 혈당이 이렇게 급격히 오르지 않게 하려면 어떤 음식을 피해야 할까요?"라고 질문을 던진다면 환자는 "네. 제가 빵이랑 떡볶이, 국수 같은 음식을 좋아하는데요. 그런 밀가루 음식을 많이 먹는 날에 유난히 혈당이 많이 올랐어요. 힘들지만 그래도 좀 줄이도록 하겠습니다."식으로 스스로 답을 찾을 것입니다.

혹은 운동이 필요한 만성질환자에게 "회사 다니시며 따로 운동하기 쉽지 않으시죠?"식으로 질문을 던지면 환자는 "네. 아침 일찍 출근해서 야근하는 날도 많고 따로 운동할 시간이 전혀 없어요. 퇴근하고 씻고 자기 바쁘거든요."라고 대답할지 모릅니다. 그러면 "혹시 점심식사 후에는 시간이 좀 있으신가요?"라고 다른 방향으로 생각할 수 있도록 질문을 던지는 것이다.

"저도 병원 일이 바빠서 운동할 시간이 없는데요. 점심식사 후에 30분씩 병원 앞을 빠른 걸음으로 걸어 다녀요. 평소 엘리베이터 대신 계단을 이용하구요. 환자분도 가능하실까요?"식으로 공감대를 형성하며 질문을 던지는 것이다. 환자는 "아, 저도 점심 먹고 30분이라도 걸어야겠네요."라며 스스로 답을 얻을지 모른다. 나아가 환자가 잘못된 식이요법을 하고 있거나 복약 순응도가 낮다고 해서 직접적으로 행동을 꾸짖기보다는 스스로 자신의 행동을 생각해보고 반성할 수 있도록 질문을 사용하길 권합니다.

❻ 꼬리 질문이나 추가 질문은 더욱 신경 써서 배려하며 질문하시길 바랍니다.

진료 시 환자에게 질문을 던지다 보면 환자의 대답을 들으며 자연스럽게 꼬리 질문을 하게 되는 경우가 많습니다. 꼬리 질문이란 내가 던진 질문에 대해 상대가 대답하는 것을 듣고 추가적으로 또 질문을 던지는 것을 말합니다. 그런데 다른 질문들에 비해 꼬리 질문은 같은 내용이라도 말투, 뉘앙스, 어휘 사용에 따라 전혀 다르게 들립니다.

"그건 왜 그러셨죠? ~가 아닌가요? 방금 그렇다고 하시지 않았나요?"식으로 환자 말꼬리를 잡아서 환자를 비판하거나 혼내는 느낌이 들면 환자는 그 다음부터 입을 닫게 됩니다. 특히 "왜 그러셨죠?"식으로 환자의 대답에 추궁하거나 비판하는 것은 환자가 했던 행동이 안타까워 나온 질문일지라도 반드시 지양해야 합니다. 그 대신 "그 부분을 더 자세히 들을 수 있을까요?", "아, 그래서 치료를 받기 어려우셨군요."식으로 더욱 배려 있게 질문하며 귀를 기울이는 경청 사세가 바탕이 되어야 합니다.

또 질문을 던지며 환자가 특정 대답을 하도록 유도하거나 암시를 주어서도 안 됩니다. 한정된 시간일지라도 환자가 솔직한 자기 이야기를 할 수 있도록 배려해야 합니다. 다만 질환에 대한 환자의 이해수준이 낮거나 전혀 답을 하지 못하는 경우, 질병이나 질환이 위급한 상황이라면 질문을 던지시며 답안을 고를 수 있도록 선택지를 제시하는 것은 도움이 될 수 있습니다.

이 책이 출간되던 당시 좋은 책이라고 기꺼이 추천사를 써주신 존경하는 성상철 전 서울대학병원장님께 진심으로 감사드립니다.

15년 넘게 저에게 진료 커뮤니케이션 교육을 믿고 맡겨주신 전국에 계신 의사 선생님들, 이 책을 먼저 읽고 책 표지에 들어갈 추천사를 정성껏 써주신 의사 선생님들께도 진심으로 감사드립니다.

마지막으로 앞으로 이 책을 읽게 될 의사 선생님들께도 진심으로 감사드립니다.

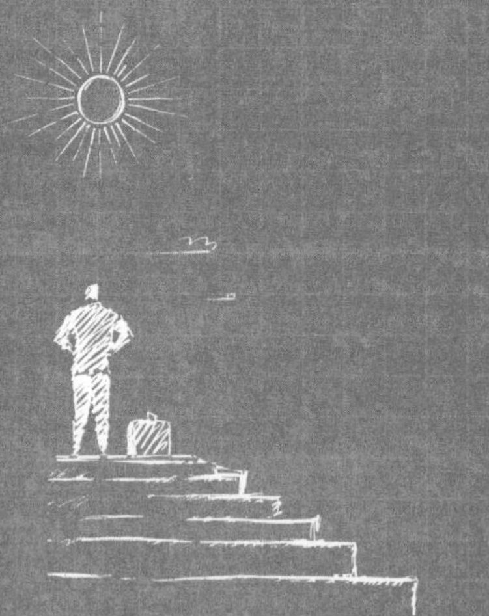

| 성공하는 의사들의 진료비법 24 |